人体使用说明书

——健康长寿的钥匙

夏登杰　主编

U0397383

东南大学出版社
SOUTHEAST UNIVERSITY PRESS
·南京·

图书在版编目（CIP）数据

人体使用说明书:健康长寿的钥匙 / 夏登杰主编.
— 南京 : 东南大学出版社，2021.12
ISBN 978 - 7 - 5641 - 9333 - 1

Ⅰ．①人… Ⅱ．①夏… Ⅲ．①保健－普及读物 Ⅳ.
①R161 - 49

中国版本图书馆 CIP 数据核字(2020)第 265143 号

责任编辑:陈潇潇　责任校对:子雪莲　封面设计:余武莉　责任印制:周荣虎

人体使用说明书——健康长寿的钥匙

主　　编	夏登杰
出版发行	东南大学出版社
社　　址	南京四牌楼 2 号　邮编:210096　电话:025 - 83793330
网　　址	http://www.seupress.com
电子邮件	press@seupress.com
经　　销	全国各地新华书店
印　　刷	南京顺和印刷有限责任公司
开　　本	787 mm×1092 mm　1/16
印　　张	18.5
字　　数	400 千字
版　　次	2021 年 12 月第 1 版
印　　次	2021 年 12 月第 1 次印刷
书　　号	ISBN 978 - 7 - 5641 - 9333 - 1
定　　价	88.00 元

人体使用说明书
——健康长寿的钥匙

编委会

主　编／夏登杰

副主编／夏　岩　胡　玥

编　委／（按姓氏笔画排序）

华苏云　刘　权　安　阳　赵银良

胡乐兵　胡　玥　夏　岩　夏　斐

夏登杰　徐志荣

众所周知，每个产品出厂都有说明书，如我们买个电器有说明书，买辆汽车有说明书，甚至买个小小的剃须刀都有说明书。按照说明书正确操作就不会盲目损伤机器本身，机器良好运行，使用年限也会越长。如果没有说明书，给你一辆宝马，你可能加柴油或机油，给你一辆载重2吨的卡车，你可能载重3吨或5吨，结果都会导致汽车提前报废。可是人体这台有智慧和灵性的机器来到这个世界上却没带说明书。没有说明书就不知道怎样保养，不按照使用说明随意消耗生命资源，一直到人体直接报废，这就是我们可悲的一生。现实生活中，很多人由于对自己的身体不够了解，缺乏科学的生活知识和健康理念，往往会不合理地使用身体：该睡觉时却熬夜，喝酒过量超出了肝脏的负荷，身体需要经常锻炼却喜爱久坐……结果导致身体饱受神经衰弱、便秘、高血压、高血糖、高血脂、心脑血管病、癌症、关节炎等慢性疾病的折磨。可以说，健康问题的出现大都是我们用错了身体的缘故。

想想我们自己，从生下来到今天，我们学了很多知识，年龄小一点儿的时候，我们学过数学、语文、化学、物理、英语……年龄大一些后，很多人又学了自己的专业，如社会学、经济学、会计学、教育学、建筑学等等，可是您想想，从小到大，您所学的知识里有哪些是教我们如何健康生活的？或者说有哪些知识是用来指导我们生活的？

什么是完整的人？专业地讲，就是人有"三性"，即生理性、心理性和社会性。通俗地讲，就是您的身体、心理和人际关系。您想想，我们有没有学到过或者有没有人教我们如何照顾好自己的身体？如何打理我们的内心世界？如何通过和别人的健康交往来建立良好的人际关系？"三性"都健全就是一个完整的人。可怜的是，笔者认为我们学了那么多知识，几乎都跟怎样做一个健全完整的人无关。多少人把自己的专业搞得清清楚楚，却不知道自己的身体长什么样；多少人把自行车、汽车的结构搞得清清楚楚，但不知道自己的心脏长什么样。正是因为没有相应的知识，所以我们无法用知识来指导生活。

那我们是怎样活到今天的呢？笔者认为，我们用了非常非常危险的动作来生活，那就是模仿。也就是说，您生活中绝大多数的行为方式都是模仿来的，或者说，您是靠模仿活到今天的。

想想，您是怎样学会刷牙的？还不是看父母怎么刷您就怎么刷。您是怎么学会吃这吃那的？就是看别人怎么吃我们就怎么吃呗。这些都是模仿，而且判断一个动作能不能模仿，其方法非常简单而"朴素"，就是看做那个动作的人死没死，而且是看当时死没死，只要不是当时死的似乎都敢模仿，比如看别人喝酒，没死，看来酒就可以喝。看一个人前一天晚上喝得醉成那个样子，第二天又没事儿人似的上班了，所以判断肯定没事，酒可以喝。但您不知道全世界每年因为酒精中毒、因为喝酒引起肝硬化或者其他疾病而死去的人有多少。就因为不是死在眼前，所以判断酒可以喝。看别人吸烟，没死，烟就可以吸。看别人喝敌敌畏，扔下小瓶就倒下了，不行，这个不能模仿，这个劲儿太大！走相同的路得相同的结果，正是因为看别人怎么活您就怎么活，所以人家得什么病,您就得什么病,人家怎么走的,您将来就会怎么走。

正是因为我们靠模仿而不是靠知识活到今天的,所以死都是死于无知。发生在您自己、您的家人、您的亲友身上的悲剧都是缘于无知。

按照世界卫生组织的观点,健康有四大决定因素:一是内因,即父母的遗传因素,占15%;二是外界环境因素,其中社会环境占10%,自然环境占7%;三是医疗条件,占8%;四是个人生活方式,占60%。由此分析可知,父母遗传是先天固定的,无法改变;环境因素也不是由人的主观意志就能任意改变的;剩下的68%中,医疗条件占8%,每年要消耗成千上万亿的卫生资源,而主动权也不在自己手里;幸好60%的决定因素是掌握在自己手中的生活方式,上天把人类的命运交给了人类自己,这是造化对人类的眷顾。

当您翻开这本书,恭喜您,您就已经开始用人体使用说明书指导生活了。(我把科学的生活方式称为"人体使用说明书")所以从今天开始,从这一刻开始,我们要翻开人生中新的一页——用知识指导生活了。

怎样的生活方式是科学的呢?科学的生活方式其实就是不生病的生活方式。不生病的生活方式可以使高血压发病率减少55%,中风减少75%,糖尿病减少50%,肿瘤减少33%,更能使健康寿命延长10岁,生活质量也会大大提高。坚持健康的生活方式、注意健康养生的人,与不注意养生的人相比,65岁以上所花的医疗费,仅为后者的1/3~1/2,同时住院次数也大大减少。

不生病的生活方式其实很简单,不用乱花一分钱,不用花多少时间,就能获得。这种生活方式就在我们身边——顺应自然,顺应天时;顺势而为,顺水推舟;合理饮食,适量运动,戒烟限酒,起居有常,心理平衡……

本书同时也指出了各种人们早已习以为常的错误认识,引领读者正确认识日常生活中常见的保健知识,希望能为读者提供实用的养生之道,并为康复与保健带来一些启发和帮助。生命掌握在自己手中。拥有良好的生活习惯,就能减少生病的概率,使人们时刻保持健康,享受更美好的生活。

注重健康,关爱生命,从今天做起,从现在做起。《人体使用说明书——健康长寿的钥匙》对每个期望健康的读者都极有用处,是居家必备、赠送亲友的健康礼物和受益终生的健康枕边书。用知识指导生活,就会让我们轻松、快乐、安全地享受生活,不再为健康担忧。"不再为健康担忧"这是多少人一生的追求,多少人挣了钱也不敢花,因为不知道意外什么时候到来,担心自己生病而无力救治,每天生活在提心吊胆之中。其实让健康有保障只有一条可行之路,就是通过学习获得维护健康的知识。这就是笔者的目的。所以您千万不要把本书简简单单地看成是一本书,希望它将成为您一生的良师益友。我以为它是有生命的,它将为您搭载一个获得健康的平台。

编　者

2020 年春三月

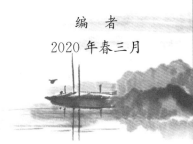

前言

目录
CONTENTS

1 Part One 第一部分 知识篇

CONTENTS

CONTENTS

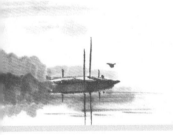

第一部分　知识篇

第一章

长寿

生活在这个世界上，每个人都有各种需要和愿望，但古今中外，人类最大的、共同的愿望便是健康和长寿。尤其是长寿，被称为"人类的夙愿"，是人类共同的追求，也是人类最大的愿望。古代的道家把延寿不老寄托在炼丹事业中，结果毒死了不少达官显贵；秦始皇派童男童女去蓬莱岛求仙药，到头来却落得个"万里长城今犹在，不见当年秦始皇"。其实任何事物都有一个过程，人的一生也是如此，有始必有终，有生必有死。只是这个过程有快慢、长短之分。

随着社会的进步、经济的发展、生产力和科学技术的提高，人们的科学知识、生活水平也在提高，逐步建立良好的生活方式和习惯，不断改善生活环境，很多普通百姓已能够活到百岁以上。

一、长寿的概念

（一）何谓长寿

长寿即寿命长，活得久。寿命指生存的年限，一般指人在世上能存活一百岁以上才算长寿。

生命，是生物体所具有的活动能力。生物有微生物（细菌、衣原体、支原体、立克次体、病毒等）、植物、动物和大脑高度发达的人类。人是有思想的生命。生命是蛋白质存在的一种形式，它的最基本特征是蛋白质能通过新陈代谢作用，不断与周围环境进行物质交换。新陈代谢一旦停止，生命也就停止了,蛋白质也就分解了。人的生命除了新陈代谢之外,还有思维活动。如果一个人没有了思维活动,那就成了植物人。

人的灵魂是指他的思想、精神、感情等。灵魂的外在反映是精神,内在反映是心念。因此,看精神,观心念,可探知灵魂。迷信的人认为灵魂是附在人的躯体上作为主宰的一种非物质的东西,当灵魂离开躯体后人即死亡。"有的人活着,但他的灵魂已经死了",这是指那些出卖灵魂的人,或专做对国家、人民有害行为的人。"有的人死了,但他的灵魂却永远活着",这是指那些人民英雄、革命先烈们的事迹、精神、思想永远留存人间。

(二) 长寿概念的变化

一个国家或地区的人口平均寿命,常常是该国家或地区居民的健康状况、生活水平、社会经济发展程度、医疗水平等方面的综合反映。我国人口平均寿命情况为:夏、商人口平均寿命为 18 岁;在汉武帝时代,预期寿命只有22 岁。1949 年以前,中国人民生活在水深火热之中,民不聊生,平均寿命只有35 岁。1949 年以后,随着社会的进步、科学的发展,生产力水平不断提高,人民生活富裕了,加上医疗卫生知识的普及,中国人的寿命在不断延长。人类基因谱被破译后,许多西方科学家认为活上 120 岁也只是达到人类寿命的中级上限。在不断发展基因技术的前提下,让一些人活上 150 岁并非是"天方夜谭",而是在半个世纪内可以实现的科研成果。过去 50 岁的人已是"半百老翁",而如今却正是"风华正茂",活得有声有色,有滋有味。过去说"人生七十古来稀",而今常讲"休闲岁月七十始"。

中华传统的养生学主张"我命在我不在天"。修养自己的情操,坚持不懈地学习中西医学的保健知识,学习古今中外的养生方法,逆转疾病,延缓衰老。通过中医养生(如方药养生、经络养生、行气养生、灸穴按摩、内丹研修等),长寿的人会越来越多。

1949 年时,人的平均寿命只有 35 岁;到了 1957 年,增加到 57 岁;1981 年,人的平均寿命延长到 68 岁。现在中国人平均寿命达到 77.6 岁。联合国最新数据显示,2019 年世界人口平均寿命已达到 72.6 岁,比 1949 年提升 37.6 岁,预计 2050 年全球平均预期寿命有望达 77.1 岁。根据国家统计局公布的数据,中国 65 岁以上人口占比已从 2000 年的 7.0% 上升到 2019 年的12.6%。据联合国预计,到 2025 年中国 65 岁及以上人口占比将上升到14%;到 2045 年每 4 个中国人中就有 1 位老人。深度老龄化正在改变整个世界的人口结构,低死亡率、低生育率、寿命延长,意味着人们将进入百岁人生

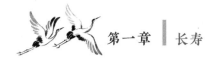

时代。泰康保险集团创始人、董事长兼CEO陈东升在解读这一趋势时认为，长寿时代即将来临。

二、人究竟能活多少岁

人类对生命有着无限的向往，但生命总是有限的。在人类对生命显得无能为力时，人类有必要展开想象的翅膀——全世界都一样，中国自然也会如此。

《列仙传》载："彭祖者，殷大夫也，姓篯名铿，帝颛顼之孙、陆终氏之中子，历夏至殷末寿八百余岁。常食桂芝，善导引行气。历阳有彭祖仙室，前世祷请风雨，莫不辄应。常有两虎在祠左右，祠讫，地即有虎迹云。后升仙而去。"

中国的"寿星"，彭祖是典型代表。但是，读完《列仙传》的这段文字，理性会告诉人们：长寿是人类可望不可即的，没有人能真正地成为仙人。科学的发展，无情地宣告了"仙人"的终结，这对人类来说同样是一件残忍的事情。有一句大实话：世上最确定的事是每个人都要死，世上最不确定的事是都不知道什么时候死。那么人究竟能活多少岁？

（一）老祖宗的"天才预测"——嵇康定律

我国第一部医学经典《黄帝内经》就提出"度百岁"的人生寿数目标。这是在2 000多年前人均寿命低下情况下的"天才推断"。《周礼》《左传》和《庄子》等著作中也都论述了人的寿命在百岁以上。《周礼》认为："百二十岁为上寿，百岁为中寿，八十为下寿"。《左传》曰："上寿百二十，中寿百岁，下寿八十"。《洪范》则把活到120岁看成是"尽终其天年"。嵇康的判断最具代表性，他在《养生论》中说："上寿百二十，古今所同"。就是说，人类的寿命为120岁，过去和现在都是这样。许多现代科学也一再证明人寿为120岁左右。嵇康数千年以前的论断竟如此准确，乃至现在我们称之为"嵇康定律"。当然，也有延寿的可能，这在古代也是有论断的，按照《周易》的长寿理论，如王充在《气寿篇》中分析，120岁才是"既济"卦，还有个"未济"卦，说人或可活到300岁，这恰恰与今天的基因学说认为的人可能寿至300岁不谋而合。这起码为我们实现"嵇康定律"增强了信心和勇气，将来基因学说的发展也会使人类大大地增寿、延寿。

（二）现代科学预测人的寿命的方法

人类的"天年"虽已为聪明的祖先所言中，也为历代实际存在的高寿者的客观现实所佐证,但仍需在科学上进一步论证。科学发展至今,至少有6种现代科学方法从生命规律角度论证了"嵇康定律"。

1. **按性成熟期计算**

人的性成熟期在14～16岁。《黄帝内经》第一篇"上古天真论"谓:女子"二七而天癸至……月事以时下,故有子"。男子"二八肾气盛……阴阳和,故能有子"。男女一般在14～16岁就有了性能力。研究指出,哺乳动物的寿命一般是其性成熟期的8～10倍。据此推测,人的寿命可达112～160岁。

2. **按生长期计算**

法国生物学家布丰提出寿命的"生长系数"概念。他认为哺乳动物的寿命,与其生长期有个倍数关系,其系数(倍数)为5～7,即哺乳动物的寿命是其生长期的5～7倍。例如,人的生长期(以骨骼停止生长时作为生长期的终点)为20～25年(此时骨骼停止生长,不再长高,测骨骺是否愈合可以确定),20×5＝100(年),25×7＝175(年),即人的寿限,最少能活到100岁,最多可活到175岁。

3. **按大脑成长发育期计算**

人的大脑大体上在25岁完成发育。研究指出,大脑成长期的5倍等于人的寿命,即25×5＝125(岁),所有脊椎动物的寿命都符合这个公式。

4. **按心跳极限计算**

人的心跳极限为30亿次。心跳越快,寿命越短,一般以每分钟心跳60～80次为宜,以每分钟70次计,人的寿命可达120岁。

5. **按细胞分裂代数计算**

20多年前,美国斯坦福大学的海尔弗利克教授在研究细胞时发现,人的最高寿命是人体细胞平均分裂次数(50次)乘以每次平均周期(2.4年)。按此计算,人的寿命可达120岁。

6. **按端粒体学说计算**

端粒体是染色体末端的一种特殊结构,其DNA由简单的重复序列组成,大约有2 000个。在细胞分裂过程中,由于端粒体不能为DNA聚合酶完全复制而逐渐变短。每次分裂将损失端粒体16个,这样可有125次的分裂损失。据此计算,人大约能活125岁。

上述6种方法预测人类寿命都超过百岁,这里没有考虑疾病、瘟疫、天灾、战争、意外祸害等情况。

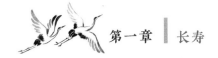

三、世界各国百岁寿星的情况如何

据统计,目前全球百岁老人总人数已超过 34 万。美国是百岁老人最多的国家,之后为日本、中国、法国、瑞典、意大利。第一名:美国百岁老人超过 8 万人;第二名:日本 6.7 万人;第三名:中国约 6 万人;第四名:意大利约 1.9 万人;第五名:法国和德国都有约 1.7 万人;第七名:俄罗斯 1.57 万人;第八名:英国约 1.5 万人。而且世界范围内,近年来百岁老人的数量日益增多。美国疾病预防控制中心一项最新研究显示,自 21 世纪以来,美国超过 100 岁的老年人数量增长近 44%。中国老年学学会公布的统计数据也显示,截至 2014 年 6 月 30 日,全国健在百岁老人比 2013 年同期增长近 10%。美国疾控中心报告显示,2014 年,美国百岁老人的数量从 2000 年的 50 281 人增至 72 197 人,其中超过 80% 是女性。虽然百岁老人的死亡率在 2000 年到 2008 年间有所上升,但该数字从 2008 年开始出现拐点,百岁老人预计将在 35 年后达到 38.7 万。日本厚生劳动省 2015 年公布的数据则显示,日本百岁以上老人已达 61 568 人,比 2014 年增加 2 748 人,实现了连续 45 年递增。在中国,老寿星的人数同样稳步上升。中国老年学学会公布的统计数据显示,截至 2014 年 6 月 30 日,全国健在的百岁老人已达 58 789 人,比 2013 年同期增加 4 623 人。与美国相同,我国百岁老人也是女性居多,占总数的 3/4,且居住在乡村的明显多于城镇,占总数的七成。目前,百岁老人最多的三个省(区)是海南、广西、安徽。

四、不活百岁是自己的错

世界卫生组织前总干事中岛宏博士有句名言:"我们不能死于无知,我们不能死于愚昧。"当今社会科技高度发展,知识依然重要;但更重要的是智慧,智方能达寿。

才智是指大量新知识的积累和运用。这些新知识提供了如何实现百岁人生的智慧、时机、方法和答案。可以将无知、错误与科学知识区别开来。这些无知和错误的认识在此之前,一直阻碍着我们最大限度地延长自己的生命。

目前,我们已经积累了足够知识,能够正确解答有关人类生活的主要问题。才智可以在身体、心理和人际关系等方面影响人的一生。对人类自身生活的新认识能为自己的生命开创一个新篇章。

我们渴望长寿——生活如此美好,"多活几年"才可充分享受。但仅有良好的愿望还不够,还要有知识及运用知识的智慧。智慧就是使你能做得好一些,巧一些,聪明一些。培根就明确指出:"养生是一种智慧,非医学知识所能囊括"。以中华养生为代表的东方养生有许多养生"锦囊",例如:淡、度、淳、睦、善、仁、勤、孝、乐等。作为中国人,不但要了解、懂得,更要身体力行,在延寿道路上做出成绩来。在你身上如何运用,如何运用得有效,这就是"智慧"。在实践中还会有许多干扰,有不少误区。你若钻进了牛角尖,必然不会见效,这就是没有"智慧"。"智慧"是"聪明的想法",没有这个想法不行,因为行动要靠思想支配;"智慧"更是"聪明的做法"。有了聪明的做法,还要持之以恒地做下去,"智慧"也就在其中了。祖先给我们留下了众多的养生智慧值得珍惜。

(一) 孔子论"智者寿"

孔子活了73岁,在当时的社会条件下,人均寿命不及30岁,孔子可算"得其寿"了,可谓高寿者。孔子何以能高寿? 文献中有一段文字:哀公问孔子曰:"有智者寿乎?"孔子曰:"然。人有三死而非命也者,自取之也:居处不理,饮食不节,佚劳过度者,病共杀之。居下而好于上,嗜欲无厌,求索不止者,刑共杀之。少以敌众,弱以侮强,忿不量力者,兵共杀之。故有三死于非命者,自取之也。"诗曰:"人而无仪,不死何为!"

这里的"仪"是指法度、规则,人没有法度、规则,不死于非命才怪呢!

孔子认为:长寿须有智慧,居住在不整洁的环境中,暴饮暴食,逸乐或劳累过度的人,各种疾病将会侵害他;一味追求名利地位,不知满足的人,各种刑罚会制裁他;一时激愤、行不量力的人,将受到各种惩罚。上述三种人,不按法度行事,会死于非命,是不智者。一个有智慧的人,必须注意起居饮食,淡泊宁静,穷欲戒得,不为满足一己私欲做祸国殃民、违情害理的事,方可身心健康,延年益寿。

2002年,江苏省如皋市为了探讨老年科学养生、延年益寿的奥秘,对73位百岁老人做了一次调查,总结他们的长寿经验,发现这73位百岁老人的长寿是多种因素综合作用的结果。在家庭因素、社会因素、环境因素和个人因素中,长寿主要取决于自身的内在因素。

(1) 生活有规律。老寿星们绝大多数是起得早,睡得早,"日出而作,日落而息"。特别是到了晚年,虽说老人精力、体力发生了退行性变化,但老人们仍坚持早睡早起的习惯,清早起床,在庭院散步。晚上一般不晚于9点上床,冬季睡得更早。百岁老人的睡觉时间大多较为充足。卧床时间每天在10小

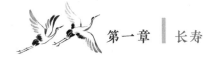

时左右。调查显示,90%的老人中午有小憩的习惯,多数是坚持了几十年,从不间断。

(2) 食物有粗有细。百岁老人都是从旧社会艰难困苦生活中过来的,他们对饮食没有特殊的要求,粗茶淡饭,从不挑食。如皋地区的主食是大米和玉米、薯类等杂粮,面粉作为调剂。城乡都注重吃新鲜蔬菜,肉、蛋、鱼、豆制品类间隔吃。过去水果吃得很少,近几年水果用量增加。在饮食方式上,老人一般都是一日三餐,习惯"一干二稀",一般比较清淡。困难人家困难时期也有一日三稀。少数老人喜欢甜食、黏食,也有的喜欢吃肥肉,因人而异。百岁老人在饮食上与家人无太大差异,不暴食,不挑食,这都是他们共同的特点。

(3) 烟酒有制。在被调查的 73 位百岁老人中,烟酒不沾的有28人,占38%,不吸烟但适量喝酒的有 40 人,占 55%,至今仍吸烟、喝酒的有 5 人。有的老人在中青年时期曾吸烟,晚年后慢慢地戒了。百岁老人中有一半以上喜欢饮一点酒,年迈仍喝上一两杯,大都不饮烈性酒。限于经济条件,多数爱喝农家自制的米酒、黄酒。在秋、冬季,有的百岁老人每天喝一次,也有的中晚两餐都喝一点,每次饮二三两为限。

(4) 终生勤劳动。"活到老,动到老"可以说是百岁老人生活的写照。他们一生勤劳俭朴,劳动是基本生活的需要,劳动也铸就了他们硬朗的筋骨。进入高龄阶段后,他们仍劳作不息,至今很多老寿星还常年洗菜煮饭,从事力所能及的家务劳动,有的还经常在家前屋后的自留地上拔草、种豆,通过这些轻微的劳动,老人感到融进大自然的怀抱,既活动了筋骨,又陶冶了自己的心境。

(5) 为人豁达开朗。在被调查的百岁老人中,绝大多数老人对生活、对周围的人与事以及对自己,总体现了一种与人为善的豁达胸怀。除因耳聋、反应迟钝等原因,一部分老人很少用言语表达感情外,情绪低落者为数相当少。调查显示,百岁老人的性格都比较开朗,对待是非琐事,能够放得下、想得开,淡泊人生,与世无争,经常保持坦荡、豁达的精神境界。他们的性情较为温和,无论是在家庭还是邻里之间,人际关系比较融洽。古人云:"心不老,则人难老。"看来"心不老"确实是百岁寿星们赢得健康长寿的经验之谈。

现代科学也认为,长寿是由多种因素决定的。人的寿命可通过主观因素,即加强生理保健、心理保健而延长,但它也受客观因素即遗传基因的限制。通过"人类基因组计划(HGP)"的研究知道,百岁寿星的 4 号染色体上有"长寿基因",且这些寿星普遍没有与高胆固醇、老年性痴呆有关的基因(APOE‐4 基因)。并发现,生活环境、行为习惯是长寿的关键。完全按照健康生活方式,比如不吸烟、不酗酒、控制体重、合理饮食和坚持锻炼等,可延寿10年左右,即可活到85岁。若想再延长15～20年,基因就起关键的作用了。

有人说:"长寿家族无短命",也有人说:"短寿家族无长命",这都说得太绝对化了。WHO调查表明,在健康因素中,遗传因素只占15%,而后天自身的因素却占60%。可见,即使是长寿家族的后代,对健康也不能掉以轻心,因为长寿并不是传家宝。这里举几个正反两方面的实例:

有位花甲老人,他的父亲活到88岁,母亲活到90岁。他从小身体就好,上学时是足球队的前锋,参加工作后精力充沛,不知疲倦。可是到了中年以后,他的身体却每况愈下,刚刚退休便发现痰中带血。这究竟是什么原因呢?这与他的"六不主义"大有关系,即不戒烟、不限酒、不锻炼、不节欲、不看书看报、不懂养生之道。从而导致未老先衰、先病。

北京大学著名教授季羡林说,他的父母都在四五十岁时去世,可他却活到90多岁。前中央保健局局长、毛泽东的保健医师王敏清已88岁了,仍然十分健康。而他说他的父母均在50岁左右逝世了。这两位老人都有自己的养生之道。

寿命靠积累,积累靠习惯。长寿是由"长寿习惯"积累而成的。要认识好习惯对延长寿命的重要性。

林肯说:"关键的一句话,可能影响你的一生。"下面我们列出一些关于生活习惯重要性的"关键的一句话",希望能引起您对通过养成好习惯而登寿域的重视。

"健康的身体是灵魂的客厅,病弱的身体是灵魂的监狱。"

"播种一种行动,便会收获一种习惯;播种一种习惯,你会收获一种个性;播种一种个性,你会收获一种命运。"

"不断重复的行为很快就会形成习惯,而当习惯继续下去,就会获得力量。起初他可能只像蜘蛛网,很易戳破,但如果不予抗拒,它很快像铁索似的绑着我们。"

"坏习惯起先是一个陌生的访客,后来是一个熟友,最后变为与工作一同破裂了。"

"习惯要不是最好的仆人,便是最坏的主人。"

"一个人的后半辈子均由习惯组成,而他的习惯造就我们。"

"习惯的锁链隐而不易察觉,直到有一天牢不可破时,人们才会发觉其存在。"

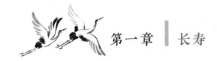

（二）"预言自验"引导长寿

1. 什么叫"预言自验"？

预言自验又称预言自动实现。它很有趣，也很有用。我们可能有这样的生活经历：你预期什么，你就可能得到什么；你觉得自己是什么样子，你就可能真的变成什么样子。这种现象便称为"预言自验"或"预言自动实现"。一些学者对此是这样解释的：在有目的的情境中，例如求学等，个人对自己，或者别人对自己的预期常常在自己以后的行为结果中应验。这种心理效应，是美国心理学家罗森塔尔的一项实验结果，所以国际上又称为"罗森塔尔效应"。

罗森塔尔在一所小学的某个班里随意圈定了 20% 的学生作为实验组。他把这份名单交给老师，说："经过测验证明，这组学生是智力较高的学生，是班上最优秀的学生，很有培养前途。"从此，老师们对这些学生的态度发生了微妙的变化；学生对此也有感知，真的以为自己是最优秀的了。18 个月后，进行测定发现，这些学生的智商的确比其他学生高出 4 分。

这个实验会使人们联想到一个美丽的古希腊神话故事：塞浦路斯的年轻国王皮格马利翁雕刻了一座美丽少女的雕像，这座雕像栩栩如生，国王深深地爱上了这位少女。他的爱心打动了爱神，爱神给少女注入了生命，使有情人终成眷属。因此，罗森塔尔的实验结论还有一个富有神话色彩的命名——"皮格马利翁效应"。

2. 预言的正负效应

这种预言的心理效应有好处，也有坏处，具有正、负效应的两面性。

假如是好的"预言"，取得了自验便是正面的。例如，生了病，你"预言"这病没什么了不起，一定会完全好的。结果，可能真的"心想事成"了。再如，你"预言"你会活得长久，长寿并不难，在这种心理暗示下，你日常生活中就会不自觉地采取积极的态度和行为，结果真的会"美梦成真"地健康长寿了。许多长寿、高寿老人客观上其实都存在着长寿期望，于是，他们自觉或不自觉地认为自己能长寿。因此，在生活中，从来不会想到死也不担心会生病，在快乐人生中，像孔子那样不知老之将至，后来真的实现了健康长寿。

当然，我们要全面看待罗森塔尔效应，不要受到负面效应的危害。要积极预防负面效应，而且这种预防会增加其正面效应。这就是不要对自己做出消极的"预言"。否则，你后来的行为也有可能真的应验。例如，看到一些亲朋好友死于癌症，便认为癌症很可怕。然而，现在 WHO 对癌症作出了科学的诊断：癌症 1/3 可以预防；1/3 可以治愈；1/3 可以延缓死亡。可是人们对于这一医学新知识却知之甚少。在"无知"的情况下,自己一旦得了癌症,便会"预言":这下子活不了啦。事实上,许多癌症患者一旦被确诊,便无异于被下了"死亡通知书",在精神上便束手待毙。正是这种消极悲观的"预言",恰恰是癌症好转的最大忌讳,结果可能导致真的死亡。因为在此不正确的"预言"引导下,你已放弃了与癌症做斗争的勇气,也不会采取积极的治疗与康复行为的良策。

3. 预言寿命

再如,一个人过了60岁,记忆力衰退,手脚不灵活,体力下降,这是"老"的表现,但并不是"衰"的表现。老话说"人生七十古来稀",可今天却是"人生七十不稀奇,八十多来兮,九十笑眯眯,百岁终可期"。如果我们新的形势不了解,仍然墨守成规地认为自己是"风前烛,瓦上霜,不久于世",如果任由这种"心理衰老",惶惶不可终日;可能真的会导致早衰早死。

有许多宿命论的观点都是"自己吓唬自己",正像戴在孙悟空头上的"紧箍咒",牢牢地限制了人们去争取长寿的勇气。俗语说:"要做到,须先想到。"对长寿连想都不敢想,怎么会有争取长寿的行动呢?许多人仍然没有摆脱自己头上的"紧箍咒",以"六十为老"。当人们一到60岁或快到60岁时,便发出"老"即"衰"的叹息,却不知道现如今"六十还是小弟弟"的现实。"人生七十古来稀",甚至"人死五十不算夭"。在许多人看来,还是"规律""定理",认为这是不可逾越的鸿沟,没有"寿逾百岁"的认识与打算。还有"七十三、八十四,阎王不请自己去"的旧说法,也是千百年来中国人不好的"预言"的结果。而百岁老人袁晓却发出"岁月催人偏不老"的豪言,她果然实现了她自己的豪言壮语,寿至百岁。三国时曹操也有"我命在我不在天"的积极预言。所以,我们应该自觉、主动、积极地摆脱"生死由命"的束缚,敢于长寿!

(三) 自觉克服宿命论

我们要运用智慧打破关于寿命的一切宿命论。

"七十三、八十四"的说法,源于孔、孟二圣人的寿数。孔子活了73岁,孟子活了84岁。长期以来,一般人认为,圣人的寿数应是最高的寿数了,平常人是超越不过的,便成了人们心目中的寿数坎。孔子思想的核心是"仁",他在养生上主张"天行健,君子以自强不息"。孟子思想的中心是"义",他提出性善论。这些理论都极有利于养生、长寿,一般人的修养虽然难及,但并不意味不能超越他们的寿数,活过73岁、84岁的,不是大有人在吗?

"预言自验"的负面效应是环境和个性的产物,在冥冥之中,人们很难预

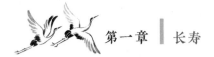

知和把握自己的命运,卑微者的心中很容易把自己的命运交给"天",产生了"神灵"。迷信者的特点便是最不相信自己。其实,命运并不神秘,应由自己来把握。命运就是自己特定行为方式的运动轨迹。自己的生命由自己管理,每一个人最能抓住的就是自己的每一个"现在的行为"。只有"现在的行为",才是最有现实意义的。你的一生的"生命链",就是由每一个、每一天的"现在的行为"积累而成的。如果要做出什么"预言",那么,你昨天和今天的行为就是你明天的预言。

人与动物最大的不同就是人有思想,能对今后有预见,并做出预言。故心理状态很重要。从这里可以看出,心理保健对健康长寿的关键性作用。人的行为是由思想支配的,积极乐观的思想,便会产生或暗示着积极的行为。生命、健康也如逆水行舟,不进则退。衰老是不可抗拒的规律,像流水一样把我们的生命冲向衰老、死亡。我们在"逆水"中行舟,只有努力奋进,才可克服逆水的危害,从而延缓衰老。在生活的激流中,由于思想消极带来了对养生保健的消极情绪,其结果必然使自己的健康江河日下,导致短寿。

思想又是由你所处的环境以及对自身状况的认知而定的。由此可见,矫正自己的认知,准确地评价和期望自我,才是避免"预言自验"负面效应的有效方法。"预言"不准确,便会削弱自信心,特别是那些性格内向又容易接受各种暗示的人很容易受到"预言自验"负面效应的干扰,过于敏感,从而导致消极情绪和行为,求神拜佛,"卜卦算命",并且自甘认命,只好听从"命运"的摆布,而不做主观的努力,从而活不到自己能活到的年龄,这是人生的最大悲剧。

(四)人生没有坎,却有杏花村

前面已经提及,人们心目中都有个寿命坎。那些相信"六十为老"的人,还不到 60 岁,便暗暗担心,自我暗示"死期快到"。更多人把 73 岁、84 岁视为人生的坎,认为难以跨越。"人生七十古来稀",在那人均寿命不到 40 岁的年代,还可说有一点根据,而现在人均寿命已过 70 岁,再翻那些老皇历,就一点根据也没有了。倒是许多越活越有趣、越活越年轻的老人们,不信人生有坎,反而找到了人生旅途上的"杏花村"。

据《老年生活报》报道:全球百岁老人的数量近年来与日俱增,已超过34 万。数字显示,2014 年,美国百岁老人的数量从 2000 年的 50 281 人增至72 197 人。日本百岁以上老人已达 61 568 人,比 2014 年增加 2 748 人,实现了连续 45 年递增。在我国,老寿星的人数同样稳步上升。中国老年学学会公布的统计数据显示,截至2014年6月30日,全国健在的百岁老人已达58 789人,比2013年同期增加4 623人。上海市民政局在重阳佳节之际,发布了2019年上海百岁寿星榜,公布上海百岁寿星最新数据信息:现年110岁的宋洪根、112岁的徐素珍分别成为目前上海最高寿的男、女寿星。上海是全国最早进入人口老龄化且老龄化程度最深的城市。自2008年起,上海市连续12年开展"百岁寿星排行活动"。1953年,上海仅有1名百岁老人;2004年,百岁老人数量突破500人;2011年,百岁老人数量突破1 000人;2017年,百岁老人数量突破2 000人;2018年,百岁老人数量突破2 500人,比上年增长16.3%。

美国智库皮尤研究中心发布的报告显示,预计到2050年,全球百岁以上人口数量将从2015年的大约45.1万增至376.6万。这意味着每一万名65岁以上成年人当中将有23.6人得享百岁高龄,较2014年的7.4人增长两倍以上。

报告显示,从1990年到2015年,全球百岁以上人口数量增加了三倍。造成这一趋势的原因有多种,包括公共卫生、营养和医疗条件的改善。尽管如此,百岁高龄对于大部分人来说仍是一个奢望。

看到这些"人生杏花村",便会更觉"六十为老"是谬误。相传丘吉尔过80岁生日时,一位冒失的记者有意讨好地说:"丘吉尔先生,我今天非常高兴,希望我能再次参加您的90岁生日宴。"丘吉尔皱了一下眉头说:"小伙子,我看你身体满健康的,没有理由不能来参加我90岁的宴会",使这位出言不逊的年轻人顿感惭愧不已。丘吉尔的这句话表露出他对自己活到90岁是有信心的,倒是对这位年轻记者能否到时参加表示出怀疑。后来,他果然活到了93岁。这种"长寿意识",每位老人在后半生都需要它来领航。

五、古人长寿的秘诀

(一)《黄帝内经》教你越活越年轻的秘密

《黄帝内经》有言:"上古之人,春秋皆度百岁,而尽终其天年。"相传在上古之时,有葛天氏之民,人人都能活到百岁。老人们鹤发童颜,充分享受上天赐予的寿命。想要越活越年轻,一起来看看古人如何养生。

1. 形劳而不倦 《黄帝内经》有言:"食饮有节,起居有常,不妄作劳,故能形与神俱,而尽终其天年。"古代养生家认为,形与神是相互依存的。即所谓的"形恃神以立,神须形以存";若要养好"形与神",须得协调好"动与静"。"静"有助于培养元气,"动"能使元气更好地循环。保持良好的生活规律、适

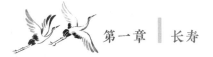

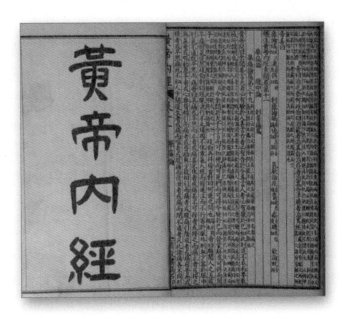

时适度的饮食习惯、坚持有效的身体锻炼。做好这些能精神饱满，从而让身体越活越年轻。我们不难发现，农村的老人，往往比城市的老人更硬朗长寿，这得益于乡村生活，让他们保持了良好的劳动习惯，身体经常劳作，就不至于轻易感到疲倦，真气平和调顺，自然寿命绵长。

2. 心安而不惧 《黄帝内经》中说："喜则气和志达，荣卫通利。"心态平和，不患得患失，保持一种积极乐观的心态。人体内的生理活动，就能始终按照自然规律去运行，反观那些整天心事重重、活得战战兢兢的人，很少有能够长寿的。中医养生之道，讲究的是"养心调神"，这与《黄帝内经》中"心安而不惧"的说法是一致的。所谓心安者，在志为喜、在声为笑。喜悦的心情和愉快的笑声，远胜过世间一切保养品；万物唯心造，随所住处皆安乐；内心安定、无有恐惧，因而能够自在洒脱。

3. 德全而不危 《黄帝内经》有言："所以能年皆度百岁，而动作不衰者，以其德全不危也。"有些人之所以能活到百岁，动作灵活而不显得衰老，是因为道德修养的完备。古人以"德"为立身之本。孔子曰："大德者，必得其寿"，意思是说，具备高尚道德修养的人，往往越活越年轻。孔子这番"有德者寿"的说法，实际是蕴含着医理的。孙思邈在《千金要方》中提出："性既自善，内外百病皆不悉生，祸乱灾害亦无由作，此养生之大经也。"养德，能够调理人的性情，由内而外地维护人的元气，使人长寿。所谓德全，概括起来有八个字：性善，仁礼，知足，忍让。谦和礼让、敬人持己，能够让我们免除忧患。保护形神不受伤害，进而可以益寿延年。

4. 志闲而少欲　《黄帝内经》有言:"恬淡虚无,真气从之,精神内守,病安从来?"意思是人的精神恬淡,无欲无求,真气就会存留体内;精神内守而不耗散,疾病又怎么能够袭来呢? 人要越活越年轻,就得学会掌控自己的欲望。清代养生家李度远,深谙节欲养生之道,他倡导这样一种生活方式:饮食简单,可以减轻脾胃的负担;欲望简单,可以使精神保持清明;少说话,有助于调理气息;人际关系简单,可以洁身自好;不沾酒色,就能清心寡欲;减轻思虑,便可以免除烦恼。凡事只需略少一分,便可以从中受益一分。吃什么都香甜,穿什么都舒服,生活质朴而满足。

(二) 古人延年益寿十法

现将古人防病治病、延年益寿的良方介绍如下,只要身体力行,将对我们的健康大有裨益。这些保健良方既十分简单,又很容易做到,概括起来,大致有如下十要诀:

1. 头为精明之府,日梳三遍百病除。成书于春秋战国时期的中医经典文献《素问·脉要精微论》认为:"诸阳之神气皆上会于头,诸髓之精气皆上聚于脑,头为精明之府。"也就是说,人体的活动,完全是靠人体先天和后天的精气来维持。若有病变,则会出现"头颈低垂,不能抬起,两目凹陷无光"的精衰神乱之象。

现代中医学研究认为:人体之重要十二经脉和四十多处大小穴位以及十多个特殊刺激区均汇聚于头部。头顶中央(即前发际后5寸与后发际前7寸处)有百会、四神聪、上星、头维穴,项后枕骨一带有风池、哑门、翳明、玉枕、翳风穴,两鬓有太阳、率谷穴,额前还有印堂穴。如以梳子替代小银针,对这些穴位和经脉进行"针灸性"的按摩或刺激,也会起到疏通十二经脉,促进大小周天血液循环,使气血流畅,调节大脑神经功能,增强脑细胞的新陈代谢,延缓脑细胞的衰老,增强记忆力,醒脑提神,还能消除各种劳累疲倦、失眠烦躁、三叉神经痛、偏头痛以及聪耳明目等多种作用,甚至也能起到意想不到的美容效果。

为此,有人主张"日梳五百不嫌多",要求最好晨起后梳一回,中午休息后梳一回,晚上休息前再梳一回,每回以2分钟梳60~100次为宜。只要你持之以恒地梳头,就会感到头清目明,精力充沛,睡眠良好,白发变黑,食欲增加。由此可见,勤梳头的确是一种保养人体精、气、神的最简单、经济的长寿保健方法。

2. 脚称第二心脏,常搓涌泉保健康。脚部乃"三阴交之始,三阳交之终",

穴位多、位置低、血液少，故有"第二心脏"之称。人的脚有26块骨,19块肌肉,33个关节,50多条韧带,50多万条血管,4万多个汗腺。祖国医学认为:脚上的60多个穴位与五脏六腑的12条经脉有着密切的联系,布满了相关全身器官的反射区。但由于脚部离心脏甚远,抵抗力低下,是人体的主要薄弱环节,容易遭受寒湿邪气的侵袭,可见人体健康与否,和脚部健康关系极大,所以脚部的保健就比其他部位显得尤为重要。

历代医学家认为,脚部保健并对全身健康有益的最重要方法是揉搓涌泉穴(即脚心中央凹陷处)。针灸经典文献《灵枢·本输》说:"涌泉属足少阴肾经""肾出于涌泉"。意思是说,肾经之经气犹如水井中泉水一样,将从这里源源不断地涌出,长期不断。经常以热水浸泡后搓此穴,既可以温补肾经,益精填髓,舒筋活络,平衡阴阳,又可以舒通心肾,滋生肾水,抑制肾脏虚火,排泄体内毒素杂物;既可以促进下肢血液循环,御寒暖体,缓解肌肉紧张,消除各种疲劳,又可以舒肝明目,清肺理气,祛风湿,助消化,通大便,止泻痢;同时,还能治疗头项痛、疝气、肾炎、性功能减退、小儿惊风、失眠、高血压、冠心病、心悸、咽喉肿痛、脚皲裂以及老年性四肢麻木等几十种疾病。正因为如此,涌泉穴才被中外医学权威誉为"健身之穴"。

3. 日咽唾液三百口,一生活到九十九。唾液,即口水,呈半透明液体状。《辞海》解释说:"唾液腺分泌的液体和口腔壁上的许多小腺所分泌的黏液,在口腔里混合在一起成为唾液。"正常成人每天分泌唾液达1～1.5升。

据实验室分析:唾液中含有水分、酵素、尿素、维生素B、蛋白质(黏蛋白、球蛋白)、有机物、氨基酸、硫氰酸盐、碱性离子和钠、钾、镁、钙以及淀粉酶、麦芽糖酶、磷酸脂酶、溶菌酶、过氧化物酶等物质。中医理论认为:唾液从口腔壁涌出后,经舌根、咽喉,肺转肝脏,进肾经,贮于丹田,再化津还丹,遂成精气。起到和脾健胃,濡润孔窍,润泽四肢五脏,强肾补元,滑利关节,补益脑髓的作用。唐代医学家孙思邈提倡"早漱津令满口乃吞之",乾隆皇帝也总结了"津常咽"的养生秘诀。

现代医学认为:唾液具有快速止血,软化收缩血管,溶解细菌,灭杀微生物,健齿强肾,抗病毒,助消化等功能。近年来,美国学者发现唾液含有能促进神经细胞生长和皮肤表皮细胞生长的"神经生长因子"和"表皮生长因子"。日本食品研究所发现"唾液可以消除从氧气和食物中产生的对人体十分有害的自由基",最为可贵的是,唾液还有很强的防癌效果。美国乔治亚大学医学院专家的研究表明,致癌作用很强的黄曲霉素和3,4-苯并芘及亚硝酸盐与唾液接触30秒后就会消失,并建议"每口饭最好咀嚼30次"。正因为如此,古今中外的养生学者把它誉为："华池神水""金浆""金津""玉液""玉泉""甘露""清洁剂""天然抗癌剂"等。所以，"日咽唾液三百口，一生活到九十九"并非奢谈。

4. 朝暮叩齿三百六，七老八十牙不落。叩齿，就是指用上下牙有节奏地反复相互叩击的一种自我保健法，俗称"叩天钟"。清朝尤乘的《寿世青编》说："齿为筋骨之余，宜常叩击，使筋骨活动，心神清爽……"中医经典《类经》说："肾主骨，齿者骨之余也。"《素问·上古天真论》说："肾生骨髓，肾气实，齿更发长。"也就是说：人体骨骼体质有赖于骨髓的营养，而骨髓则为先天之本肾精所化生。肾精衰少，则不能充养骨髓，代表"肾之标，骨之本"的齿就会生长迟缓，新陈代谢功能低下，或松动，或质蚀，或病变，或脱落……现代医学也认为，经常叩齿，不仅能强肾固精，平衡阴阳，疏通局部气血运行和经络畅通，保持并增强咬肌和牙齿根基部的整体功能，还能延缓老年性机体萎缩带来的凹脸瘪嘴状。最为可贵的是，经常叩齿还能十分有效地增强牙周黏膜组织纤维结构的坚韧性，提高牙齿抗龋能力和咀嚼功能，促进口腔、牙床、牙龈和整个牙齿的血液循环，增加唾液的分泌量，改善并及时充盈其中组织营养，增强牙齿的抗病抗菌能力，从而使牙齿变得更加坚固，整齐洁白，丰润光泽。

民谚"朝暮叩齿三百六，七老八十牙不落"就是这个意思。具体做法是：精神放松，口唇微闭；心神合一，默念叩击；先叩臼牙，再叩门牙；轻重交替，节奏有致。终结时，再辅以"赤龙（舌头）搅海，漱津匀吞"法则会使效果更佳。

5. 人之肾气通于耳，扯拉搓揉健全身。明朝李中梓的《医宗必读》认为：人体的先天之本在于肾。而肾元的强健却与双耳息息相关，有着极为重要的内在联系。中医经典《灵枢·口问》《灵枢·脉度》《寿世青编》《外台秘要》等书也有"耳者宗脉之所聚也""肾气通于耳""肾开窍于耳""一身之气贯于耳"的说法。显然，古人无非是在强调肾耳合一，互为作用；肾主内，耳主外；耳为肾唯一之外窍，耳健则肾通；肾气充足，肾精盈满，则听觉灵敏，绣针坠地能闻其声。

拉耳保健法的操作方法是：以右手从头上引左耳14下（用右手绕过头顶向上拉左耳），再用左手从头上引右耳14下（即用左手绕过头顶向上拉右耳）。此法简便易行，效果良好，如再辅以按、摩、搓、揉、点、捏等手法，则更能强身健体，敷养肾元。现代医学认为：耳朵上的49个穴位和各部位与体内的五脏六腑等器官以及十二经脉、三百六十五络有着密不可分的内在联系，因此把它形容为"缩小了的人体身形"。临床实践证明：采用扯、拉、按、摩、搓、揉、点、捏等手法，实际上就等于对双耳进行特殊的物理刺激和针灸性治疗。如

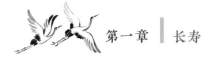

果长期不间断,除了具有良性震荡体位、反馈激发活气、疏通十二经脉、加快血液循环、调理五脏六腑、健脾胃、补肾元和平衡阴阳、扶正祛邪、清肝明目、消疲安神、增强新陈代谢等功能外,还能促进胆汁分泌,有利于胆道的通畅,防止胆囊炎、胆结石等疾病的发生发展;增强免疫力,调节肝脏抗病毒的能力,对肝炎的恢复有一定的帮助。总之,只要持之以恒,就能收到延年益寿的奇效。

6. 夫妻之间互捶背,解疲强身又防癌。捶背是古老而又立竿见影的健身方法,蒲松龄在《聊斋志异》梅女中记载:"既而握指细擂,如似团絮相触状,体畅而不可言;擂至腰,口目皆慵;至股,则沉沉睡去矣。"背部有数十个重要穴位,捶背刺激穴位可反射性地刺激神经系统,尤其对中枢神经系统的平衡有良好的调节作用。其功能一是舒经活络,使血液通利,肌肉放松,有利于防治腰酸背痛及腰肌劳损;二是促进血液循环,调节神经功能。白日捶背使人头清目明,精神振奋;睡前捶背可安心宁神,催人入睡,对防治失眠有较好效果;三是增强人体免疫功能,防癌抗癌。日本学者早就发现,经常捶背可以促进脑腺肽的分泌,而脑腺肽具有很强的抗病毒、抗毒素和抑制细胞变异的作用,因此可有效地增强人体免疫力和防癌抗癌。

捶背通常有拍法和击法两种。一是拍法,即用虚掌拍打;二是击法,即用虚拳拍打。虚,意即轻。手法要协调均匀,着力富有弹性,每天一次即可,每次捶背50~60下。为方便起见,捶背最好在夫妻间进行,每晚睡前,互相捶拍,双方获益。

7. 每天揉腹一百遍,通和气血裨神元。揉腹,即用手来回搓擦"介于胸和骨盆之间,包括腹壁,腹腔及其内脏"的一种养生保健法。祖国医学认为:腹为人体"五脏六腑之官城,阴阳源"。金代李东垣的《脾胃论》说:由于劳役过度致脾胃失之健运,脏腑经络,四肢百骸,短其滋养,形成内伤。明朝李中梓的《医宗必读》也说:"脾(胃)为后天之本。"认为脾胃居中,喷灌四方,为心、肺、肝、肾四脏的给养源,负责主运化水谷精微和统摄精血神液来充养敷布全身,令五脏六腑常壮无恙。通过揉腹,既可以调理脾胃。通和气血,培补神元,又可以"通和上下,分碑阴阳;去旧生新,清脾化痰;敷养肾精,充实五脏;驱外感之诸邪,清内伤之百症"。现代医学证实:揉腹既有强健脾胃、胃肠和腹壁肌,促进大小周天血液,包括淋巴液循环和胃肠蠕动加快的功能,还有治疗中老年性便秘、胃肠溃疡、周期性失眠、前列腺炎、肾炎、疝气、遗精、高血压、冠心病、糖尿病、肺心病的疗效。尤其难得的是,揉腹还能促进腹壁脂肪的自行收缩和消减,是行之有效的"减肥法宝"。

揉腹之法,以《延年九转法》介绍为宜:先用右手大鱼际在胃脘部按顺时针方向揉摸 130 次,然后下移至肚脐周围揉摸 120 次,再用左手全掌揉摸全腹 120 次,最后逆向重复一遍。

8. 消瘦健美助血运,勤伸懒腰效最高。有句带有贬义的民谚叫"懒人伸懒腰",其实这是一种传统的偏见。所谓伸懒腰,就是指伸直颈部、举抬双臂、呼吸扩胸、伸展腰部、活动关节、松散脊柱的自我锻炼。医圣孙思邈说得好:"血不运则百病生。"意思是说:如果人体的血液循环状态不好,甚至不能为各部位正常提供所需营养物质,就会出现"精衰、气竭、神乱"病象。现代医学认为:人体血液循环是靠心脏和肌肉的收缩来完成的,尤其是离心脏较远的静脉血管,就更要靠肌肉的收缩来加速血液流回心脏。由于伸懒腰时,人体会自然形成双手上举、肋骨上拉、胸腔扩大,使膈肌活动加强,形成深呼吸姿态,以此牵动全身,并引发大部分肌肉收缩,并将淤积血液赶回心脏,从而达到加速周身血液循环的目的。

"懒人伸懒腰"的好处是:能使颈部血管舒畅地把血液输送到大脑。大脑得到充分的营养,疲劳消除,从而精神振奋;能使全身神经肌肉得以舒展,促进机体平衡;能增加吸氧量,呼出更多的二氧化碳,促进机体新陈代谢;能消除腰肌过度紧张,并防止腰肌劳损,而且能及时纠正脊柱过度向前弯曲,保持健美体型。

9. 合谷内关足三里,日按一遍健全身。足三里穴位于膝关节外膝眼直下四横指处,为"足阳明胃经"主穴,它具有调理脾胃、补中益气、通经活络、疏风化湿、扶正祛邪之功能。现代科学研究证实,针灸刺激足三里穴,能从 X 线钡餐透视中清楚地观察到胃肠蠕动变得有力而规律;能提高多种消化酶的活力,增加食欲,帮助消化,并可增强大脑工作能力,改善心功能;增加红细胞、白细胞、血红蛋白和内分泌激素含量,提高机体抗病能力。对胃痛、呕吐、便秘、腹泻、肝炎、胆囊炎及高血压、下腹疼痛、瘫痪有良好的防治效果。合谷属手阳明大肠经,位于手背面第一、二掌骨之间,近第二掌骨桡侧。主治头痛、面瘫、五官疾病及高热抽搐等。内关为"足厥阴心包经"要穴,位于腕横纹上2寸,掌长肌腱与桡侧腕屈肌腱之间,主治心悸、高血压、癫痫、哮喘、胃痛、恶心、呕吐等。足三里、合谷、内关为历代医家强身治病之三大要穴。近年来,我国学者发现,对此三穴进行按摩,对全身的神经、肌肉、组织、器官可起到显著的兴奋作用,有病则治病,无病则强身,其效果为任何一种体育运动都无法比拟。具体方法是每天定时用大拇指或中指分别按压足三里、合谷、内关一次,每穴每次按压 5 分钟,每分钟按压 15～20 次。

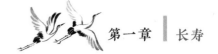

10. 日撮谷道一百遍,治病消疾又延年。谷道,俗称肛门。撮,即收(提)缩也。通俗地讲,就是做收缩肛门的动作。唐朝医学家孙思邈极为推崇此法,他在《枕中方》一书中规劝世人:"谷道宜常撮"。认为肛门周围的肌肉要间歇性地处于运动状态才能养生健体,尤其对防治痔疮有特别疗效。现代医学也认为:包括大肠在内的肛门及周围的提肛肌和肛门括约肌至少每天要间歇收(提)缩 100 次,每次约 1～2 分钟。如大便后,要及时做提肛运动,并将提肛时间延长到 2～3 分钟。这样既有利于控制排便的肛门外括约肌功能的快速恢复,又能预防外括约肌破损而引起大便失禁等疾症。据研究,日撮谷道一百遍,最大的作用在于促进肛周血液循环,防治静脉淤血以及由此而引起的内痔、外痔、肛裂、脱肛、肛门湿疹、便秘、慢性肠炎等,同时对治疗和预防冠心病、高血压、下肢静脉曲张、肛周炎症、肛周皮肤损伤等慢性疾病有显著效果。撮谷道的具体做法古人概括为"吸、舐、撮、闭"四字诀,即"放松全身,将臀部及大腿用力夹紧,配合收气,舌舐上腭,向上收提肛门,稍闭气,然后慢呼,全身放松"。

上述各种健身方法都不受时间、环境等条件的限制,关键在于您能否付诸实施,并持之以恒。愿此十诀能助您青春常驻、身轻体健、延年益寿。

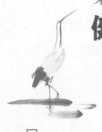

第二章

健康

一、健康的定义和重要性

（一）健康的定义

在实施"健康中国"这一伟大战略的进程中，如何认识"健康"的概念尤为重要，因为它决定了人们如何把握住健康的本质，以利践行满足人民健康需求、适应社会健康要求、紧跟时代健康追求之目的。过去一提到健康，一般人都会认为"没有疾病就是健康"。事实上，现在健康概念已经发生了很大的变化。

1948年，世界卫生组织给健康的定义是："健康是一种完整的躯体、精神和社会和谐的美好状态（或健康是指躯体上、精神上和社会适应上的良好状态），而不是仅仅没有疾病或身体虚弱。"生理健康有明确的标准，比如生长发育、成熟衰老等，更量化一些，就是体温36～37℃，血压：低压60～90 mmHg、高压90～130 mmHg，心率60～80次/分，这是人体生理运动的正常指标。而心理健康由于社会、文化背景等因素的影响，标准就比较模糊了。但心理健康对人的行为准则起着主导作用，面对五彩缤纷的人生，只有健康的心理才能适应各种各样的环境，处理形形色色的事情。心理健康是一种良好的心理状态，处于这种状态下，人们不仅有安全感、自我状态良好，而且与社会契合和谐，能以社会认可的形式适应外部环境。它一般可理解为情绪的稳定和心理方面的成熟两个方面，但这种稳定和成熟的状态是相对的。因为我们生活在一切都在变化的社会中，没有人会有一成不变的精神和情绪状态。只有将制约人格的各种条件，比如文化程度、工作能力、职业、社会地位、生活演变等很好地协调起来，并能适应环境、利用环境、创造环境，才能称之为心理健康。

1986年，首届世界健康促进大会指出："健康是每天生活的资源，并非生活的目的。"众所周知，电是资源，水是资源，钱也是资源，是资源都需要有人管理。为什么是资源就要管理？因为凡是资源都是有限的。资源如不管理，第一不能满足人们的需要，第二会造成浪费。既然健康是资源就应予以管理。有人也许会问：我从来没有管理过健康，怎么也没见到浪费呢？其实，这种潜在的浪费你自己是不知道的。研究显示：人如果不好好管理自己的健康资源，也就是说不注意自己的健康，过早去世的概率要比常人大得多。

1990年，世界卫生组织（WHO）对健康的阐述是：在躯体健康、心理健康、社会适应良好和道德健康四个方面皆健全。道德健康的内容是指不能损坏他人的利益来满足自己的需要，能按照社会认可的行为、道德来约束自己及支配自己的思维和行动，具有辨别真伪、善恶、荣辱的是非观念和能力。据测定，违背社会道德往往导致心情紧张、恐惧等不良心理，很容易发生神经中枢、内分泌系统等失调，免疫系统的防御能力也会下降。医学家研究发现，贪污受贿的人就容易患癌症、脑出血、心脏病和精神性疾病；而为人正直、心地善良和淡泊、坦荡的品质，则能使人保持平衡，有助于身体健康。

人是一种很复杂的综合性的整体，人的健康涵盖了多维内容。近年来，一些学者认为应将经济状况作为健康评价的一项基本内容。

综上所述，我们不难看出人类对于健康定义认识的进步，从点性思维到线性思维，再到平面思维的演变历程。但无论是世界卫生组织（WHO）当时的健康定义克服了把"健康"视作"没有疾病"之狭隘的生物医学角度，将健康扩展到躯体、精神和社会领域，还有人提出的健康六个维度（身体健康、心理健康、精神健康、社交健康、智力健康、环境健康），其共性都是从个体健康角度出发而论及"健康"的定义。在我们步入"全民健康，全面小康"的新时代，面对人民日益增长的美好生活需要和不平衡不充分的发展之间的矛盾的现况，实则个体健康需求之满足和健康权益之保障有赖于政治、经济、社会、文化的支撑而完善。

基于此提出的立体健康是指：在时间维度上以个人健康为核心，整合个体、群体、全体"三位"一体，融通个人、家庭、社会"三者"合一；在空间维度上，以前人、中人、后人"三人"健康为目标，贯穿生育、生活、生存"三生"生命，把握未病、欲病、已病"三病"医则；在世间维度上以人与人、人与社会、人与自然和谐为准则，铸造物质文明、精神文明、身心文明"三文"宗旨，弘扬腾龙向上、黄河向善、长城向信"三向"文化的三维健康体系。世界卫生组织早在名为《迎接21世纪的挑战》的报告中就指出21世纪的医学发展方向，从"疾病医学"向"健康医学"发展，健康已成为时代的主旋律，让我们共同来丰富其立体健康内涵和外延，传承昨天之健康、融合今天之健康，开创明天之健康，真正让我们的人民享有健康的幸福感、获得感、安全感。

（二）健康的重要性

健康为什么重要呢？因为完美人生的三大标准是：健康、财富、自由。什么对我们是最重要的？我认为是健康，因为健康对一个人是影响最大的因素。曾有人用"10000000000……"这样一组数字来比喻人的一生，这里的"1"代表健康，而"1"后面的"0"分别代表生命中的事业、金钱、地位、权力、房子、车子、家庭、爱情、孩子等等，这是不是说明这个人非常成功呢？这个人生活中拥有很多财富，假如有一天丢失了一个"0"或两个"0"，对这个人有没有影响？有，但不会太大，对不对？因为丢了这几个"0"不是至关重要的。假如没有了健康这个"1"，后面的"0"再多对这个人还有意义吗？当然没有。因此，健康的体魄，是所有人拥有一个精彩人生的前提。只有踏上这块牢固的基石，我们才能触及我们的梦想。曾有人说，权力是暂时的，财富是后人的，唯有健康才是自己的。

身体健康了，可以不花或少花国家的钱，不增加子孙后代的麻烦，阖家欢乐，身心舒畅。尤其是上有老、下有小的中年人，你的健康会使父母宽慰，是子女的希望、妻（或夫）的无价之宝、生存的支柱和终生的伴侣。金钱易得，健康难求。在人的一生之中没有任何事与物比健康更重要了。

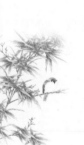

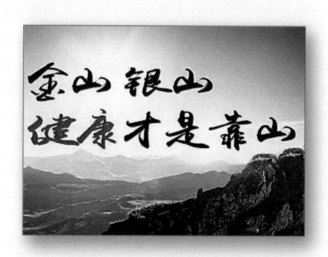

因此，我们每个人必须千方百计地维护好自己的健康，应该学习科学知识，改进自己不良生活方式和习惯；提高警惕，常进行体格检查，防患于未然。在繁荣昌盛的国家里，健康、幸福、快乐地活上100年。珍爱生命、爱好健康的朋友们：快行动起来吧！掌握好开启健康的金钥匙。

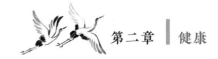

二、人体健康的衡量标准

健康是一个亘古不变的话题,失去了健康,那么就意味着失去一切,所有的努力就要付诸东流。此外,我们要清楚一点,人体健康不仅仅是指身体上的健康,还包括精神健康、道德健康和社会适应上的良好状态,缺一不可。

那么如何来衡量一个人是否健康呢?如今人类的健康总标准是什么呢?可概括为:60 岁之前没有疾病,健健康康到退休,发挥余热不服老;80 岁之前不衰老,生活完全能自理,30 分钟内能走完 2 000 米,轻轻松松活到 100 岁;自己少受罪,儿女少受累,节约医疗费,造福全社会,使生命走向自然凋亡,而不是病理死亡。具体如下:

(一)身体健康

1. 什么是身体健康

身体健康是指人体各器官系统发育良好、功能正常、体质强壮、精力充沛并具良好劳动效能的状态。常以人体测量、体格检查和各种生理指标衡量。尤其包括:一是主观健康。可能在客观上已经有轻度的高血压、高血脂的人,自己却完全没有一点点不适的感觉,认为自己很健康,什么毛病也没有。二是客观健康。经医生检查,并借助于医疗器械、仪器设备检测后做出的结论。中医凭望、问、闻、切可找到一些客观依据,如气血两虚、气滞血瘀等。

2. 身体健康的内容

(1)全身无不适,无红、热、肿、痛,无皮肤瘙痒等,自觉舒适安静。免疫功能好,能抵抗一般传染病的侵袭。

(2)人体各组织器官的生理功能需正常

一是体重:反映一个人的发育程度和营养状况。达标、长期稳定的体重是健康的重要指标之一。标准体重=身高的厘米数-105,即为人体的标准体重。例如:一个身高 165 cm 的人,减去 105,常数等于 60,即这个人的体重应该是 60 kg。在 60 kg 上下 10% 范围内(即 54~66 kg)都算正常,小于 54 kg 或大于 66 kg 者属消瘦或超重;大于 72 kg 者属肥胖。体质指数(BMI):体质指数=现有体重(kg)÷身高(m)^2。例如:一个 60 千克体重的人,身高为 165 厘米,其体质指数为:60 千克÷1.65 m^2=60÷2.72=22.06。世界卫生组织将体质指数正常值定为 25。一般亚洲人的正常体质指数为 18.5~22.9,低于 18.5 者属消瘦,高于 24~25 者为超重,大于 28 者为肥胖。

二是体形:身体各部发育正常者应体态匀称,站立时头、肩、臀位置协调,胸肌丰满,皮肤有弹性,头发有光泽,无头屑,体质强壮。体形还要看腰围与臀围之比:女性应小于 0.75,男性应小于 0.8~0.9,千万不能超过 1。如数值超标,同时又有高血压、高血糖、高血脂中两项者,就有可能患上多种慢性疾病了。中国人正常腰围应小于臀围,男性腰围应小于 90 cm,女性应小于 80 cm,如超出标准就属于腹型肥胖。

三是体温:人体的温度通常为 36~37℃,口腔舌下测得 36.5~37℃之间,上下波动不超过 1℃。若在腋下测量较口腔温度低 0.5℃,如用肛表(多用于婴幼儿)则比口腔温度高 0.5℃。低体温常见于高龄体弱老人与长期营养不良病人,也见于甲状腺功能减退、休克病人。

四是心跳或脉搏:有规律、均匀,每分钟在 72 次左右者为正常(60~100 次/分为正常范围)。成年人在安静时心率低于 50 次/分为心动过缓,运动员脉率少于 50 次/分仍属正常。脉搏超过 100 次/分者为心动过速。心跳快慢与情绪、活动、体质等有关。过速、过缓、间歇、强弱不定、快慢不等者,均属心脏不健康的表现。

五是血压:一般大多在左臂测量血压。最佳血压值应小于 120/80 mmHg,成年人的血压不应超过 140/90 mmHg,老年人随年龄增长,血压也随之相应上升,但收缩压超过 160 mmHg,不论有无症状均应服药。一般高血压病人的血压目标值应小于 140/90 mmHg。伴有糖尿病、慢性肾病、冠心病、心绞痛以及曾发生脑卒中(中风)和心肌梗死的高血压病人,血压目标值应小于 130 mmHg。这是 2007 年欧洲高血压指南要求,也是迄今最新的高血压诊治规范要求。

六是呼吸:按一呼一吸为一次计算,正常人每分钟 16~20 次,每一呼一吸需 6.6 秒。人体处于不同体态(如立、坐、卧等)时呼吸频率不一致,一般站立时为 18~20 次/分,坐立休息时为 16~18 次/分,卧位时为 14~16 次/分。在不同精神状态时,呼吸的频率也一样。如激动兴奋时的呼吸加快,并以快短吸气为主,当抑郁、悲伤时呼吸频率减慢,并以长叹息为主。运动、发热等都会使呼吸加快。

正常人呼吸均匀、流畅,无咳嗽,无痰血。如发现呼吸的深度、频率、节律有异常,呼吸很费力,或有胸闷、憋气感受者,则为不正常,应立即去医院就医。

老年人心肺功能减退,活动后会有心悸气短的表现,但休息后很快应能恢复正常,这不属患疾病的表现。

七是肺活量:是指一次尽力吸气后,再尽力呼出的气体总量。成年男子的正常肺活量为 3～4 L(平均为 3.47 L);成年女子的正常肺活量约为 3 L(平均为 2.4 L)。肺活量会随年龄的增长而减少,如以 30 岁的肺活量为标准,年龄每增长 1 岁,肺活量平均下降 25～30 mL。

八是心功能测定:仰卧位时,测定 2 分钟的脉搏次数除以 2,即为每分钟的脉搏次数;然后起立,站 1 分钟后测 1 分钟的脉搏次数,将卧床和站立两次所测到的脉搏次数进行比较。如果站立后每分钟的脉搏次数比仰卧位快 6～11 次/分,说明心脏功能良好;如果每分钟快 12～19 次/分,则心脏功能一般;如超出 20 次/分,说明心脏功能较差。如果无自感心跳,血液中高密度脂蛋白(HDL)达到正常范围的上限 1.80 mmol/L(正常范围为 0.8～1.80 mmol/L),就很少会发生严重的血管阻滞。

九是食欲:在正常的情况下,一日三餐前略有饥饿感,见到食物便有食欲,若遇到佳肴,便会食欲大开,餐后略有饱腹感;吃任何食物知香有味,即为正常。成人每日食量不超过 500 克,老年人不超过 350 克。如出现多食多饮应考虑糖尿病、甲亢等疾病的潜在。每日食量不足 250 克,食欲丧失达半个月以上者,应检查是否有潜在的炎症与疾病。

十是排便:健康者每日或隔日排泄一次黄色成形的软便。老年人,尤其是高龄、少吃、少动者可 2～3 天排便 1 次。只要排便顺利,大便不干,又无腹胀者就不是便秘。当大便颜色、性状、次数发生异常,又没有服药者,反映结肠可能会发生病变。

十一是排尿:成人每日排尿 1～2 L,每隔 2～4 小时排尿 1 次。夜间排尿时间间隔不定,与睡眠深度有关,失眠者夜排尿次数会增多。正常的尿为淡黄色透明状,气味不重,便入水中不起泡或少许有泡沫。如尿色、尿量异常,排尿过频,排尿困难或疼痛者,均为不正常表现,应及早去医院就医。

十二是睡眠:"药补不如食补,食补不如睡补。"可见,睡眠为第一大补。俗话说"一夜好睡,精神百倍;彻夜难睡,浑身疲惫。"睡觉可以称得上是天下第一大补药。它不仅能恢复人的体力,而且在一定程度上也能抚慰人的心灵,返璞归真。良好的睡眠应在上床半小时以内即能入睡,整夜深睡不醒或醒 1 次,不是间断多醒或早醒;不是多梦或噩梦,而是没有梦或少梦;不是似睡非睡,或易受环境干扰惊醒。

十三是肝功能、血常规、特殊化检测、CT 检查、B 超:应检测正常,但需指出,身体是否健康,不能完全依赖临床检测,就是检测全部正常也不能绝对保证健康,还需时刻提高警惕。

十四是头面部:面色以微黄、略红润而有光泽为正常。肤色的深浅与遗传、生活环境有关。如自幼嫩白肤色到中年突然变灰暗,可能与肾上腺或肝脏病变有关;如变得苍白、青紫、焦黄等皆属不健康的征兆。皮肤洁白、面颊红晕是妇女健康的象征。如在苍白的面颊上下午或傍晚出现"潮红",常为结核等消耗性疾病的征兆。此外,人的精神状态,如疲惫、憔悴等也能通过面色反映出来。

头面部健康的标志:

眼睛明亮,反应敏捷,眼睑不易发炎;

牙龈粉红,无龋病、牙痛和牙周炎,口腔黏膜无溃疡、出血;

舌质粉红,不胖不瘦,无牙印,舌苔薄白;

耳朵不聋,无中耳炎,肌肉、皮肤有弹性;

鼻无畸形,无鼻炎和鼻窦炎;

头发乌黑柔顺,润泽明亮。

(二)心理健康

1. 心理健康的含义

心理健康是指心理的各个方面及活动过程处于一种良好或正常的状态。心理健康的理想状态是保持性格完好、智力正常、认知正确、情感适当、意志合理、态度积极、行为恰当、适应良好的状态。心理健康,是现代人健康不可分割的重要方面,那么什么是人的心理健康呢? 人的生理健康是有标准的,一个人的心理健康也是有标准的。不过人的心理健康标准不及人的生理健康标准那么具体、客观。了解与掌握心理健康的定义对于增强与维护人们的健康有很大的意义。当人们掌握了衡量人的心理健康标准,以此为依据对照自己,进行心理健康的自我诊断。发现自己的心理状况某个或某几个方面与心理健康标准有一定距离,就有针对性地加强心理锻炼,以期达到心理健康水平。如果发现自己的心理状态严重偏离心理健康标准,就要及时求医,以便早期诊断与早期治疗。

2. 心理健康的标准

(1) 世界卫生组织"三良"标准

——良好的个性人格,能够控制住自己的情绪波动,有着乐观的心理状态、感情细腻丰富。

——良好的处世能力,在复杂的社会关系中,能够冷静面对,做出准确的判断,并付出行动,这是需要良好的处世能力的。

——良好的人际关系,人有社会属性,在社会当中生存,就无法离开与人

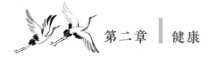

交往,如果一个人,有着很多的朋友,能够在生活中,彼此相助,这才是正常的人生。

（2）我国学者的标准:我国学者许淑莲教授对老年心理健康标准概括为五点:一是热爱生活和工作,爱祖国,爱家庭,快乐过好每一天;二是心情舒畅,精神愉快,能应付日常生活和工作的压力;三是情绪稳定,适应能力强;四是性格开朗,通情达理;五是人际关系适应强,人与人、人与自然,和谐相处。

（3）心理健康的等级

心理问题等级划分从健康状态到心理疾病状态一般可分为4个等级:健康状态—不良状态—心理障碍—心理疾病。

① 心理健康状态:心理健康状态与非健康状态的区分标准一直是心理学界讨论的话题,不少国内外心理学学者根据自己研究调查的结果提出了多种心理健康标准。临床心理学实践工作中,总结了前人理论与经验,提出了一个简捷的评价方法。即:从本人评价,他人评价和社会功能状况三方面分析:

一是本人不觉得痛苦,即在一个时间段中(如一周、一月、一季或一年)快乐的感觉大于痛苦的感觉。

二是他人不感觉到异常,即心理活动与周围环境相协调,不出现与周围环境格格不久的现象。

三是社会功能良好,即能胜任家庭和社会角色,能在一般社会环境下充分发挥自身能力利用现有条件(或创造条件)实现自我价值。

② 不良状态:又称第三状态,是介于健康状态与疾病状态之间的状态。是正常人群组中常见的一种亚健康状态,它是由于个人心理素质(如过于好胜、孤僻、敏感等)、生活事件(如工作压力大、晋升失败、被上司批评、婚恋挫折等)、身体不良状况(如长时间加班劳累、身体疾病)等因素所引起。它的特点是:

——时间短暂:此状态持续时间较短,一般在一周以内能得到缓解。

——损害轻微:此状态对其社会功能影响比较小。处于此类状态的人一般都能完成日常工作学习和生活,只是感觉到的愉快感小于痛苦感,"很累""没劲""不高兴""应付"是他们常说的词汇。

——能自己调整:此状态大部分可通过自我调整如休息、聊天、运动、钓鱼、旅游、娱乐等放松方式得到改善。小部分人若长时间得不到缓解可能形成一种相对固定的状态。这部分人应该去寻求心理医生的帮助,以尽快得到调整。

③ 心理障碍:心理障碍是因为个人及外界因素造成心理状态的某一方面

（或几方面）发展的超前、停滞、延迟、退缩或偏离。它的特点是：

——不协调性：其心理活动的外在表现与其生理年龄不相称或反应方式与常人不同。如：成人表现出幼稚状态（停滞、延迟、退缩）；儿童出现成人行为（不均衡的超前发展）；对外界刺激的反应方式异常（偏离）等。

——针对性：处于此类状态的人往往对障碍对象（如敏感的事、物及环境等）有强烈的心理反应（包括思维及动作行为），而对非障碍对象可能表现很正常。

——损害较大：此状态对其社会功能影响较大。它可能使当事人不能按常人的标准完成其某项（或某几项）社会功能。如：社交焦虑考（又名社交恐惧）不能完成社交活动，锐器恐怖者不敢使用刀、剪，性心理障碍者难以与异性正常交往。

——需求助于心理医生：此状态者大部分不能通过自我调整和非专业人员的帮助而解决根本问题。心理医生的指导是必须的。

（4）心理疾病：心理疾病是由于个人及外界因素引起个体强烈的心理反应（思维、情感、动作行为、意志）并伴有明显的躯体不适感。是大脑功能失调的外在表现。其特点是：

——强烈的心理反应：可出现思维判断上的失误，思维灵敏性的下降，记忆力下降，头脑黏滞感、空白感，强烈自卑感及痛苦感，缺乏精力、情绪低落成忧郁，紧张焦虑，行为失常（如重复动作，动作减少，退缩行为等），意志减退等等。

——明显的躯体不适感：由于中枢控制系统功能失调可引起所控制人体各个系统功能失调：如影响消化系统则可出现食欲不振、腹部胀满、便秘或腹泻（或便秘—腹泻交替）等症状；影响心血管系统则可出现心慌、胸闷、头晕等症状；影响到内分泌系统可出现女性月经周期改变、男性性功能障碍……

——损害大：此状态之患者不能或勉强完成其社会功能，缺乏轻松、愉快的体验，痛苦感极为强烈，"哪里都不舒服""活着不如死了好"是他们真实的内心体验。

需心理医生的治疗：此状态的患者一般不能通过自身调整和非心理科专业医生的治疗而康复。心理医生对此类患者的治疗一般采用心理治疗和药物治疗相结合的综合治疗手段。在治疗早期通过情绪调节药物快速调整情绪，中后期结合心理治疗解除心理障碍并通过心理训练达到社会功能的恢复并提高其心理健康水平。

众所周知，健康源于饮食，也源于精神心理，因此保持良好的情绪至关重

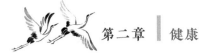

要。谚语说得好:"一日三次笑,人生难衰老""性格开朗,疾病躲藏""药补不如食补,食补不如心补""心胸宽大能撑船,健康长寿过百岁"。可见情绪乐观,笑颜常驻,是人体健康长寿不可缺的条件。

(三)适应社会,应变能力强

1. 适应社会的含义

适应社会是指个体逐渐接受现有社会的道德规范与行为准则,对于环境中的社会刺激能够在规范允许的范围内做出反应的过程。社会适应对个体有着重要意义。如果一个人不能与社会取得一致,就会产生与所处环境格格不入的心理状态,久而久之,容易引起心理变态。人类对社会的适应可以通过语言、风俗、法律以及社会制度等的控制,使自己与社会相适应。

适应社会就是理性地适应生活。人总是生活在一个现实的情感世界中,就是出家做和尚、尼姑也是如此。在现实社会中,情感是复杂多变的,甜、酸、苦、辣、咸五味俱全,顺心或不顺心的事,欢笑、哭闹、冷嘲热讽、热情、友谊随时都会出现。如果一个人不能适应这些变化的感受,那他定会引起情绪不稳,起伏动荡,时喜时怒,时悲时愁,久而久之必然形成不良情绪,甚至伤害身体;如果一个人能主动适应生活,处理好人际关系,无论狂风暴雨,或是惊涛骇浪骤起,都能稳坐钓鱼台,坦然处之,安然无恙,在复杂多变的现实生活中维持快乐稳定的情绪,他就是理性健康幸福之人。

2. 适应社会的方法和途径

(1)理智地接受现实生活。现实生活是复杂多变、冷酷无情,社会上的三教九流、三姑六婆、各式各样的人都有。因此,处事必须谨慎,有所警惕,不贪便宜,不听花言巧语,这样才不会上当受骗。碰到复杂局面时,也不必惊慌失措、束手无策,而应该遇而不惊,沉着应对。理智地接受现实生活,这是理性地适应生活的前提。

(2)理智地适应生活。对社会上突发的各种事件,要敢于和善地兵来将挡,水来土掩。是非之地不久留,不要随便参加什么组织。要胸襟宽广,有点阿Q和大事化小、小事化了的和事佬精神。但在大是大非面前不能糊涂,要讲原则,讲究政策、法规,要与坏人坏事作不屈不挠的斗争。在明辨是非的同时,也完善自己,这也是理性适应生活的关键。

(3)理智地克制情绪。当受到各种刺激时,不产生一点情绪也不现实,正常的人或或多或少会产生一点情绪,关键是要有思想准备,产生各种情绪后要有自我克制能力。古代将帅家中悬挂着"忍"或"制怒"之匾,就是自我克制情绪的一种方法。

（4）寻找身边的欢乐以解忧伤。生活总是由欢乐和忧伤组成。有些人经常看到的是欢乐一面，整天感到生活很美好，其乐无穷；有些人却总是看到忧伤的一面，杞人忧天，如古话所说"好愁不愁，只愁六月无日头"，总感到生活不称心。要善于寻找自己身边欢乐的事，无论遇到欢乐或悲伤都以乐观的情绪去面对。虽然乐观不能改变客观事实，但乐观可促使人们有勇气去面对困难，不畏困难，从而鼓足勇气去克服困难、挫折和失败。有位美国学者研究认为，一个人的能力深受自信的影响，能发挥到何种程度具有极大的弹性。能力强的人，跌倒了能很快地爬起来，掸掸身上泥土继续前进，遇事总是着眼于如何处理，而不是一味担忧。

3. 适应障碍

有些人碰到挫折或刺激时，不能很好地去处理与适应，存在诸多适应障碍，如适应方式退化、固执、自闭（孤独）症，或性格极端内向，见人整天不说话，自顾自，脱离现实，脱离社会，远离亲朋好友。

（四）道德健康

世界卫生组织关于健康的概念有了新的发展，即把道德修养纳入了健康的范畴。健康不仅涉及人的体能方面，也涉及人的精神方面。将道德修养作为精神健康的内涵，其内容包括："健康者不以损害他人的利益来满足自己的需要，具有辨别真与伪、善与恶、美与丑、荣与辱等是非观念，能按社会行为的规范准则来约束自己及支配自己的思想行为。"

世界卫生组织把道德健康纳入健康的大范畴，是有其道理及科学根据的。孔子在《论语·雍也》中提出"仁者寿"，《中庸》里讲："修身以道，修道以仁""大德必得其寿"。也就是说，一个有道之人，慈悲的人，定然福寿安康。巴西医学家马丁斯经过10年的研究发现，屡犯贪污受贿罪行的人，易患癌症、脑出血、心脏病、神经过敏等症而折寿。良好的心理状态，能促进人体内分泌更多有益的激素、酶类和乙酰胆碱等，这些物质能把血液的流量、神经细胞的兴奋调节到最佳状态，从而增强机体的抗病力，促进人们健康长寿。而有悖于社会道德准则的人，其胡作非为导致紧张、恐惧、内疚等种种心态，食不香、睡不着，惶惶不可终日，这种精神负担，必然引起神经中枢、内分泌系统的功能失调，干扰各种器官的正常生理代谢过程，削弱免疫系统的防御能力，最终在恶劣的心境重压和各种身心疾病的折磨下，或疾病，或早衰，或丧生。

什么是道德健康？具有爱心，乐于助人，心地坦荡，心胸宽广，乐善好施者就是有道德健康之人。最关键一条是要有一个好心态（即良好的心理状态）。

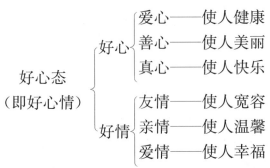

科学研究表明："好心""好情"的人，就有一个好心情，可使人体免疫力、抵抗力处于最佳状态，疾病减少，即使患了病也好得快。

道德健康的具体表现：高尚的道德情操，能使人坦然地面对人间事物，心底无私天地宽。心地纯正、善良正直、与人为善、助人为乐，就会彰显大义、宽厚、爱心，具有这种良好心理素质和思想修养的人，能使身心处于无忧无虑的良好状态，百邪不能入侵，百病难以近身。

宽宏大量。海纳百川，有容乃大，宰相肚里好撑船，大人不计小人过。在成功者中，意志、品德、度量等占80％以上，而智力因素不足20％，即不会做人者就不会成事。

与世不争。人类生活是群体的，日常相互之间既有合作又有竞争，现实社会竞争更激烈。与事不争是一种高尚的心灵境界。属于自己的不必争，自然会属于你的；不属于你的，争也争不来，争来了将来会失去更多。对别人的成绩要由衷地赞赏，发自真心地祝贺，不要嫉妒，嫉妒别人就是伤害自己的开始。

待人和气。和气要发自真诚，不受自己情绪的影响，和气生财。处世要智圆，外圆内方，对原则性问题不能让，对坏人坏事要斗争。

遵纪守法。不听信谣传，遵守党纪国法，始终跟共产党走，建设和谐社会。

忠心耿耿、全心全意为人民服务。人民的、国家的、社会的事都是大事，不能有半点私心。

崇高完备无缺的境界。不贪求名利，不患得患失，不放弃原则，不因外物而影响做正直人的品质。

助人为乐，与人为善，乐于奉献。喜做善事，急人所难，济人之困，这是至高至美境界的体现。助人是快乐之本，要学会与人同享快乐。

按社会行为准则行事。不以损害他人的权益来满足自己的需要。具有是否观念，能按社会行为的规范准则来约束自己，支配自己的思想和行为。

善良的性格。性格是一个人的个性,淡泊的心境是健康的保证。与人相处善良正直,心境坦荡,凡事替他人着想,这样便无烦忧,使心理保持平衡,有利于健康。

百忍自无忧。"忍"是处理人际关系、修身养性等众妙之门,体现了人与人的一种宽容与谦让精神,是一种人格的弹性张力,反映一个人的胸怀和度量。一个人如能善于自我克制,忍人所不能忍,容人所不能容,处人所不能处,卒而临之而不惊,无故加之而不怒,则为天下大勇者。

感恩的心。感恩是爱的一种呈现方式,爱不可被练习,而感恩却能练习,感恩是一种有为法。有人说,感恩是当今时代最重要的"药",它是解救人类心灵最关键的因素。所以,要提升我们的灵性,保持心身健康,最简单直接的方法就是学会感恩。

以上十一种境界是我们企及却是难以达到的。但达到与否并不重要,重要的是坚持不懈地追求。

三、健康老人的标准

"最美不过夕阳红,温馨又从容。夕阳是晚开的花,夕阳是迟到的情。"这首在中国人耳畔萦绕了二三十年的歌,激起了无数老年人对晚年生活的热爱。据民政部公布的2016年社会服务发展统计公报显示,截至2016年底,全国60岁及以上老年人口23 086万人,占总人口的16.7%。"银发浪潮"席卷而来,我们该怎样应对? 老人如何度过圆满和有益的一生,并成为家庭和社会的财富? 中华医学会老年医学会提出健康老人标准如下:

(1) 躯干无明显畸形,无明显驼背等不良体形,骨关节活动基本正常;

(2) 无偏瘫、老年性痴呆及其他神经系统疾病,神经系统检查基本正常;

(3) 心脏基本正常,无高血压、冠心病及其他器质性心脏病;

(4) 无慢性肺部疾病,无明显肺功能不全;

(5) 无肝肾疾病、内分泌代谢疾病、恶性肿瘤及影响生活功能的严重器质性疾病;

(6) 有一定的视听功能;

(7) 无精神障碍,性格健全,性情稳定;

(8) 能恰当地对待家庭和社会人际关系;

(9) 能适应环境,具有一定的交往能力;

(10) 具有一定的学习、记忆能力。

鉴于上述,也就是说:

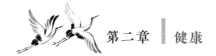

　　大病没有　小病稳定　怎样算是没有大病？就是老年人的重要脏器，如心、脑、肾等器官随着年龄的增长，没有导致功能的异常，而且没有影响基本生活功能的疾病，如恶性肿瘤、心脑血管病、身体残疾等等。

　　"小病稳定"则是指高血压、高血脂、血糖等指标控制在正常的范围内。如高血压，健康老年人的正常血压要低于 140/90 mmHg；有高血压的老年人，若血压低于 150/90 mmHg，没有合并症仍然为健康老人。无糖尿病者糖化血红蛋白 5.0%～6.5%；糖尿病或无糖化血红蛋白 6.0%～7.0%；血脂血总胆固醇 3.1～6.2 mmol/L，低密度脂蛋白胆固醇 1.8～3.9 mmol/L，高密度脂蛋白胆固醇＞1.0 mmol/L，甘油三酯 0.8～2.3 mmol/L。

　　智力正常　自我满意　认知功能变化在老年人的健康中非常重要，自我满意或自我评价好是老年人健康的重要表现之一。老年人可在家人协助下用智能量表进行评估，总分 30 分，初中以上文化者，27 分为正常，高龄老人 25 分为正常。

　　心态健康　感受快乐　心态健康就是，我们能感觉到生活中的快乐，而不是天天觉得活着没意思、没希望，那种心态是很灰色的。即使高龄的老人，仍可以对家庭和社会做贡献，哪怕是照护好自己、能做一顿饭。而且遇到了困难，主动求助，找社区、找朋友、找政府，能解决的大部分都会解决。多帮助别人，也能让自己快乐。

　　日常生活　能够自理　能维持基本日常生活，是健康老年人标准之一。我们可用日常生活活动能力量表进行评估，达到 100 分为正常，高龄老人达到 95 分为正常。

四、世界卫生组织（WHO）的健康自测

　　体壮为"健"，心怡为"康"，没有疾病并不代表就是"健康"。

世界卫生组织（WHO）曾对健康做出的定义

序号	健康的十条标准
1	吃得快（嚼得烂）：感觉吃饭是一种享受，而不是一种任务，三餐吃得津津有味，回味无穷，见到美食，玉液琼津，垂涎三尺。所以，需要你牙齿清洁，牙龈正常。无龋齿，无蛀牙，不出血
2	睡得快：倒头便睡，一觉到天亮，既非辗转反侧，更非一睡不起。尤其是中午，能够快速午睡，借故影响下午工作的不算

序号	健康的十条标准
3	便得快:大小便排泄淋漓顺畅,快感十足。尤其是清晨起床,大肠经当令之时,能够在一蹲一起分钟之间解决问题,可谓健康
4	说得快:条理清晰,反应敏捷,逻辑严谨,底气十足。 注:快人快语、语无伦次、振聋发聩,说话不走大脑的统统不算
5	走得快:形如松,坐如钟,而不是躬身驼背,一走三晃腰,能够昂首阔步,疾风劲草,跑步奔小康
6	想得开:有个性而非各色,骨头硬,心肠软,乐观豁达,心态平和,能够适应不同环境
7	长得好:头发光泽,头屑寥寥,肌肉丰满,皮肤弹劲,皓齿明眸,身材匀称,总之,抵抗力比较强,而不是流感欲来风满楼,身先士卒病缠身
8	做得到:面对工作精力充沛,面对压力从容不迫,面对生活有盼头儿、有奔头儿
9	对事:做自己所爱,爱自己所做,处世乐观,勇于承担,严于律己,宽以待人
10	对人:喜欢大多数人,更能让大多数人喜欢,有良好的人际关系,乐于好施助人

健康不仅仅是没有疾病,而是指在身体上、心理上和社会中的完好状态。所以,人的健康包括身体健康、精神健康和社会适应能力三方面。

根据世界卫生组织(WHO)判定个人健康的十条标准,我们也来反观自身,测试一下。如果说健康人拥有 100 万元健康资产,疾病者背负 100 万元健康负债,自认为健康的你不妨对号入座,有一条符合加 10 万元资产,有一条不符合加 10 万元负债,清算一下自己的健康资产与健康负债:

我的健康资产是:(　　　　　)万元

我的健康负债是:(　　　　　)万元

注:

健康资产 80 万~100 万元属于健康人群;

健康资产 50 万~80 万元属于亚健康人群;

健康资产低于 50 万元属于疾病人群。

如此看来,做个健康的人实属不易,但世界卫生组织(WHO)的调查结果更令人触目惊心:健康者占 5%,患病者 15%,而约 80%的人属于亚健康人群。

这也是那么多看似精神矍铄、体格硬朗的名人们突然暴毙猝死的原因所在。其实,真正影响我们身心健康的主要因素包括:社会因素占 10%,医疗条

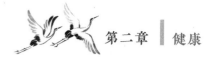

件占 8%,自然环境占 7%,遗传因素占 15%,生活方式因素占 60%。

可见,60% 的原因在于我们自己,很多人不是死于自然疾病,而是死于无知。

五、健康与长寿的关系

长寿是古今人类梦寐以求的美好愿望,世界上许多神话中和诗歌里都反映了这一点。世界上至今没有"长生不老药",更没有"返老还童术",例如,秦始皇曾费尽心机寻觅"长生不老方",却也只是寿终正寝了。

为什么有的人能长寿,有的人不能长寿呢?关键是长寿老人都有一个健康的躯体,要想长寿,必须更健康。

要想做一名健康老人,除了一般的保健措施外,最重要的一点是预防疾病的发生,否则,疾病缠身,行动不便,即使获得高龄也是非常痛苦的,正像一名叫弗·夸尔斯的外国人所说:"长寿未必是福,短命未必是祸;活得长久而死得安详,才是真幸福"。所以,长寿的内涵应该是健康的躯体与高龄相结合的统一物。

健康与长寿是什么关系呢?概括地说,就是两句话,十个字:长寿须健康,健康必长寿。

要想长寿,必须健康,有一个健康的身体才能长寿。人人应做生理和心理双重健康的"健康长寿老人"。

37

六、中西医学谈健康

(一) 中医的健康观

中医的健康观早在《黄帝内经》中就已经确立了,即"天人合一"的健康观、"形神合一"的健康观、"阴平阳秘"的健康观和"正气为本"的健康观。此外,《黄帝内经》中把头发、牙齿和肌肉作为衡量健康状况的重要标志。中医学理论的主要内容,从病因、病机,到诊法、辨证,再到养生防治,以及脏象、经络等各种理论,几乎都是围绕着中医学对健康观念的认识而次第展开的。了解中医学的健康观,将能够很好地指导我们日常保健和调养。

1. 天人合一的健康观

"天人合一"的思想讲究人与天的协调、和谐,这是中国古代哲学家的共同认识。中医学接受了天人合一的思想并在实际运用中将其进一步发挥,使之成为中国古代医家的世界观和方法论。中医学的"天人合一"是指人生活在天地之间,宇宙之中,一切活动与大自然息息相关,这就是"天人合一"的思想。中医学认为:人体有自己的生命活动规律,与自然界具有相通相应的关系,不论是日月运行,地理环境还是四时气候、昼夜晨昏,各种变化都会对人体的生理、病理产生重要影响。例如:自然界的四时气候变化就能直接影响到人的情感、气血、脏腑以及疾病的产生。《黄帝内经》中说:"不时不食",就是要求我们,饮食一定要顺应大自然的规律,说白了就是大自然什么时候给,什么时候让我们吃我们就什么时候吃。"五脏应四时,各有收受;春生夏长,秋收冬藏;气之常也,人亦应之。"(《素问·金匮真言论》)。人与自然是一个统一的动态和整体,所以人体的脏腑功能活动,气血运行与季节变化息息相关。四季的变化时时在影响着人体生物钟的运转,所以在进行合理食疗时,一定要顺四季而适寒暑,充分利用自然界中的有利因素,抵抗自然变化中不利因素,有助于拥有一个健康的体魄。在这种思想指导下,中医养生学认为人类必须掌握和了解四时气候变化规律和不同自然环境的特点,顺应自然,保持人体与自然环境的协调统一,才能养生防病。

2. 形神合一的健康观

中医学"形神合一"理论来自《黄帝内经》,这种理论始终都是建立在客观生理结构的基础上。首先从生命起源来看,是形具而神生,即认为先有生命、形体,然后才有心理活动的产生。形神合一观认为:神是形的主宰,形是神的物质基础,两者既对立又统一。其中,形是指躯体、身体,神是指思想、思维。中医学提出"形神合一"乃是强调形与神的密切联系。中医从不把人只作为一般生物看待,人是万物之灵,人是有精神、有情感的,人的健康和疾病,除了与自然界的气候变化及一些理、化、生物因素和居处环境有关外,还与心理情态因素有极大的关系。中医认为,只有形体健康,又有心理豁达稳定,达到"形神合一"的境界,才是真正健康的人,称之为"身心健康",《内经》所谓:"精神内守,病安从来?"所以,只有当人的身体与精神紧密地结合在一起,即形与神俱、形神合一,才能保持与促进健康。有研究表明:高血压、冠心病和糖尿病等病症与情绪焦躁、心态不平衡有着密切的关系,开朗的性格、平和的心态是健康长寿的根本所在,这与中医的"形神合一"观不谋而合。

3. 阴平阳秘的健康观

阴平阳秘是中医学对身体最好性命激活状态的归纳。阴平阳秘作为中医学分辨身体健康情况的标准而被广泛运用。如人体内的气为阳,血为阴,兴奋为阳,抑郁为阴。"平"是正常的意思,"秘"是固守、固密的意思。"阴平阳秘"表示阴阳既各自处于正常状态,也具有相互协调、配合关系。"阴平阳秘"作为人的健康态,体现在生命活动的不同方面和不同层次上,如酸碱平衡、血糖平衡、代谢平衡等。此外,"阴平阳秘"还体现在人体活动的一种有序稳态上,这类似于现代科学所指的"内稳态"。"内稳态"是指人体在生理上保持平衡状态的倾向,如人体的体温、血压、血液内的酸碱度、血糖浓度等均为"内稳态"所调控,如果我们的身体达到这种稳态,那就是健康的状态。

4. 正气为本的健康观

中医学中的正气是相对邪气而言的,是指人体的机能活动和对外界环境的适应能力、抗病能力及康复能力。中医认为疾病发生和早衰的根本原因就在于机体正气虚衰。正气充足则人体阴阳协调、气血充盈、脏腑功能正常,能抵抗外邪,免于生病。正气不足则邪气容易损害人体,机体功能失调,产生疾病。当邪气侵袭时,若邪气弱不足以与人体正气相抗衡时,则邪气被正气驱逐、消灭或暂时潜伏在体内,均不会发病;只有当邪气较重而能同正气抗争以引起较强的反应时,人体才出现证候(症状、体征等),即为发病。《素问·刺法论》曰:"正气存内,邪不可干",是指只要人体正气充足,邪气(外界致病因子)是不会侵入人体的。《素问·评热病论》曰:"邪之所凑,其气必虚",是指当病邪侵入人体内时,那人体必然是正气虚弱或不足;故只要保持正气充足,人体就会不生病。《素问·上古天真论》曰:"恬淡虚无,真气从之,精神内守,病安从来",是指安静而愉快的情绪,六气和顺,精神保持充满,哪里还会生病呢?一个人阴阳平衡,精、气、神、血等充足完整,经络、气血流畅,脏腑功能正常,肌肉发达有力,骨节活动自如,脸色红润,精力充沛,不知疲倦,苔薄白,舌粉红,脉平有力,一口气上楼梯40级不喘气,不心悸,股四头肌不酸,胃口好,睡眠足者为健康。由此可知,中医学所指的"正气",实际上是维护人体健康的脏腑生理功能的动力和抵抗病邪的抗病能力,它包括了人体卫外功能、免疫功能、调节功能以及各种代偿功能等。正气充盈,可保持体内阴阳平衡,更好地适应外在变化,故保养正气是养生的根本任务。

5. 中医判断健康的标准

传统中医判断人体是否健康有以下十一个标准,不一定全面,但这些观察身体的角度,可以很好地帮我们辨清寒热,分清虚实,发现问题,更好地了解我们的身体。

（1）双目有神

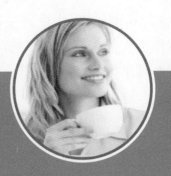

目光炯炯有神，无呆滞之感，说明精充、气足、神旺，脏腑功能良好。《黄帝内经》说："五脏六腑之精气，皆上注于目而为之精。"意思是眼睛为脏腑精气的汇聚之所。《黄帝内经》还有"精之窠为眼，骨之精为瞳子，筋之精为黑眼，血之精为络，其窠气之精为白眼，肌肉之精为约束"一说。古人将眼睛的不同部位分属五脏，整个眼窝是精气的表现，其中肾表现在瞳孔，肝表现在黑眼球，心表现在眼睛的血络上，肺表现在白眼球，脾约束整个眼睑。由此可见，眼睛的状况跟五脏六腑的精气息息相关。

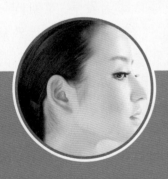

（2）脸色红润

面色红黄隐隐，明润含蓄。古人说"十二经脉，三百六十五络，其血气皆上于面"，因此面色是气血盛衰的"晴雨表"。脏腑功能良好，气血充足则脸色红润，气血亏虚则面容没有光泽。

（3）声音洪亮

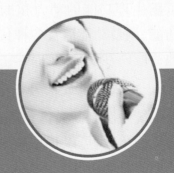

肺主气，肺气足，则声音洪亮；肺气虚，则声音低弱无力，故声音的高低取决于肺气充足与否。

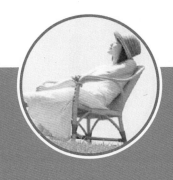

（4）呼吸匀畅

《难经》指出："呼出心与肺，吸入肝与肾"，可见呼吸与人的心、肺、肝、肾关系极为密切。只有呼吸不急不缓、从容不迫，才能证明脏腑功能良好。

（5）牙齿坚固

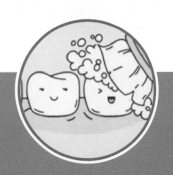

口腔卫生，基本上没有龋齿和其他口腔疾病。中医认为，"肾主骨"，"齿为骨之余"，牙齿是骨的一部分，与骨同源，所以牙齿也依赖肾中精气来充养。肾精充足，则牙齿坚固、齐全；精髓不足，则牙齿松动，甚至脱落。

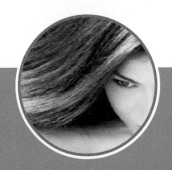

（6）头发润泽

中医认为，"肾者，其华在发""发为血之余"。头发的生长与脱落、润泽与枯槁，不仅依赖于肾中精气之充养，还有赖于血液的濡养。健康的人，精血充盈，头发润泽；反之，精血亏虚时，头发易变白而脱落。

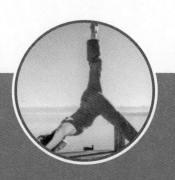

（7）腰腿灵便

　　腰为肾之府，肾虚则腰乏力。膝为筋之府，肝主筋，肝血不足，筋脉失于濡养，则四肢屈伸不利。灵活的腰腿和从容的步伐是肾精充足，肝血旺盛的表现。建议大家保持每周3次以上的运动，每次半小时，使肌肉、骨骼和四肢灵活自如。

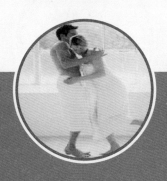

（8）体形适宜

　　即保持体形匀称，不胖不瘦。标准体重（公斤）＝身高（厘米）－100（女性减105）。中医认为，胖人多气虚，多痰湿；瘦人多阴虚，多火旺。过瘦或过胖都是病态的反映，很容易患上糖尿病、咳嗽、中风等病。

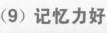

（9）记忆力好

　　"脑为元神之府""脑为髓之海""肾主骨生髓"。脑是精髓和神明高度汇聚之处，人的记忆全部依赖于大脑的功能，肾中精气充盈，则髓海得养，表现为记忆力强、理解力好。

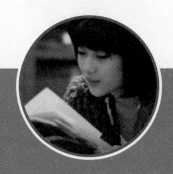

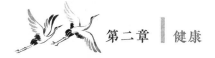

（10）情绪稳定

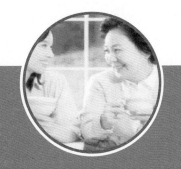

喜、怒、忧、思、悲、恐、惊七种情志变化，反映着机体的精神状态。七情能正常表达则身体健康，七情过度表达则直接伤及五脏：过怒伤肝，过喜伤心，思虑过度伤脾，过度悲忧伤肺，惊恐过度伤肾。因此，对于日常产生的各种情绪，能正确对待，善于调节，才是健康的表现。

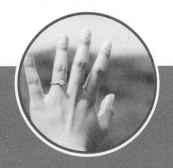

（11）健康的甲印（月牙）

指甲可以告诉我们很多身体的信号，最健康的应该是：双手十指指甲根处要有 8 个月牙，俗称小太阳；从拇指到无名指，月牙从大到小排列，小指可以没有。甲印大小从甲根向甲缘量起应在 2 mm 左右（大拇指可到 2～3 mm，其余依次减少到 2 mm 左右）；甲印边缘整齐、清晰，中部凸出显得饱满。如果月牙很少，甚至只有大拇指有，其他四指都没有，或者比较小，属于寒型甲印。想要甲印多起来，我个人的体会是，早点睡觉，好好吃饭，注意休息，别让阳气虚耗，慢慢就会养出来。

自我检查一下：现在的你，健康吗？这些标准不是为了把自己框住，只要指标合格了就放心了，而是为了更好地了解自己的身体状态。当你知道身体正确的信息以后，可以做自己的主人，还可以省很多钱。

（二）西医的健康观

过去认为：体壮如牛者就是健康，现代医学则认为，健康不仅没有疾病或身体虚弱，而且在身体上、精神上、心理上和社会适应上的状态完好，四个方面都正常的人才是真健康。一个健康的人应完全处于"平衡状态"。"平衡"是指既不过高也不过低的适中状态，如免疫、酸碱度、营养、渗透压、激素分泌、血压、血脂、血糖、心理等都应处在平衡状态。

世界卫生组织提出用"五快三良"的标准来衡量一个人的身心健康状况，应该成为判断身心健康的一个"金标准"。

"五快"指的是：食得快、睡得快、便得快、说得快、走得快。

1. 说得快

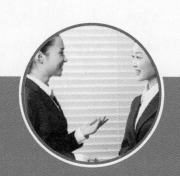

说得快是指说话流利准确。一个人和以前相比，如果说话越来越不利索，老卡壳，反应迟钝，语无伦次，更不爱说话等，很可能有脑梗、认知障碍等神经系统问题。说话能反映大脑的健康程度，说得流利、表达正确、符合逻辑，也表明主人精力充沛，头脑清醒。

建议：退休后的中老年朋友，应"退而不休"，多阅读书报，出去聊天、下棋、唱歌、跳舞等，多培养一些兴趣爱好，多与人交流、沟通。

2. 吃得快

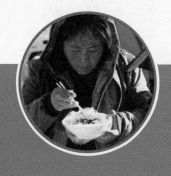

吃得快是指胃口好、不挑食、吃得迅速，表明你的内脏功能正常。注意："吃得迅速"不是指狼吞虎咽，是指胃口好，吃什么都香，不感到难以下咽，吃东西一定要细嚼慢咽。

建议：牢记"淡、杂、鲜、粗"饮食四字诀。这是江苏如皋、广西巴马等长寿之乡共同的饮食特点。"淡"是指饮食清淡，少盐少油；"杂"是指各种各样的食物都要吃，每天最好吃5种以上蔬果；"鲜"是指要多吃新鲜食物，维生素等营养没被破坏；"粗"是指多吃粗粮，精米精面口感虽好，但营养流失较快。

3. 走得快

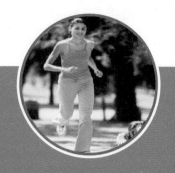

　　走得快是指行走自如、身体敏捷、反应迅速,说明躯体和四肢状况良好。因为人的疾病和衰老往往是从下肢开始的。一次步行400米。美国科学家研究发现,一次能步行约400米的老人,身体更健康,且走路速度越快,寿命越长。走路能反映关节、韧带、肌肉等健康与否,还与大脑功能有一定关系。走路时左右摇晃,无法走成直线;没走多远就腿疼,都说明健康不达标。

　　建议:世界卫生组织说,走路是最佳的运动方式之一。变着花样更有趣、更养生,如快走能对抗糖尿病、减少中风等;走走跑跑更有助于脂肪燃烧;踮着脚走能护肾;甩手大步走不容易驼背等。

4. 睡得快

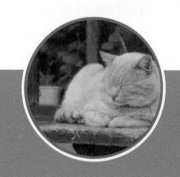

　　睡得快是指上床即能熟睡、深睡,醒来时精神饱满、头脑清晰,表明你中枢神经系统的兴奋、抑制功能协调,且内脏不受任何病理信息的干扰。即躺下15分钟即入睡。莎士比亚说,人生第一道美餐就是睡眠,但很多人对此“胃口不佳”。好睡眠有4个标准:躺下15分钟就睡着、睡时不被噩梦惊醒、起夜不超过两次、第二天醒后精神焕发。睡得“快又好”说明中枢神经系统的兴奋、抑制功能正常,且是人体免疫力的保证。

　　建议:做到“二要三不要”,即要适应人体生物钟,按时睡觉,要心情宁静少吵架;晚饭不要吃得太多太晚,睡前两小时不要剧烈运动,睡前不要喝咖啡或茶。此外,睡前散步、听音乐等也有助睡眠。

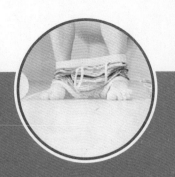

5. 便得快

便得快是指上厕所时很快排通大小便，表明你肠胃功能良好。即大便时间3～10分钟。小便、大便与一个人的排毒能力有关，如果速度不够快，毒素就可能积攒在体内。一般来讲，每次大便时间3～10分钟属正常，老年人可适当长些。有大小便障碍的人，结肠癌概率较高。

建议：每天早起喝一杯水，养成晨起定时排便的规律；多吃富含膳食纤维的蔬菜水果，每天保证6～8杯水。需要提醒的是，有心脑血管疾病的中老年人，排大便切忌求快，用力过猛，很可能诱发心梗等突发情况，甚至出现生命危险。

"三良好"指的是：良好的个性、处世能力、人际关系。

（1）良好的个性：是指性格温和，意志坚强，感情丰富，胸怀坦荡，心境达观，不为烦恼、痛苦、伤感所左右。

（2）良好的处世能力：是指沉浮自如，客观观察问题，具有自我控制能力，故而能适应复杂的社会环境。对事物的变迁保持良好的情绪，常有知足感。

（3）良好的人际关系：是指待人接物宽和，不过分计较小事，能助人为乐、与人为善。

建议：退休后的中老年朋友，应"退而不休"，多阅读书报，出去聊天下棋、唱歌跳舞等，多培养一些兴趣爱好，多与人交流、沟通，要不断提升社会融合度。

"五快"，能在很大程度上反映一个人大脑、四肢、免疫、消化等功能；"三良好"，考查的是心理健康。两者若能达标，说明身心健康。

自我检查一下，现在的你，健康吗？

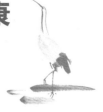

一、亚健康的概念

　　亚健康是 20 世纪 80 年代由苏联学者 N. 布希赫曼提出的"第三状态"概念,意思是健康为第一状态,疾病为第二状态,亚健康为"第三状态"(下图)。世界卫生组织对亚健康的定义是:"躯体、心理的健康状况以及对社会和环境的适应方面,处于欠圆满状态,即处于健康与疾病的中间状态,又称慢性疲劳综合征或第三状态。"亚健康还有其他称呼,如美国学者把它称为"慢性疲劳综合征",有人称它为"次健康""灰色状态"和"游离状态"等;也有学者称之为疲劳综合征、高脂血症、脂肪肝、痛风等代谢性疾病或高血压、颈肩综合征等心脑血管疾病及其他一些疾病。

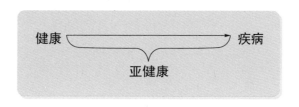

一端是 100％健康,另一端是疾病,那中间区域就是我们常说的亚健康

　　亚健康是指人们虽未患病,但已有不同程度的各种患病的危险因素,是一种潜在病;或是人体虽有种种不适,但是经医院各种物理和生物化学的检查又未发现什么器质性病变的一种状态。这在中医学中称为虚劳、虚损或气滞血瘀等。

　　亚健康是人体介于健康和疾病之间的一种生理功能低下的边缘状态,有一个潜移默化的发展过程,即健康←→亚健康←→疾病的过程,实际上是一种焦虑病,其实质是人体心理或生理处于非健康状态。许多自称无病实际上不仅生理上出现隐患，而且还由于某种原因导致心理行为上出现障碍的人都处于亚健康状态。

亚健康到底意味着什么？举个例子您就明白了。很多朋友都听说过冠心病，那什么是冠心病呢？就是给您心脏供血的动脉血管（医学上称之为冠状动脉）堵塞了，当堵到70%左右时，人就会不舒服，会出现心慌、气短、胸闷等症状。这时，您就得赶快去医院检查，如果发现您的冠状动脉血管已经堵了70%左右了，就给您写个诊断——冠心病。那是医生写"冠心病"这三个字时，您的冠状动脉血管一下子就堵到了70%吗？当然不是！要想让您的冠状动脉血管堵到70%，那是经过您几十年的"努力"才能实现。

您的血管可能在您几岁时就开始堵塞了。那么当血管堵到40%时，您有感觉吗？您平时什么感觉都没有，充其量是容易生气或干重活儿时，可能会出现胸闷和容易疲劳。但血管堵到40%时您有没有病？一定是有病呀，因为我们小时候的血管一点也没有堵。也就是说，在这一阶段，虽然有病，但您没有什么感觉。您的血管一点儿都没有堵时，这就是100%健康状态，而当堵到70%时，您就感觉有症状了，到这时才给您诊断成冠心病，而从血管一点都没有堵，到堵到70%的程度之间的状态就是我们常说的所谓"亚健康"。

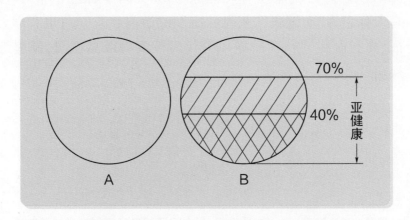

亚健康示意图：A 为正常血管；B 为堵塞血管

这个例子告诉我们，"亚健康"其实就是您处于"疾病的早期阶段"，或叫"疾病的非临床阶段"。当您见到一位朋友，您问他"你怎么了?"，他说"我病了，我要去医院"，其实他是到了疾病的晚期。想想您自己和周围的人，大多都是受不了了才去医院的。所以，您要清楚，不只是癌症有早期晚期之分，所有的病都有早期晚期之分。必须到医院去治的所有疾病都是疾病的晚期，因为如果您身体能够忍受，您就不会去医院。

在疾病发展的过程中您为什么有受不了的阶段？这就涉及"亚健康"的本质了。亚健康的本质其实是消耗储备的过程。

储备是什么意思呢？就是等着用。平时往银行里存钱就是一种储备，可以称为资金储备，就是等着用的钱。国家不打仗，要不要生产军火？要，等着用，万一要打起来呢，这就是军备。我们的身体也有这样的储备机制。我们看换肾的人，只换一个肾也能活得很好，为什么要长两个肾？这就是储备。再比如，您有两个肺，左肺和右肺，您静静地站着聊天，可能用半个肺就够了，那剩下的半个肺做什么？等着用。一会儿您去跑步，半个肺就不够了，可能就得用到一个肺，那还剩下一个肺作为储备等着用。您可以想一想，如果您只有半个肺，那您稍微一动就会出现胸闷气短的症状，因为您没有储备了，而当您有两个肺有完好的储备时，您就可以随心所欲地去运动。但危险也随之而来。比如有一天，您的右肺上长了一点东西（下图 A），就这么一小点东西，因为您有储备，一定不会影响到您的呼吸功能，您不会出现胸闷气短等症状，也就是说因为没有感觉，您不知道已经长了这个东西，所以也不会去看医生。疾病就是这样，您不管它，它就会继续长大（下图 B），您还是不知道。再长大一点，您还是不知道，那就再长大一点，再长大一点，直到有一天（下图 C），把储备都消耗完了，您才会有症状，胸闷气短，赶紧去看医生，一查是肺癌晚期。所以一方面有储备是非常好的一件事，它让我们有很多的活动方式可以选择，正因为有身体各部位的功能储备，我们才可以为所欲为，才会有挑战极限，才会有诸如奥运会等运动。运动员所做的就是挖掘储备、挑战自己的储备极限的过程。我们通常说的潜能，就是人的身体各部位的功能储备，激发潜能的过程就是大量动用储备的过程。但另一方面储备也有一个弊端，就是它导致绝大多数疾病在早期没有症状，导致我们很难发现，比如冠心病、癌症的早期。

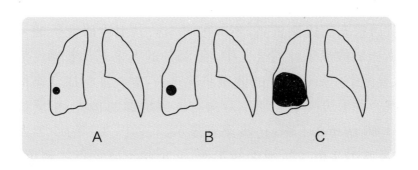

肺癌发生的示意图，右肺肺癌从小到大的过程

正确认识"亚健康"这个概念非常重要，理解了，就知道我们要时刻关注自己的健康，做好自己的健康维护，就是做好保养，做好对健康的投资。

太多人都以为没有感觉就是没病。您想想是不是这样？我们是什么时候知道自己有病的呢？大部分人都是有感觉了才去医院，然后医生写个诊断告诉我们得什么病，我们才知道自己得什么病了。比如医生给您的诊断是高血压，您回来就会跟别人讲："我得高血压了。"医生给您诊断是糖尿病，您会回来跟别人说："我得糖尿病了。"是不是这样？您看有谁是没事儿去医院的？您没事儿也挂个号看医生，医生问您怎么了，您说没什么事，我就是想来看看，我想医生肯定告诉您："那您到精神科去看看吧。"我们都是有感觉了才去看病的，亚健康的实质告诉我们，我们的身体在很长一段时间内都处在有病没感觉的阶段。

所以说，亚健康也是健康与疾病之间的临界点，是大病来临之前身体功能发出的信号。但是，由于亚健康的潜伏期一般为8～10年，加之人们对亚健康的认识不足，又不予重视，结果延误了疾病防治的最佳时期。

二、亚健康主要人群

世界卫生组织一项全球性调查结果表明，全世界真正健康的人仅占5％，经医生检查、诊断有病的人也只占20％，75％的人处于亚健康状态（右图）。

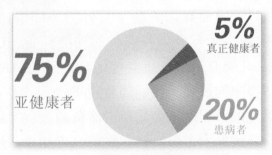

亚健康示意图

据有关资料显示，在美国每年有600万人处在亚健康状态，在成年人中占25％～48％。在亚洲地区，处于亚健康状态的比例更高，不久前日本公共卫生研究所的一项新调研发现，接受调查的数以千计的员工中，有35％的人正忍受着慢性疲劳综合征的困扰。从我国中年知识分子的健康状况来看，处在亚健康状态的人为数不少，令人担忧。我国居民平均期望寿命有逐年增加的趋势，相反我国中年知识分子的平均寿命却在下降，初步调查显示，60％～70％的中年人处在亚健康状态。主要原因是由于所承受的工作、心理和家庭负担的超负荷，使其随年龄增长而下降的生理功能加速衰退。《2016年中国企业家健康绿皮书》通过对6 000余位企业家样本数据的16类常见体检指标异常进行分析，可以看

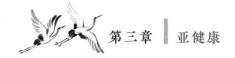

出企业家群体整体指标异常率偏高。其中,至少一项指标异常的占到99.0%,这比2014年的97.5%高出了1.5%。五项指标异常者占比为49.4%,接近半数。更让人担忧的是,16项指标中,有1%的企业家样本人群中异常指标超过十项,健康状况堪忧(下表)。

企业家各项检测指标异常表

异常指标	检出率	关联疾病 (常见或高发的慢性疾病)
乳腺增生(女)	71.8%	乳腺增生
颈椎异常	70.3%	颈椎病
甲状腺异常	66.8%	甲状腺功能亢进、甲状腺功能减退、甲状腺炎等
前列腺异常(男)	61.0%	前列腺增生、前列腺炎、前列腺肿瘤
血脂异常	54.7%	冠心病、脑血管病、动脉粥样硬化
超重肥胖	54.2%	肥胖、冠心病、高血压、糖尿病、脑血管病
宫颈疾病(女)	47.3%	宫颈炎、宫颈癌
脂肪肝	45.3%	脂肪肝、肝硬化
骨质疏松/减少	28.3%	骨质疏松
血压异常	27.1%	高血压、冠心病、脑血管病
眼底疾病	25.9%	白内障、眼底浑浊、黄斑病变、动脉硬化、视网膜病变
慢性咽炎	24.8%	慢性咽炎
转氨酶异常	24.1%	脂肪肝、肝炎、肝硬化、肝脏肿瘤
尿酸异常	17.9%	痛风、肾病、冠心病
血糖异常	13.9%	糖尿病、冠心病、脑血管病

此外,我国青少年的亚健康问题也令人担忧。学习负担过重已经使部分青少年出现了亚健康状态,一方面营养过剩,一方面营养失衡,两者同时存在。体质较弱,眼睛超负荷使用使近视患病率增加,大学生的近视患病率达76.7%。书包太重影响到身高、脊柱发育。据统计,46.9%的中小学生睡眠时间不足。通过对我国万名中小学生心理健康测试显示,1/3的中小学生有不同程度的心理异常表现。

随着社会的发展,我国已经步入了老龄化社会,老年人口的增加和伴随而来的老年人健康问题也日益为人们所关注,所以说老年人的亚健康问题同样不容忽视。

三、亚健康的症状

相信很多人在生活、工作中,常常会遇到或听说,某某同学半夜发朋友圈"晒"失眠,某某同事上班没精打采,某某亲戚记忆力下降,某某朋友总是焦虑……其实,这些都属于亚健康状态。随着经济的快速发展,国民的生活节奏不断加快,很多人都处于亚健康状态。亚健康人群,主要包括中老年人,还有长期处于竞争状态、生活在高压环境或生活不良习惯的群体。其中,白领阶层是亚健康状态的主要人群。根据最新发布的《2018 中国国民健康大数据报告》显示,国人的健康大数据不容乐观,其中,白领群体的健康状况更是超乎想象,76%的白领存在亚健康问题。

(一) 亚健康的表现

亚健康表现为"四多""三低""四不"。

① "四多",即疲劳症状多,功能紊乱多,高负荷多,肥胖多。

② "三低",即免疫功能低,工作效率低,适应能力低。

③ "四不",即心态不平衡,躯体出现不适,人际关系不协调,体内生化指标不正常。

亚健康的身体表现如下:

1. 心态不平衡

心态不平衡,精神不愉快,情绪不稳定,易烦躁,易怒,紧张,恐惧,妒忌,焦虑,抑郁,记忆力下降,注意力不集中,反应迟钝等。

2. 躯体出现不适

① 全身无力:全身疲乏无力,不愿做事和活动,自感体质虚弱,打不起精神。

② 浑身酸痛:经常出现头昏、头痛、腰酸背痛、四肢酸痛,常被误认为风湿痛、腰肌劳损等。

③ 肥胖超重:肥胖(体质指数大于 25)和超重(正常体质指数 23~25)是代谢综合征的重要组成部分,是亚健康的表现形式。肥胖是高血压的独立危险因素,肥胖者高血压患病率是体重正常者的 3~4 倍。肥胖与高血压的关系不仅取决于总体重,更与脂肪的分布有密切关系,中心性(梨型)肥胖的人高血压患病率最高,引发脑卒中的危险最大。这部分人发生胰岛素抵抗、心脑血管疾病和 2 型糖尿病的风险明显增高。所以,识别并加以干预体重,已成为

预防脑卒中的重要手段之一。

据体质指数来判断体形与患病概率表

体质指数（BMI）	体形类别	患病机会
40	痴胖	严重
25～39.9	肥胖	偏高
23～24.9	过重	增加
18.6～22.9	正常	较低
18.5	过轻	增加

综上所述，脂肪既是我们的朋友也是我们的敌人。当身高与体重比例适当时，它是我们的朋友，可以缓冲外界压力，保护内脏，维持体温，为机体储存能量等；当身高和体重失衡时，脂肪就变成我们的敌人。过量的脂肪会加重关节的负担，引发关节炎；腰围增粗者罹患癌症的概率增大；过度消瘦又会导致营养不良。所以，很难说胖与瘦到底哪一个更好些，身高和体重的比例正常才是保持健康的关键。怎样判断身高和体重是否相称？主要看体质指数（BMI）是否正常。

体质指数 BMI＝体重（千克）÷［身高（米）×身高（米）］
标准体重（千克）＝身高（米）×身高（米）×22
肥胖度（％）＝（真实体重÷标准体重－1）×100

过去人们认为，千金难买老来瘦，现在认为均匀的体形才能长寿。

④ 睡眠障碍：天天昏昏沉沉，头脑不清楚，想睡又睡不着，睡着了又睡不深，睡深了又睡不久，睡久了又睡不安，经常做一些怪诞的噩梦。

⑤ 功能低下：主要表现为免疫功能低下，性功能低下。男性可出现阳痿、性交不能、早泄等；女性表现为性淡漠、性恐惧、性厌恶等。

⑥ 功能紊乱：常见有自主神经功能紊乱，表现为感觉忽冷忽热，手脚冰凉、爱出汗，皮肤经常出现烧灼、针刺样不定位的疼痛、麻木、蚁走样等异常感觉；胃肠功能紊乱表现为食欲缺乏、厌食、恶心、腹胀、腹泻、便秘等。

上述的躯体不适是多种多样的、缓慢的、渐进的，若不及时进行干预和调整，将不断地向衰老和疾病转化。

3. 人际关系不协调

不能很好地适应社会，看问题主观片面、偏激，脱离实际、脱离社会、脱离群众，与同事、朋友及家庭成员关系紧张，爱激动争吵，又常感到烦恼和孤独，做事无精打采,效率低。

4. 体内生化指标不正常

血液生化指标异常,包括:胆固醇升高,低密度脂蛋白升高,高密度脂蛋白降低,血浆氧化型低密度脂蛋白、过氧化脂、血清糖基化终产物、同型半胱氨酸、血糖、尿酸异常;酶学检查包括超氧化物歧化酶(SOD)、谷胱甘肽过氧化酶(GSHPX)、纤维蛋白原、血液流变学检查等异常。微循环检测可观察到红细胞聚集状况、血管周围有无渗血及微循环管祥的形状变化等;可以发现心脑血管疾病及代谢紊乱等多种疾病的先兆,对诊断亚健康有帮助。

（二） 亚健康的特征

1. 免疫功能下降

免疫功能是人体健康的重要体现,处于亚健康状态的人,会有免疫功能下降的问题。免疫功能下降会使得亚健康人群容易出现身体疲劳、全身乏力、身体虚弱、容易感冒、怕冷怕热等问题。

2. 心理失衡

亚健康人群不仅觉得身体疲惫,还会觉得心理失衡。亚健康人群对生活缺乏信心和活力,常常感觉生活没有意思,没有什么追求。亚健康人群的心理症状主要有抑郁、焦虑、易怒、恐惧、记忆力下降、注意力无法集中等。

3. 思维缓慢

亚健康人群的思维会变得缓慢,反应变得迟钝。他们常常会发呆或者发愣,遇到一些突发的事情无法及时做出反应,甚至会措手不及,需要反复思考才能处理事情。

4. 食欲不振

过度劳累会使得胃壁供血不足,胃消化功能减弱,食欲下降。长期处于焦虑、紧张等状态的人也容易出现食欲不振的问题。

四、亚健康状态的起因与机制

（一） 精神压力过重或过度紧张

信息技术(IT)和企业高管、媒体记者、证券、保险、出租车司机、交警、销售、律师、教师等从业人员,由于当今社会竞争日趋激烈,常常超负荷地工作,

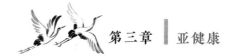

体力和脑力劳动往往过度,身体主要器官长期处于入不敷出的非正常负荷状态。根据调查显示,最大的压力源自家庭(31%)和性生活(19%)。未婚青年不但要创业,还要面对家人对婚姻问题的困扰;已婚人士需要供巨额房贷和孩子教育费用,只能继续透支健康;企业家由于工作压力、生活压力、精神压力等"三座大山",比常人遇到更多更大的生存压力,很多企业家事业蒸蒸日上,而健康状况却像日落西山,日久积劳成疾,乃至英年早逝。

(二) 工作压力大,过度疲劳

肩负事业和家庭重担的人,尤其是中年人,生活无规律,连续熬夜,缺乏休息、睡眠,每天超强度工作和加班,脑力和体力劳动都是超负荷,又得不到及时休息和恢复,引起身体出现亚健康状态。假如又正好遇到人体生物周期的低潮期,此时,即使是体魄健壮的人,也会出现"过劳死"的现象。

(三) 不良生活方式(生活压力)

1. 生活无规律

夜不寐、日不醒,睡眠不足,这是通宵达旦搓麻将、泡网吧、参加舞会的结果,长期整夜不眠或睡眠不足,最后导致亚健康状态。

2. 饮食不平衡

饮食无规律或暴饮暴食,或半饥不食、或日夜应酬,珍馐美味不离口,这些都会引起肥胖、体力下降、工作效率降低、血脂升高、记忆力与性功能减退等亚健康。这些症状也是一些心脑血管疾病(如冠心病、高血压、肥胖症、高脂血症、脑血管意外、脂肪肝、糖尿病、不孕不育症等)的先兆。

3. 吸烟酗酒

烟对肺、脑毒性很大,据报道:全世界每年死于与吸烟有关疾病的人数高达300万,相当于每10秒就有1人死亡。专家预计这一数字在2020年会上升到1 000万。吸烟会造成40种致命疾病,包括口腔癌、食管癌、喉癌、肺癌等。另外,几乎所有的机体组织器官或系统均可受到吸烟的影响,其中最敏感的部位是呼吸系统,就连免疫系统也被认为很可能受到吸烟的破坏。酒精对肝脏有毒性作用,饮酒过度可引起肝硬化、肝癌、前列腺疾病、不孕不育症等严重病症。

4. 纵欲过度,或性生活淫乱过度

古话:"有味(性兴奋)"耗散"仁",性交耗散"精","一夜三斧头(性交

3次),不死也够受"。现实生活中不少脑卒中(中风)或心肌梗死、胃穿孔病例发生在酒后性交过程中,俗称"骑马风"。因此,凡是有冠心病、高血压、动脉硬化等亚健康状态者,尤其是过度疲劳的中老年人,在性生活中不要用力过猛、屏气,或尽量不要采取俯仰式性交,而改用坐式性交。

5. 缺乏运动

据调查,凡是经常运动的人群,几乎没有人平时会感到身体不适(亚健康状态),思维速度也明显优于缺乏运动者。因为经常运动的人血流加快,有利于大脑思维的休息,加快大脑的反应速度。这里所指的运动是快步走、太极拳或舞剑等有氧运动,其运动强度以"本人每分钟的心跳次数加年龄等于170"为标准。

6. 生理、社会、生物等因素

生理因素指长期不良情绪(如紧张、压力、恼怒、忧思、悲伤、惊恐等)的刺激。社会环境因素指人们面临激烈竞争,生活紧张,工作单调;经济状况不好;企业倒闭,失业;不会处理夫妻关系,婚姻不稳;人际关系复杂,各种利益冲突加深,情感交流匮乏等。生物因素指细菌和病毒侵入人体,破坏人体内的组织器官和它们的功能,导致机体的神经、内分泌、免疫等系统的整体协调失衡、功能紊乱而致亚健康状态。

7. 体内酸碱度的变化

正常人的血液呈弱碱性,酸碱度(pH)为7.35～7.45。由于新陈代谢,必然产生二氧化碳,遇到水就生成碳酸。过多食用酸性食品(如鸡、鸭、鱼、肉、白米、白糖、白酒等),产生的酸性物质不能及时排出,最终形成酸性体质。蛋白质在酸性环境中呈等电点,等电点下的蛋白质极易形成沉淀,可导致血管硬化、血黏度升高,具有蛋白质属性的催化酶、与免疫力有关的抗体、调节全身功能的激素等都会发生紊乱,造成胰岛素抵抗及酶的活力下降,从而导致血糖、血脂、尿酸及各种废物堆积增多,于是糖尿病、痛风、心血管疾病、肿瘤或亚健康状态随之形成。解决办法:以改善摄入物的酸碱性为主,食物的酸碱性不是以直觉的酸碱而定,而是以其在体内代谢最终产物的酸碱度(pH)来判定。例如:醋的味道直觉是酸味,但是,它是生理碱性食品。纠正酸碱度,首先应多吃碱性食物(如紫花苜蓿、菠菜、食用菌),以保持血液呈弱碱性。其次,多吃新鲜蔬菜瓜果(如橘子、番茄、苹果)、干果(杏仁是碱性,花生、榛子、核桃等都属酸性食品),以及菌藻类、乳类、豆类、根茎类蔬菜等。再次是维持心态平衡,保持好心情。当心态不平衡、心情不好时,可造成食欲不佳、消化

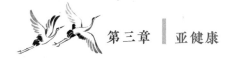

不良而动用脂肪分解，产生脂肪酸和酮体，造成酸性体质，使内分泌、免疫系统等功能减退。

8. 对新环境不适应

一个人初到一个新地方，由于当地空气中的温湿度不同，以及水、蔬菜、粮食中所含营养成分不同，都会感到一系列不舒服（亚健康状态），俗话称"水土不服"。《三国志·吴志·周瑜传》："不习水土，必生疾病。"高阳《胡雪岩全传·烟消云散》："土生土长三十年，从没有出过门，怕到了他乡水土不服住不惯"。比如从平原到高原，从湿润地区到干燥地区，从乡村到城市，从寒冷地区到温暖地区等都会导致人身体出现的不适症状，包括有腹胀、恶心、腹泻、皮肤红斑等多种情况。应当尽量保持原有的生活习惯，以最大限度地避免胃肠紊乱，选择与原来味相近的饮食。

9. 节食减肥过度

有人常以节食（如不吃早饭）或以服泻药增加排便次数等办法来减肥，结果引起营养缺乏、头晕、全身乏力、记忆力减退、精力不集中，甚至晕倒等亚健康状态。正确的减肥办法是：控制饮食的总热量，不喝甜饮料，以素食杂粮为主，同时积极开展有氧运动等。

10. 小病不及时治

自以为身体很好，不爱护自己身体，当出现各种不适或病痛也拖拉不去求医，久而致大病缠身。

11. 滥用药物

药物能治病救命，是好东西。但是，必须懂得"是药都有三分毒"，就是有些中药材对人体也有毒，使用不当也会中毒。例如，马兜铃科的药材有小毒，不能久用；一次用关木通100克水煎服，能引起肾衰竭。又如，长期服用龙胆泻肝丸来减肥，结果引起肾衰竭，就是因为龙胆泻肝丸中有关木通。西药中的抗生素对细菌感染来讲有效，但是，它也有缺点，服用时可将肠道内对人体有益的细菌也同时给杀死了，造成人体内许多活性物质缺乏，长期服用也会引起致病菌的抗药性，当患重病时再用抗生素就不灵了。因此，就是保健的药物也不要乱用，补充过剩也有毒。例如：脂溶性维生素和矿物质，补充过多也会中毒；青年人服用维生素E，每天只能服10毫克，如果服了100毫克就会中毒，可导致耳聋和视网膜剥离等疾患。

12. 机体的自然衰退老化

衰老是正常的生理老化现象。"衰"是指形体衰退，"老"是指老化。所谓

57

"衰老"是指随着年龄的增长而产生的一系列生理功能和形态方面的各种老化征象,导致人体对内外环境的适应能力逐渐减退,也就是集体各器官功能普遍地、逐渐地降低的过程。

表现为体力不足,精神不支,适应能力降低等亚健康状态。看人老不老,先看走和跑。走得快、跑得动的人就不算老。

13. 睡眠不足

睡眠不足是指没有达到正常的睡眠时间。睡眠不足会带来许多身心的伤害:思考能力下降、警觉力与判断力减弱、免疫功能会失调等等。睡眠不足可以由于睡眠时间少或是睡眠的质量差所致。睡眠时间少是由于工作量大需要较长时间才能完成,或由于任务繁重、紧急,需加班加点完成等原因造成;也可由于娱乐的时间长(跳舞、打牌、麻将)等使睡眠时间减少;或由于种种原因(如喝浓茶、咖啡或周围环境吵闹),或是身体差,神经衰弱造成久久不能入睡,或入睡后噩梦连连。睡眠时间少于4~6小时者,睡眠不足,容易造成亚健康或生病。

五、亚健康分类

(一) 心理亚健康

根据世界卫生组织对健康四位一体(即躯体健康、心理健康、社会适应健康和道德健康)的全新定义,心理亚健康是指在环境影响下,由遗传和先天条件所决定的心理特征(如性格、喜好、情感、智力、承受力等等)造成的健康问题,是介于心理健康和心理疾病之间的中间状态。特别是现代人需要面对形形色色的人以及各种复杂的挑战,尤其是复杂的心理活动更为常见,这正是人与动物的根本区别。心理的健康与否对于我们人体健康而言至关重要,一个良好健康的心理可以让我们身体健康,同时在待人处事上也能更加顺风顺水。但如果心理亚健康的话,则会导致我们逐渐走向失败甚至是犯罪的道路。由此可见,保持一个健康的心理有多么的重要。然而,现实生活中经常有人总会因为各种原因而感觉到烦躁、易怒、恐慌、焦虑、妒忌、抑郁等不良情绪,长期如此势必会导致记忆力下降、反应迟钝以及神经质等问题。精神上表现为"一增三减":即增加疲劳,减活力、减反应和减适应能力。

1. 抑郁(或郁闷)情绪

抑郁(或郁闷)情绪是亚健康人群中一种很常见的情感(与抑郁症是两回

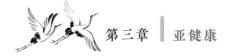

事)。例如:良性脂肪瘤手术后仍然怀疑医生是否诊断错误,或许是一种恶性肿瘤而误诊为良性脂肪瘤;疑心病一直不能解除。

化解抑郁(郁闷)的办法有:依靠亲朋好友的帮助;自我调节情绪;投入到自己感兴趣的工作和学习中去;参加各种娱乐、文体或社会活动,增强对身边亲人的牵挂感和责任心等。

2. 情绪低落、不稳定

表现为精神萎靡,反应迟钝,记忆力减退,心烦意乱,恐惧不安,焦虑烦躁和神经质等。经常会考虑一些正常人想象不到的事情。

3. 情绪异常

表现为冷漠、空虚、孤独、无助和轻率,有时讲不出内心的痛苦,对自己的事业、工作、前途看不到希望,心灰意冷等。

(二) 行为亚健康

我们只需要仔细观察就很容易地发现有的人总会出现各种异于常人的举动,除此之外还有行为失常、无序、不当等一些异常表现。专家将此称之为行为亚健康,很多时候这种"亚健康"是自觉的,而有些是不自觉的,在这种情况当中有很大一部分是不自觉的。从个体自己对行为的管理和控制的能力和经验来看,通常情况下大部分人所存在的行为亚健康源于个体对自己行为的失控、错控等。这部分人群在平时生活中需要别人的监督以及良好的引导,这样才能有效地调节这种不健康的行为方式,而对于一些自觉的亚健康行为则要正面提出批评。

(三) 躯体亚健康

表现在症状和体征上:工作效率低下,容易疲惫,提不起精神,长期睡眠质量差,睡时烦躁、失眠、健忘、食欲不振、心情沮丧、人际关系恶化,临床检测正常,头痛头晕、耳鸣眩晕、困倦、频繁哈欠;或头晕不清,或时时欲睡,很有可能是缺血性卒中(中风)的先兆;以及四肢乏力,手足发凉,懒惰、胃口差、大便秘结、小便黄、刺痛、心悸气短、腰酸背痛、关节疼痛、视力下降、性欲减退、健忘等。各人的情况不同,症状也不同,一般只是呈现其中的一部分,不能全部都出现。

躯体亚健康的人存在各种轻度慢性疾病,如慢性咽喉炎、慢性鼻炎、慢性胃肠炎、慢性支气管炎、慢性肝炎、慢性肾病、轻度痛风、糖尿病、高血压、高脂血症、肥胖症等。

慢性疲劳综合征是各种慢性病中最难确诊的病症之一。

当已呈现出发展成某些疾病的高危倾向,潜伏着向某病发展的高度可能时,称为亚健康的"潜临床"状态。已经有了病变,但症状还不明显,或还没有引起足够重视,或未求诊断,或即使医生做了检查,一时尚未查明病因称为"前临床"状态,这种情况约占人群中的10%。

（四） 思想亚健康

每个人都有属于自己的单独思想,由于思想的层次和程度不同,因此导致了每个人具有不同的文化价值。所谓的思想亚健康是指人们在世界观、人生观、价值观上存在着多种不利于自己的想法,可以说很多人在不同的时空条件下都有过思想亚健康。而导致思想亚健康的主要原因,与学习不够、错误选择接受、社会默化等都有着很大的因素。

这些亚健康的危害如果不及时纠正的话,对人体的身体以及思想、心理危害是非常大的,因此在平时生活中一定要多注意这几个方面。

六、老年人心理亚健康的防治

（一） 老年人易出现心理障碍

现代医学模式下的健康观念是身心与环境处于安宁和谐状态以及体格与心态的协调发展。对老年人来说,抑郁、烦恼、发怒等消极不良情绪,往往是引起或激发某些疾病的心理因素。随着我国人口老龄化进程的加快,老年人的心理需求、老年人的心理保健水平,已经越来越受到全社会的广泛关注。

由于人到老年新陈代谢衰退引起机体逐渐衰老,而且心理功能也会随之产生相应的变化,产生一些不良感觉,造成心理障碍。

1. 衰老感

随着年龄的增长,身体、精神渐趋老化,有些老年人在思想意识上易产生衰老感的自我心理感觉。解决办法:参加社会公益活动和力所能及做些家务活,如参加社区志愿者、球赛、书法、文娱活动,或买菜、扫地、照顾孙辈等,不仅增加了精神上的寄托,更重要的是减轻了自我的衰老感。

2. 寂寞感

步入老年往往会遇到很多意外的事情,如丧偶、重病、亲朋好友去世、子女远离而独居生活等,会造成心理上的寂寞。解决办法:晚辈要从生活上体

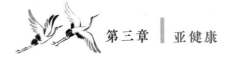

贴、照顾,从感情上给予一定安慰和补偿,多回家看看;丧偶再婚的,后辈也应理解和正确处理。

3. 急躁感

老年人凭多年社会经验和智能,有一种自我意志的心理反应,以主人自居,处处要儿女听从自己,手中的经济权迟迟不肯松手,一遇到不顺心,就会急躁发怒。解决办法:老人应加强自身控制力,克制烦恼,心胸豁达,把家务事放手给青年人;子女也要尊重与孝敬老人,遇事要耐心说服,非原则的琐事有争执时要宽容大度,忍让为先,以求家庭关系融洽和睦。

4. 绝望感

进入老年,生理变化,视听减退,尤其是在公共场合,听不懂,看不清,深感难堪;加上子女不孝,家人厌弃等因素,引起老人过度伤心愤怒,很容易造成精神抑郁或失常,特别是在患病时遇到这些情况更容易产生绝望感。解决办法:晚辈应尽力给予他们精神和生活上的满足,多接近体贴安慰老人,使他(她)安度晚年。

(二) 老年人自我摆脱心理亚健康的办法

在我国已经提前进入了老龄化社会的新时代,如何让老年人轻轻松松地度过离、退休后的岁月,使其在生理健康和心理健康两个方面能够同步得到改善,安稳地抵达生命的彼岸,这是老龄化社会的重要工作任务之一。笔者认为有以下五点调节方法:

1. 适应

学会放松自己,适应新的现实环境。不论过去多么辉煌,人生总有淡出历史舞台的时刻,淡泊宁静是老人对人生价值理解的深远境界。

2. 大度

不要用苛刻的眼光看待周围的人和事,特别是对家人要多一点理解,少一点抱怨,不仅能给家人,更能给自己一份好心情。海纳百川的胸怀是老人睿智的展现。

3. 独立

在生活上尽量依靠自己,不到万不得已不要依赖别人。尽可能多保持一些独立生活的能力,是老人长寿的秘诀。

4. 娱乐

多参加一些娱乐活动,多与外界接触,保持愉快的心境。会玩、会享受是老年人的福气。

5. 奉献

尽自己所能多做一些公益性的事情,多为大家做一点力所能及的好事。人的生活需要有一个目标,这样才能感到生活有意义。老年人最怕被人视为包袱、累赘,做公益性的事或好事可以获得用金钱买不到的价值体验。无私奉献是老年人最可贵、最高尚的品德。

(三)十字方针

——平心;

——减压;

——顺钟(遵循生命节律,顺应生物钟);

——增免(增强自我保护意识,多方面增强免疫力);

——改良(改变不良的生活方式和习惯)。

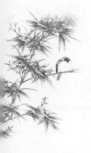

第四章

不健康
（疾病）

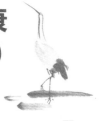

一、什么是疾病

"疾"，一个"病"字框，里面是一个"有的放矢"的"矢"。这个"矢"就是"射箭"的"箭"。它告诉你，那些从外而来侵害你身体的东西，就像一个人朝你放的冷箭，比如，感冒、风寒、传染病这些外来因素引起的不适就叫"疾"。疾还可以引申为疾驰、疾速，我们由此可以知道，"疾"这个东西来得快，去得也快，它是从外面来的，最后肯定还得回到外面去，它只是个匆匆过客。

"病"，"病"字里面是一个"丙"。在中国文化当中，"丙"是火的意思。在五脏器官里，丙又代表心。所以，"丙火"又可以叫"心火"。心里感到不适有火，人就得病了，就这么简单。"病"是指生理上或心理上发生的不正常状态。

"不健康"，指身体上有组织、器官的生理功能不正常，出现一些缺陷、不适、虚弱甚至疼痛；或肌肉、骨骼活动不灵活；或心理不平衡、社会适应能力下降、道德不完善等不完美的状态。

"疾病"是人体功能某部分过于虚弱造成的，是机体稳定状态被破坏的外在表现，是由致病因素对人体造成损害和人体不断对抗这些损害的防御代偿等作用的矛盾，并不断地进行斗争，表现为一定形式的病理过程。此时，人体正常的生理过程遭到破坏，表现出对外界环境的变化的适应能力降低，劳动力受到限制或丧失，并出现一系列临床症状。这一斗争和病理过程直至疾病痊愈或人体死亡时才告终极。简言之，疾病是人体与来自外界环境或身体内部有害因素做斗争的复杂运动过程，在这过程中，人体获得了一系列防御、适应和代偿功能。

二、人为什么生病

（一）人体的基本结构

要想知道生病的原因，首先我们要了解人体的基本结构。我们都知道，人体由系统构成，系统由器官组成，器官由组织构成，组织则由细胞构成，细胞是构成我们身体的最小生命单位（下图）。

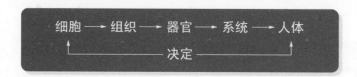

人体的构成（细胞——组织——器官——系统——人体）

细胞是人体结构及功能的基本单位，体内所有的生理功能及生化反应都是在细胞及其产物上进行的。无论是坚硬的骨，还是柔软的脑以及内脏器官都是由细胞构成的。细胞具有物质代谢、生长繁殖、分化、感应、衰老及死亡等特性。我们每个人都由60万亿～75万亿个细胞组成。并不是所有这些细胞每一个都是一样的。我们人类身体有200多种不同的细胞（如神经细胞、血液细胞、肌肉细胞、骨细胞等），它们构成许多不同类型的身体组织，让我们能够吃饭、呼吸、感觉、运动、思考和生殖等。多种细胞联合起来构架起了生理结构和运作的"建筑砖瓦"。所有这些细胞相互之间传达着信息，并且依赖着这些信息，我们才得以存活并且活得健康。健康的细胞构成健康的身体组织，这样才能够非常有效地去抵抗疾病对身体的伤害。不健康的细胞造成不健康的身体组织，这样就非常容易地受到疾病和伤害的影响。人从头到脚的细胞大约每3年完全更新一次，一生大约更新50次，所以人的自然寿命应该是120～150岁。没有一张死亡证明上写着是因为年龄而过世，而是因为心脏病、高血压、癌症、肺病、肝病等。所以说，细胞健康决定人体健康。

（二）影响细胞健康的因素

既然细胞决定了人体的健康，那什么东西又决定了细胞的健康呢？决定细胞健康的因素有两个，如下图所示。

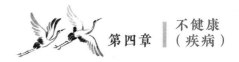

> ● 先天因素（遗传基因）
>   给孩子最大的礼物——先天健康！
> ● 后天因素（细胞的生存环境）
>   例：两颗种子
>   　　双　胞　胎　　　　　　生存环境！

决定细胞健康的两个因素

1. 先天因素：遗传基因等

什么是先天因素？是指人出生前，经潜伏着的可以致病的因素。它包括源于父母的遗传性病因和在胎儿孕育期及分娩时所形成的病因。它是不能改变的，比如血型、基本长相等。

先天的无法改变，对已经生下来的人来讲，已经没有办法改变了，因为我们不可能回到妈妈肚子里再来一次了。但对准备做父母的人来说，是非常重要的。你知道吗？你给孩子最大的礼物就是给他一个很好的先天。北京一位医学教授说："怀孕的父母如果不懂养生，就等于是杀生。"如果准父母一方有心脏病，留给孩子的就很可能有先天性心脏病，给了儿女一个一辈子的病，并且是很难改变的，是不是会有先天性的问题？无论是做爷爷奶奶还是做父母的要告诉这些人，生孩子前一定要好好调理，给下一代一个很好的先天，既然先天对我们来说没有办法改变，那我们就改变后天因素吧！

2. 后天因素：细胞的生存环境

细胞的生存环境很重要，因为细胞的生存环境直接决定了细胞的健康，不仅仅细胞是这样，任何东西的生存环境都直接决定了它的健康。

例如同一棵树上掉下两颗种子，一颗种在肥沃的土地上，一颗种在盐碱地，它们天生是一样的，但生存环境不一样，秋后它们的收成结果就是不一样的。同样的一对双胞胎先天是一样的，一个生活在优越的富裕家庭，一个生活在充满毒素的环境中，几十年之后它们的身体健康状况会一样吗？显然是不会的！

也就是说细胞生存环境好，细胞就健康，细胞健康人体就健康，所以只要把细胞的生存环境调理好就可以了。细胞生存的环境又称为体液环境，包括血液、组织液、淋巴液、细胞内外液等，约占人体体液的 50%～70%，极大地影响着细胞和人体的健康（打一个比方：全身的细胞好像鱼塘中的鱼，体液好像鱼塘中的水,水被污染,鱼不能生存;同样,体液被污染,细胞也无法生存)。

当体液的洁净度很高、营养又很好的时候,细胞就会越来越健康,细胞健康了,我们的身体就会健康。那回到我们的现实生活,我们现在的体液干不干净? 会不会被污染? 是什么东西污染了体液? 能不能降低这些污染? 要想降低污染,我们就需要看一看是什么污染了体液。

(三) 污染的来源

1. 空气

空气是人类赖以生存的重要外界环境因素。从世界范围看,排放量大,污染范围广,且带有普遍性的大气污染是飘尘、二氧化硫、一氧化碳、二氧化氮、碳氢化物、氧化物以及砷、铅、镉等各种重金属。这些污染物也是当前我国大气污染的主要监测指标。有人将发动的汽车的排气管接到鱼缸里,里面的鱼很快会死。汽车尾气里含的铅汞重金属严重危害人体健康,据报道某城市交警平均寿命为 48 岁,我国人均寿命是 77 岁,足足相差了 29 岁,每天吸入大量废气要少活很多年。所以现在的空气污染会严重污染我们的体液。

2. 水

水污染是指某些有害的物质进入水体,超过其自净能力,引起天然水体的物理上、化学上的变化。水污染主要有自然污染和人为污染两种形式。自然污染是因地质的溶解作用,降水对大气的淋洗、对地面的冲刷,挟带各种污染物流入水体而形成。人为污染则是指工业废水、生活污水、农药化肥等对水体的污染。当前对水体危害较大的是人为污染。据统计,全国共有 500 多条河流(指流域面积在 1 000 平方千米以上河流),其中 400 多条都存在严重污染,我们经常看到报道说,江河里面养的鱼成片成片地死掉,是因为水中有大量的毒素。就算是自来水厂出来的水,虽然没有泥沙、悬浮物,但有重金属和漂白粉,然后经过几公里的水管还会有二次污染。研究发现:含有漂白粉的自来水在烧开的过程中会产生三氯甲烷,这是一种强致癌物。

3. 食物

食品从其作物生长到收获、采摘,从生产加工、运输、贮存、销售直到食用前的每个环节中,由于各种条件,多方面因素的作用及影响,使原来无害无毒的食品,混进了某些有毒有害的物质,降低了食品的营养价值和卫生质量。食品污染包括生物污染(微生物、寄生虫及虫卵等)、化学污染(包括有害金属、放射性物质的开采、冶炼以及国防、生产、生活中的应用和排放),尤其是随着时代进步,食品工业应用新原料、新工艺给食品安全带来了许多新问题。如:目前市面上有2 000多种食物添加剂,各种各样的添加剂我们都吃了几十年了。以前养一年的鸡才可以吃,现在不到3个月就到餐桌;猪肉没有肉膘,猪是瘦肉精喂养的,三个月不卖掉,猪就会中风。养鱼放激素,黄瓜带刺有花朵,番茄放两周不会腐烂。大量的点心用反式脂肪酸,它满足了现代人口味,但食用后会造成内分泌失调、冠心病、肥胖等疾病。食物中已经有了大量的毒素、激素等等,同样会严重污染我们的体液!

4. 情绪

人的情绪是一种心理现象。高兴、愉快、欢乐、喜悦、轻松、欣慰、悲伤、害怕、恐惧、不安、紧张、苦恼、忧郁等都属于情绪波动。心里有苦,人往往容易产生愤怒、抑郁、烦乱等情绪,而恰恰是这些不良的情绪会导致人体生病。当人愤怒生气时,肾上腺素、血管紧张素等激素分泌都会增加,会严重影响心脑血管系统的健康,如果是身体不好的人或老人,则很容易出现脑溢血、心脏病和心肌梗死。另外,长时间的抑郁容易致癌。有人曾经做过试验:将愤怒人的血抽出来提炼后注入小白鼠身上,立刻就会死。所以情绪也会产生毒素污染体液。

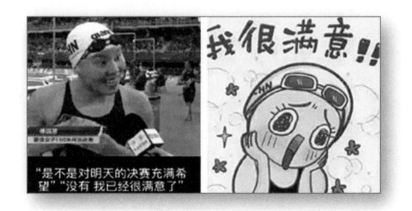

5. 药物

家家有小药箱,有病自己到药店买药,我们知道"是药三分毒"这句话。这句话是千百年前还没有西药的时候老祖宗说的,所以说"是药三分毒"是针对中药讲的,西药比中药还要毒,所以说"中药三分毒,西药七分毒,特效药九分毒"。只能有病的时候按照医生的叮嘱偶尔吃药,否则也会污染我们的体液。

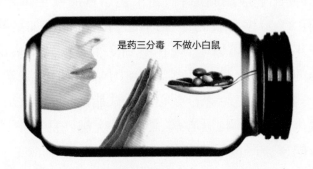

是药三分毒　不做小白鼠

除上述涉及的之外，还有一些其他的污染，这里就不一一赘述。

（四）人生病的原因

综上所述，毒素进入到我们的体液，污染了体液，体液越来越脏，细胞的生存环境越来越恶劣，当日积月累到一定的程度，细胞就会发生病变，细胞一生病，组织、器官、系统就会开始生病，人体一生病就要到医院去看病，就要吃药打针，是药三分毒，这样药物的毒素又可能会进入体液，一次两次可能问题不大，有些经常吃药打针的人，因为药物而产生的新的毒素就会逐步积累，到了一定量的时候，体液又增加了新毒素的污染，细胞就又可能发生新的病变，人体又增加了一种新的病，又要吃新的药。这样，形成了恶性循环，人体就越来越不健康。虽然可能控制了病情，但不知不觉也就因为这样而缩短了寿命。

既然我们做不到降低污染，那么我们是不是无路可走了呢？不是的。我们人体有六大排毒管道可以排除毒素。哪六大排毒管道呢？是肠道、泌尿道、皮肤、呼吸道，这四种管道是外在的排毒通道，可以直接将毒素排出体外；还有内在的两种管道，分别是血管和淋巴管。这两种是内在的排毒通道，它们先要把毒素运送到肝脏，经代谢后再交给外在的排毒通道，经由外在通道排出体外。所以，只要六种管道通畅，进来的大量毒素就可以通过六大管道排出体外，体液就会始终保持清洁，细胞就会健康，组织、器官、系统、人体就会健康。但是随着年纪的增大，这六种管道是会越来越畅通，还是会越来越阻塞，从而使排毒的能力下降呢？是不是会越来越下降？结果导致本来可以排 100 毫克毒素的，有可能现在只能排 70 毫克，那剩下的 30 毫克到哪里去了呢？它依然留在体液里。这样一天天地积累，慢慢地会累积越来越多，体液也就越来越脏，细胞的生存环境就会越来越差，就像鱼缸里的水很脏了，再喂鱼食的结果就只能让水脏得更厉害，鱼也死得更快。因此，细胞的活力不断下降，最后导致细胞病变，随后就是组织的病变，组织病变了，器官就出现问题了，系统自然就出问题了，人也就生病了。所以，真正的发病原因，是因为我们身体的六大排毒通道不畅通后,排不出的毒素在体内慢慢积存,体液一点点被污染,时间久了,毒素积聚到一定程度,使我们的细胞的生存环境恶化,继而导致细胞发生病变,细胞生病了,组织也就病变了,器官自然就生病了,人体也就生病了。因此,人体生病的原因就是六大通道不畅通导致毒素的堆积和营养的不够均衡。而且,在细胞矫正医学的领域中,一样的疾病,但是产生的根本原因是不一样的,虽然都是因为六大通道导致体液被污染,而有人主要是因为肠道不畅通引起的,有人是因为泌尿道不畅通引起的,有人则是因为血管不畅通引起的,因此,解决的方案也不一样。

知道了发病病因以后,才能从根本上去消除得病因素,而不仅仅是以抑制症状的方式去治病,这样才能真正获得完整的健康。所以说治病很重要,而消除得病因素更重要!

因此,人体得病的两大因素是身体里面毒素太多和营养不均衡。

那生病以后我们该怎么办呢?

这里我举两个例子,大家的思路就会很清晰了。

(1) 一个鱼缸里养了 11 条鱼,鱼养得好不好,主要是由水质决定。一段时间以后,有一条鱼死掉了,这个时候最重要的事情是不是要把这条死掉的鱼捞出来? 捞出死鱼以后还有没有更重要的事情呢? 是的,还需要把水质弄好,如果不把水质弄好,那接下来还会有第二条、第三条鱼死掉,这是我们都懂的道理。但是,我们人得病了怎么办呢? 有人把人体比作一个大鱼缸,人体的各种各样的器官就像是各种鱼。大家有没有发现,上面提到鱼缸里养了 11 条鱼,为什么不是 10 条鱼,不是 22 或者 66 条鱼……非得是 11 条鱼? 其中 11 条鱼,对应的是人体内的五脏六腑。鱼养得好不好由水的质量决定,那五脏六腑不健康,由什么来决定? 当然由血液的质量决定,为什么这么说呢? 我用医院的体检实例来论证我的理论。

我们去医院做检查,比如查肝功能,有个指标叫转氨酶,做肝功能检查的时候,是怎么做的? 大家都知道是抽血化验,那是从哪里抽血? 我相信很多做过肝功能检查的人,都会撩起自己的袖子,说在胳膊上抽血。那你有没有想过,肝脏不在胳膊上,而在右腹部,为什么要在胳膊上抽血?

你想一下,检查肝功能为什么要检查血液? 检查肾脏的时候,是在肾脏上抽血吗? 也不是。检查胰脏功能时,也不是在胰脏抽血,只需要抽手指上的血,测血糖就可以了。

医生给我们做体检的时候,查的就是血液,血液里是否含有垃圾和毒素,是人体健康与否的重要指标。

（2）大家都听说过"大力水手"的故事吧。我们平日陪孩子看卡通，有个"大力水手"的形象相信您一定有印象。这个水手只要一吃菠菜，立刻变得力大无穷，什么艰巨的任务都不在话下，然而这样一个生动故事的背后，却隐藏着一段血泪史。

从 15 世纪到 20 世纪将近 500 年的时间里，长期在海上航行的水手一直面临着死神的威胁——"坏血病"，这种疾病先后夺去了几十万水手的生命。然而由于病因不清，人们一直认为它是不治之症。

直到 1911 年，人们才确定，由于长期出海，水手们吃不到新鲜蔬菜，身体内缺乏维生素 C，因而染上坏血病。

了解病因后，问题便迎刃而解。只要适时适量地补充富含维生素 C 的新鲜水果、蔬菜，比如柠檬，即可完全预防和治疗坏血病——大力水手吃菠菜的情景设计，显然就是这样来的。

所以说，人体得病的两大因素分别是身体里面毒素太多和营养不均衡。

三、来势汹汹的生活方式病

近年来，随着物质生活的不断提高，肥胖、"三高"以及心脑血管疾病，成为人们谈论健康时频繁出现的字眼。原国家卫计委发布的《2017 年近十年国民营养健康报告》中提出：18 岁及以上成人中约每 4 人中就有一个患高血压，每 10 人中有一人患糖尿病，超重、肥胖问题凸显，高血压、癌症发病率 10 年来呈爆发性增长，慢性病正成为我国居民健康的重要杀手。这几种病，是代谢类疾病的不同发展阶段，一般而言，患者早期的表现是超重和肥胖；中期发展为"三高"，也就是高血压、高血脂、高血糖（糖尿病主要特征之一）；再严重，就发展到后期的心脑血管疾病。总的来说，这类疾病既非与生俱来（偶有遗传因素），也非细菌、病毒传染，多半是源于不健康的生活方式，属于现代文明派生出来的"富贵病"。我们统称为"生活方式病"。

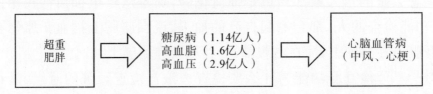

中医典籍《黄帝内经》中说："夫百病之始生者，必起于燥湿、寒暑、风雨、阴阳、喜怒、饮食、居处。"又说："百病生于气也。"这里的"气"与情志密切相关。"怒则气上，喜则气缓，悲则气消，悲是悲伤，恐则气下，寒则气收，炅

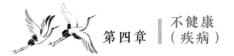

(jiǒng,热)则气泄,惊则气乱,劳则气耗,思则气结"。这些总结了所有疾病的根源。从中医角度可归纳有以下六种原因:

1. 生于阴阳(含天人关系、君民关系、夫妻关系或两性关系)

中医认为,万物皆为阴阳,也就是说,任何事物都是由阴阳两个对立的属性组成的。《黄帝内经》中说:"阴阳者,天地之道也,万物之纲纪,变化之父母,生杀之本始,神明之府也,治病必求于本。"说的是,阴阳是宇宙间的一般规律,是一切事物的纲纪,万物变化的起源,生长毁灭的根本,有很大道理在乎其中。凡医治疾病,必须求得病情变化的根本。事实上一部《黄帝内经》洋洋十几万字,其实说的就是阴阳。其中最大的阴阳是天地,即天球(阳)和地球(阴),或者是太阳(阳)和月亮(阴),其次天(阳)和人(阴)或君(阳)和民(阴),再次就是男(阳)和女(阴)。而太阳和月亮又是影响地球最主要的两个天体,另外就是木星、火星、土星、金星和水星五大行星(五行)对地球及其生命和万物的影响。所以,违背天地日月的运行规则,也就是天人相悖、天人不合,或阴阳不合、夫妻不和,自然身体这个系统就会出乱子,就会生病。

最明显的阴阳就是男女了,男的为阳,女的为阴,这个阴阳是个导致健康的大问题。而男女最大的或最主要的关系是什么? 夫妇。很多疾病怎么来? 是从夫妇那里来的。孔子说:"阴阳之道,发端乎夫妇"。夫妻关系和谐很重要,夫妻性生活美满,关系和谐,那就是阴阳和谐。所以,夫妻之间,身体上要交合,心理上要交流,要多体谅,多关心彼此,经营一个和谐温馨的家庭,这样也有利于彼此及其家庭成员的健康和长寿。

《黄帝内经》里讲:"阴平阳秘,精神乃治;阴阳离决,精气乃绝。"阴阳要和谐,也就是夫妇要和谐。现在有几对夫妻不吵架呢? 很多夫妇不是你埋怨我就是我埋怨你,男的猜忌女的,女的猜忌男的。男的出去了,女的在家坐不住,不是相濡以沫,而是相互怨恨,这样阴阳就不协调。而和谐的家庭,就是和谐的阴阳,"阴平阳秘","精神"才能"乃治",形神才能够健康。阴阳不和谐,吃再多的保健药都没用,什么口服液都不好使。

另外,婆媳关系、亲子关系、夫妻关系,这三种关系必须把夫妻关系(除了天地阴阳,最大的就是夫妻阴阳)放在主位。只有夫妻关系理顺,阴阳调和,夫妻恩爱,相濡以沫,整个家庭才能安康幸福。

最后,还有天人关系、君民关系、父子关系、兄弟关系、朋友关系和同事关系,以及自我的身心关系等,都是阴阳关系,都与健康有关。

2. 生于情志(喜、怒、忧、思、悲、恐、惊七情和五志等)

情志对健康影响很大。情志是什么? 主要是指七情和五志。

七情就是喜、怒、忧、思、悲、恐、惊七种情绪。《黄帝内经》说："天有五行御五位，以生寒暑燥湿风；人有五藏化五气，以生喜怒忧思恐。"人为什么要法于阴阳呢？因为人与天地是一个整体，人的情志实际上就相似于天地的六气——"风寒暑湿燥火"，所以情志太过或者不及都会影响健康。"寒暑燥湿风"是外五行，外五行可以致病；"喜怒思忧恐"是内五行，内五行也可以致病。"喜怒忧思恐"这五种情绪太过了就很容易对人的身体造成伤害。如：怒伤肝、喜伤心、思伤脾、忧伤肺、恐伤肾。现代科学也证明，人的心理表现直接影响身体健康，至少有 50% 的疾病是由心理失衡造成的。

五志是指神、魂、魄、意、志，五脏藏五志，以生五种情绪。

"心藏神，喜伤心，恐胜喜。"一个人的忧愁和烦恼，直接影响人的气血。"肝藏魂，怒伤肝，悲胜怒。"情绪一上头，怒火中烧，人的肝脏就容易受到损伤。"肾藏志，恐伤肾，思胜恐。"一个人胆小懦弱，那么肾脏就不能藏养人的阳气。"脾藏意，思伤脾，怒胜思。"思虑过重的人，脾胃一般都很差。"肺藏魄，忧伤肺，喜胜忧。"忧愁的人，伤肺，头发容易白，容易长皱纹。

总之，疾病的根源主要在于自己的情志所害，是体内五毒焚烧的结果。五毒包括怨、恨、恼、怒、烦（儒家：喜、怒、忧、思、恐；佛家：贪、嗔、痴、谩、疑；道家：爱、恨、情、愁、迷），这些情志是人生的心灵痛苦和无穷疾病的来源。事实上，恨人伤心，怨人伤脾、怒人伤肝、恼人伤肺、烦人伤肾。可见，情绪不只是修养问题，还是一个健康问题，或者说，情绪是影响健康的一个非常重要的问题。

需要指出的是，纵观人类现代疾病的根源，很多都是人类德行缺失导致的。如虚伪、狡诈、嫉妒、憎恨、欺骗、冷漠，等等，这些心理的偏执以及情志的偏激等，必然导致人体精气过度耗散或内分泌失调，促使分泌肾上腺素，使血管收缩，造成血液循环不畅通，以致诱发多种疾病。

3. 生于气候（风、寒、暑、湿、燥、火六淫及其他外邪）

外感六淫邪气。所谓六淫，就是自然界中存在的"风、寒、暑、湿、燥、火"六种外感病邪的统称。淫，是过度的意思。风、寒、暑、湿、燥、火，本来是大自然的正常现象，无所谓邪气，自然界的正常气候在恰到好处的时候都是有助于人体健康的。但如太过或出现在错误的时空背景下，就会成为邪气。即"非其时而有其气"就会伤害到人体的健康。中医说疾病生于"风寒暑湿燥火"，就是外界的气候会导致疾病。过去"风寒暑湿燥火"是纯自然的，但现在时代有了变化。这个"风"除了自然的之外还有风扇；"寒"除了自然的之外还有空调、冷气。空调、冷气也就是燥了，在空调冷气下空气就干燥；这个"湿"

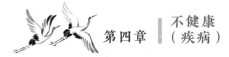

可能也有现在的人为造，"火"有暖气等等，所以现在不但有自然的因素还有人为的因素，这也是影响健康不可忽略的一个部分。现在很多疾病都是在空调环境中慢慢产生的。《内经》里面讲得很清楚，为什么会有天热呢？天热的时候是阳气发散，阳气需要发散，阳气发散就把里面的阴寒鼓荡出来。因为人要吃五谷杂粮，人的环境不能够保证每时每刻都那么理想，所以里面会有阴寒，阴寒要借什么力量发散出去呢？就是天地的力量，夏天来了以后毛孔都打开，然后天气又很热，大家又要适当的劳作，虽然说"不妄作劳"，但是要"作劳"，要有运动，这就要出汗，出汗以后人体的髓道就打通，就把很多的隐患排掉，这是肌体自己在调整，自然需要热，人本身也需要热，这个时候阳气向外发散，就把内部的东西带出来，人要"顺"。另外，《黄帝内经》里面讲到夏三月是"无厌于日"，夏三月我们最讨厌太阳，但是《黄帝内经》明确告诉我们不要讨厌太阳，这就叫作"从之"，因为我们需要太阳。可是，现在我们很多人把空调开得很低，温度就变得很低，人的阳气就往哪走？就往里走，就不是往外走。这就叫作"逆之"，因为跟天道相反了，"逆之"从而灾害生。很多疾病怎么来？就是这样来的。所以，应该说在过去，气候变化和天气状况完全顺应自然，人很难干涉。现在不同了，人制造了空调和暖气。冬天可以很暖和，夏天可以很凉快。但是，这些东西反过来也会损害人的健康。夏天明明是在出汗，人的身体需要发散，毛孔打开，体内的寒气随着阳气排出去。空调一开，这些东西无法排出，只能逆着回到体内，疾病也就发生了。古人说：秋收冬藏。冬天暖气太热，其实有违养生之道。冬季室温太高，会导致毛孔不能关闭，甚至出汗，这就导致阳气丧失。来年开春，体内能量不足，四肢容易痿弱逆冷。而且，室内室外温差过大，血管骤冷骤热，容易引发心血管疾病。除了六淫邪气外，还有生物的、物理的、化学的等外邪因素对人体的伤害。其中，生物的就是微生物、病菌、病毒；物理的就是外在的有形物对肉体造成的外伤性质伤害；化学的就是化学物质，如化学气体、化学毒素等。现代医学只认识到了生物、物理、化学这三个层面的外邪对人体造成伤害的规律和原理，而对外在六淫邪气对人体造成的伤害认识不够。

4. 生于饮食（饮食不搭配，或是吃撑了、吃错了、吃反了）

饮食包括食和饮的问题，还有就是吃荤吃素、吃冷吃热和抽烟喝酒等问题，这些都会对人体健康产生影响。

首先，关于饮食的量的问题。吃饭，七分饱最佳，吃得太饱，就会损伤脾胃，耗伤阳气。另外，早中晚都要吃，注意饮食规律。再有抽烟酗酒，百害而无一利。做到这些，疾病自然远离你。尤其是现在饮酒，有一句话叫"感情深一口闷"，这个对身体非常不好。

其次，是冷食冷饮的问题。包括"寒温无节"，大量进食生冷、冰冻的食物，这个习惯对健康不利。尤其现在什么东西都是冰冻的，这个会损伤人的阳气。人的阳气对于生命来说太重要了，不要轻耗。所以，无论什么时候，都要少吃冷食喝冷饮。因冷食冷饮首先伤害脾胃，脾胃是后天之本。其次，冷食还会损伤阳气，阳气为先天之本。长辈经常说"趁热吃"，这里面蕴涵着中国古人的智慧。另外一个就是荤素的问题。我们的生理告诉我们，草食动物的肠和齿与肉食动物的肠和齿是不同的，这是一个客观的指标。肉食动物都是伶牙俐齿，都是尖的齿，我们的四个虎牙就是肉食动物的尖齿；素食动物都是平牙，我们除了这四颗尖齿之外都是平牙。准确地说，人类有32颗牙齿，其中28颗是平牙，只有4颗是俐牙（虎牙），这就是我们该吃多少荤该吃多少素的标准，大家自己就能计算出来的。所以，应少吃荤，多吃素。换言之，人类的肠胃更倾向于素，而不是荤。故少荤多素，健康长寿。

最后，就是饮食不仅仅是吃喝食物，还包括食光和食气的问题。换句话说，阳光、空气、水土和食物等都是饮食健康的要素。

5. 生于劳伤（过度劳累、不良习惯或是外伤导致气血耗损）

《素问·经脉别论》"故春秋冬夏，四时阴阳，生病起于过用，此为常也"。所谓"过用"，也就是超出了正常的范围。大致来说，无非就是"超出"和"不足"两个部分。就以我们的运动锻炼举例，缺少运动，属于"不足"，是一种过逸；非常辛苦的体力劳动，是一种"超出"，属于过劳。"过"对身体的影响，也就是气血的方面，要不就是让气血消耗，要不就是让气血"懒惰"，两者都会让人生病。如劳累过度、熬夜酗酒和孤独无聊等不良生活习惯均会导致气血过度消耗，以致生命能量不足，故容易生病。另外，就是长时间一个姿势久了肯定会带来相应损伤。当今时代大量的人需要长期坐着工作，须知久坐不动易致"六伤"。一伤血：久坐不动，气血不畅，发生淤积，导致静脉曲张、痔疮或坐板疮；二伤肉：久坐不动，会使肌肉僵硬、酸痛、萎缩，或是肌肉松弛，肌肉失去力量和弹性而发生痉挛；三伤骨：久坐不动，会导致脊柱变形或诱发各种脊柱病，如出现驼背、骨质增生，颈肩腰腿疼痛或椎间盘突出症等；四伤神：久坐不动，容易出现脑供血不足现象，更容易出现无精打采、倦怠无力、哈欠连天，有时还会引起虚火上炎、牙痛、咽痛或耳鸣等；五伤心：久坐不动，对心脏工作活动减少，可致心脏功能降低，引起心肌萎缩；六伤脑：久坐不动，会致大脑供血不足，当突然站起时，会感到头晕、眼花，甚至有呕吐感。正如《黄帝内经》所说的：久坐伤肉，久立伤骨，久卧伤气，久行伤筋。当然，还有久视伤血、伤眼

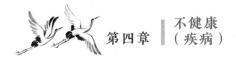

等，凡事都不可太久，久则伤，伤乃病。

6. 生于居处（生活寝居的风水、睡眠质量以及作息时间等）

居处对健康也有很大影响，居处的环境和方位实际上就是风水。过去认为这个是迷信，这是绝对错误的，有没有风水呢？肯定有。只要有生命，要呼吸就有风水，风水就是气和水。居住的地方怎么进气；门窗朝向如何选择；纳什么气；都有讲究。居处必须要通风、干净整洁。这也就是阴阳，就是五行，没有丝毫迷信。人身是一个小天地，人身就是五行，五行的秉受是不同的，所以居住的环境，阴阳协不协调、五行相不相合，会影响到在这个环境里面居住的人。同时空调别太冷，暖气别太热。另外，卧室不宜太大，要聚气。

睡觉，就是养命。现在很多人喜欢熬夜，年纪轻轻，熬上几年，肾病、胃病、早衰、脱发，什么毛病都来了。为什么睡眠那么重要？因为人生的睡眠实际上是一个补充阳气的过程。我们常常讲阳气是人的命根，阳气靠什么补充？阳气耗散的途径很多，行、动、一切思维、举手投足都在耗阳气。耗阳气的途径很多，可是补充阳气的途径很少，几乎就靠睡眠。所以睡眠可能说是养阳气的唯一方式，你说重不重要？也就是养命的唯一方式。

另外，睡眠养肾。肾是主精、主骨的，骨生髓，髓生血，骨髓系统有造血功能，骨髓是由肾所主的，而肾什么时候工作呢？冬季工作，对应着一天的晚上九点到凌晨三点钟，在肾当班的时候才造血。肾在怎样的状态下才当班？肾要人体处在藏、睡眠的时候才当班，要强调在这个时段里一定要睡觉，睡觉了肾就能够主骨、生髓、就生血，阳气就能够得到补给。如果长期熬夜，人体的精血就得不到保证。长此以往，身体越来越差。所以，睡眠极为重要，提醒大家不要等闲视之。因此，切忌黑白颠倒，务必保证充足的睡眠，做到早睡早起。补足气血或养精蓄锐的一大法宝就是要早睡。为什么要早睡？居处是要"有时"，睡眠是要"有时"，为什么要有时？因为天地的阳气是在这个时候潜藏，人在这个时候也是需要藏的。我们说春生、夏长、秋收、冬藏，人体之气最好的藏的状态是什么呢？是睡眠状态。睡眠是养精蓄锐过程，阳气得以补养，人的生命从而持续发展。如果在这个时候不睡觉，错过了，对不起，过了这个村就没这个店了。即便你白天也睡足八个小时，你的这个八个小时跟我的这个完全不一样。现代人习惯于夜生活，显然是有悖天道的，这一点希望大家真正地为自己的健康着想，调整自己的睡眠。"得道天助"。有人会说我们很忙，怎么办？那可以早一点起来干活。如果实在做不到，那么，你的双休日就拿来早睡，九点钟就睡觉，就等于一个礼拜五天在透支，总得有两天给你补点。

综上所述,在《黄帝内经》看来,我们会生病的原因包括:阴阳失调、情志所害、六淫邪气、饮食不合理、起居无常以及过用等方面,这已经基本涵盖了所有的生病原因。那么,人为什么"要"生病呢? 要知道,生病给我们会带来了很不好的"体验",无论是发烧还是怕冷,头痛还是咳嗽,无疑都是很不舒服的感觉。可我们为何还是要生病呢? 这个问题看上去很傻,其实,如果真能澄清它,却可以从根本上扭转我们对生病的看法,甚至影响到对某些疾病的认知。

四、人类疾病的种类

人类疾病的种类很多,按世界卫生组织 1978 年颁布的《疾病分类与手术名称》第九版(ICD－9)记载的疾病名称就有上万个,新的疾病还在发现中。获得性免疫缺陷综合征就是 1981 年发现后补进去的,起初归在免疫缺陷病中,后又归入病毒引起的疾病中。人类的疾病,概括起来有传染性疾病和非传染性疾病两大类。

(一) 传染性疾病

由于病原体(如病毒、立克次体、细菌、原虫、蠕虫、节肢动物等)(不包括真菌)均具有繁殖能力,可以在人群中从一个宿主通过一定途径传播到另一个宿主,使之产生同样的疾病,故称可传染性疾病,简称传染病。此种疾病在人群大量传播时则称为瘟疫。烈性传染病中的瘟疫常可造成人员大批死亡。21 世纪,发达国家的死因分析中传染病仅占 1％以下,中国约为 5％。

(二) 非传染性疾病

随着传染病的逐渐被控制,非传染性疾病的危害相对增加,人们熟悉的肿瘤、冠心病、脑出血等都属于这一类。在中国大城市及发达国家中受这些疾病造成的死亡都居于前三位。疾病按成因分为以下几类。

1. 遗传病

遗传性疾病,是指因受精卵中的遗传物质(染色体、DNA)异常或生殖细胞所携带的遗传信息异常所引起的子代性状异常。通俗说来,就是精子和卵子里携带有病基因,然后传给子女并引起发病,而且这些子女结婚后还会把病传给下一代。这种代代相传的疾病,医学上称之为遗传病。由环境或遗传引起的受精卵形成前或形成过程中遗传物质发生改变造成的疾病,也属于遗

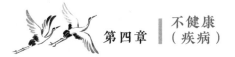

传病；近亲或有血缘关系的夫妇也会生下遗传病患者。遗传病很难得到满意的医学服务。

2. 物理化学损伤

损伤可以是急性的，如化学物质的中毒、烧伤等，其损害可以立即显示出来，病因十分清楚；也可以是慢性的，需经过多年，甚至下一代才表现出来，这时病因需经调查研究才能揭示。人类的慢性中毒可出现于天然状态下，如饮用水中含氟量过高，可造成斑釉，甚至影响骨质生长，形成氟骨症。但更多的疾病是人为造成的，许多职业病和公害病，如硅肺、有机汞中毒引起的水俣病、镉中毒引起的骨痛病等即是如此。许多药源性疾病也是一种化学损伤。有些化学物品的损害表现在下一代身上，如"反应停"的药物造成的"海豹儿"怪胎（短肢畸形）；妊娠早期服用雌激素类药物，可使下一代女孩在十多岁时发生阴道癌。物理因素造成的冻伤、烧伤、电击伤、放射性损伤、高原病、潜水病以及噪声对听觉、血压的不良影响等等已为人们熟知，但无线电报、电话、广播、电视、雷达的广泛应用，使现代人不分男女老幼，都沉浸在各种频率的电磁波里，这是人类发展史上未曾接触过的新环境，它对人类的生存繁衍有何影响，仍是一个有待探索的问题。

3. 免疫源性疾病

免疫源性疾病指免疫反应紊乱所致的疾病，又可分为两大类：一是对外部或环境中某种抗原物质反应过强；二是免疫系统对自身的组织或细胞产生不应有的免疫反应，称为"自身免疫"。

4. 异常细胞生长

异常细胞生长是造成死亡最多的疾病之一。细胞的不正常生长称为增生。增生时细胞的形态并未改变，仍具有原来细胞的功能，如甲状腺细胞增生，引起甲状腺增大，分泌甲状腺素过多，出现甲状腺功能亢进。一般增生都由激素或慢性刺激引起，人体内正常细胞的增殖有一定限度，到了这个限度就停止增殖。增殖的调节机制削弱，就出现细胞的增生，而这一调节机制完全丧失就导致肿瘤。

5. 代谢性疾病

代谢性疾病并不是特指某一个疾病，它是一类疾病的总称，是指我们人体中一些物质，比说脂肪、糖、蛋白质、嘌呤等代谢的异常，而导致的物质的累积或者缺乏，所引起的疾病。

代谢性疾病的病因可以分为先天性的因素和后天性的因素，比如我们生活中常见的糖尿病、高脂血症、高尿酸血症这些都属于代谢性疾病。

6. 营养性疾病

营养性疾病只有明显的营养状况不正常特征的疾病。因体内各种营养素过多或过少，或不平衡引起机体营养过剩或营养缺乏以及营养代谢异常而引起的一类疾病。包括营养不良和营养过剩引起的疾病。

7. 精神失常疾病

精神失常疾病据说与人体的遗传系统（基因）有直接关系，特别是精神分裂症、抑郁症。患者表现为持久的自发性精神异常症状，属于人类遗传病范畴，很难根治。还有一些遗传病也表现为智力问题，如先天愚型、亨廷顿舞蹈病、苯丙酮酸尿症。传染病，尤其是梅毒的晚期，可侵犯大脑，产生精神症状。药物和一些化学物质（如铅、类固醇激素），也常常引起精神症状。精神症状还可由营养因素产生，如叶酸和维生素 B_{12} 缺乏引起的恶性贫血常伴有精神症状。在饥饿中生长的儿童智力发育一般也会受到影响，焦虑和抑郁是最普遍的症状。

8. 老年性疾病

老年性疾病又称老年病，是指老年人所患的有自身特点的一种疾病。主要是因为人进入老年期后，人体组织结构进一步老化，各器官功能逐步出现障碍，身体抵抗力逐步衰弱，活动能力降低，以及协同功能丧失。通常包括以下三方面：

（1）老年人特有的疾病：这类疾病只有老年人才得，并带有老年人的特征。在老年人变老过程中，机能衰退和障碍发生，如老年性痴呆，老年性精神病，老年性耳聋，脑动脉硬化以及由此引致的脑卒中等等。这类与衰老退化变性有关的疾病，随着年龄的增加而增多。

（2）老年人常见的疾病：这类疾病既可在中老年期（老年前期）发生，也可能在老年期发生。但以老年期更为常见，或变得更为严重。它与老年人的病理性老化，机体免疫功能下降，长期劳损或青中年期患病使体质下降有关。如高血压病、冠心病、糖尿病、恶性肿瘤、痛风、帕金森病、老年性变性骨关节病、老年性慢性支气管炎、肺气肿、肺源性心脏病、老年性白内障、老年骨质疏松症、老年性皮肤瘙痒症、老年肺炎、高脂血症、颈椎病、前列腺肥大等等。

（3）青、中、老年皆可发生的疾病：这类疾病在各年龄层都有发生，但因老年人机能衰退，同样的病变，在老年人则有其特殊性。例如，各个年龄的人都可能发生肺炎，在老年人则具有症状不典型、病情较严重的特点。又如，青、

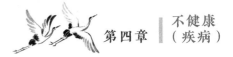

中、老年皆可发生消化性溃疡，但老年人易发生并发症或发生癌变。

9. 心身性疾病

心身性疾病又称心理生理疾病，是一组发生、发展与心理社会因素密切相关，但以躯体症状表现为主的疾病，如冠心病、原发性高血压和肠易激综合征等。主要特点包括：① 心理社会因素在疾病的发生与发展过程中起重要作用；② 表现为躯体症状，有器质性病理改变或已知的病理生理过程；③ 不属于躯体形式障碍。心身疾病的流行病学目前尚缺乏大样本的流调资料。国内资料显示，在综合性医院的初诊病人中，有近1/3的患者所患的是与心理因素密切相关的躯体疾病。非精神科医生很少关注这些患者的心理因素，也很少把这些他们认为是内科的疾病而看成与精神科相关，因此患者往往接受的是躯体治疗，心理社会因素方面很少得到关注。

根据美国心理生理障碍学会制定的心身疾病的分类如下：

（1）皮肤系统的心身疾病：如神经性皮炎、瘙痒症、斑秃、牛皮癣、慢性荨麻疹、慢性湿疹等。

（2）骨骼肌肉系统的心身疾病：如类风湿性关节炎、腰背疼痛、肌肉疼痛、痉挛性斜颈、书写痉挛。

（3）呼吸系统的心身疾病：如支气管哮喘、过度换气综合征、神经性咳嗽。

（4）心血管系统的心身疾病：如冠状动脉硬化性心脏病、阵发性心动过速、心律不齐、原发性高血压或低血压、偏头痛、雷诺病。

（5）消化系统的心身疾病：如胃、十二指肠溃疡，神经性呕吐，神经性厌食，溃疡性结肠炎，幽门痉挛，过敏性结肠炎。

（6）泌尿生殖系统：如月经紊乱、经前期紧张症、功能性子宫出血、性功能障碍、原发性痛经、功能性不孕症。

（7）内分泌系统：如甲状腺功能亢进、糖尿病、低血糖、艾迪生病。

（8）神经系统的心身疾病：如痉挛性疾病、紧张性头痛、睡眠障碍、自主神经功能失调症。

（9）耳鼻喉科的心身疾病：如梅尼埃病、喉部异物感。

（10）眼科的心身疾病：如原发性青光眼、眼睑痉挛、弱视等。

（11）口腔科的心身疾病：如特发性舌痛症、口腔溃疡、咀嚼肌痉挛等。

（12）其他与心理因素有关的疾病：如癌症和肥胖症等。

以上各类疾病，均可在心理应激后起病、情绪影响下恶化，通过心理治疗有助于病情的康复。

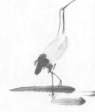

第五章

做自己健康的
第一责任人

健康是智慧，健康是责任，健康是资源，健康是快乐的源泉。不能"说起来重要，玩起来次要，忙起来不要"，因为种种原因忽视了健康问题。从《诗经》名句"如月之恒，如日之升，如南山之寿"到"菊水人皆寿，桃源境是仙""鹤算千年寿，松龄万古春"等诸多民间对联，从古至今，祈愿健康长寿，一直是国人对于长寿的期许。

可是，我们的穿着越来越体面，脸色却越来越难看；我们的收入越来越高，可脸上的笑容却越来越少；我们吃得越来越好，身体却越来越糟；我们把所有的空闲时间用来休息，却总是感觉疲劳。医院的楼盖得一年比一年高，可是病人却越来越住不下了；医院的设备一年比一年先进了，可是很多病却查不出来了；药品的种类一年比一年全了，可是吃了却不管用了……目前，我国慢性病的防治形势很严峻，2012 年我国慢性病死亡已占总死亡的 86.6%，进入 21 世纪以来这个数字不断增长（1991 年为 73.8%，2000 年底为 80.9%）。小时候，以为医学无所不能，也正是怀着这种梦想，我报考了医学专业；在学医的过程中，发现对于许多疾病，医学的作用是有限的；在行医的过程中，我痛苦地发现，对于某些疾病，医学根本就是束手无策的。认识到医学的局限性，才能使我们更科学、更合理地应用这些知识，即有所为、有所不为；认识到医学的局限性，我们才能知道医学能干些什么（what），在什么方面能（where）、如何能（why）、怎么能（how），幻想着应用高新、精尖的医学诊治措施，治愈所有的疾病，是不可能完成的任务。草木枯荣、生老病死是生命轮回的必然，人不可能长生不老，医学也不可能让人长生不老。目前，恶性肿瘤已成为威胁人类健康的最严重疾病之一。不论在发达国家还是发展中国家，5 岁以上人口中恶性肿瘤都是前三位死因之一。每年新增癌症患者 429 万，死亡281 万，每天有 1 万多人确诊癌症，每分钟约 7 人确诊癌症；恶性肿瘤造成大量劳动力的损失,社会资源的大量消耗,还给患者和家庭带来不可估量的损失。心脑血管病为首要死因,占慢性病死亡的 51%,占总死亡人口的44.2%。我国的糖尿病患者有 1.14 亿,每年增长率在 10% 以上,每年净增加1 300 万;有超过 1 亿的肥胖人士;13 个人就有一个乙肝携带者;有 38.2% 的人患有不同程度的睡眠障碍,换算下来有 5 亿多人,这就说明睡眠问题不仅是一个医学问题,而且是一个严重的社会问题,仅仅患有与睡眠密切相关的精神障碍的人就大约有 1 700 万……我们经常可以看到谁谁得了癌症,谁谁中风了等等,为什么会出现这么多疾病患者呢? 到底是谁偷走了我们的健康? 是什么原因造成如此多的悲剧? 我认为,除了水污染、空气污染、土地污染、食物污染外,主要原因有以下两方面:

一、我国居民的健康素养总体水平不高

健康素养是指个人获取和理解基本健康信息和服务,并运用这些信息和服务做出正确决策,以维护和促进自身健康的能力。从以上概念可以看出,所谓健康素养,并不仅仅是简单地获取健康信息这一步,更重要的是对于健康信息的理解、评价和应用,健康素养甚至不仅仅是健康信息这一个维度的问题,更是有关健康态度、决定和行为的问题。国内外研究表明,提高健康素养确实有助于人们建立更加健康的行为生活方式。因此,提升城乡居民健康素养,有利于提高广大人民群众发现和解决自身健康问题的能力。有人说,我的健康素养很高啊,你看,我每天都收看健康类的电视节目,每天都在微信朋友圈阅读、分享健康知识,我应该具备了良好的健康素养吧? 其实也未必。一个人能够接收到各种健康信息,这说明他的健康信息获取渠道是通畅的,也可以说具备健康素养的基本条件——获取健康信息。然而,对于已经到手的健康信息,他是否能够读懂、理解? 他是否能够真正知晓纸面上文字所代表的真正含义? 这既取决于信息接收者本人的认知能力,也取决于所提供健康信息的易理解度等。如一位只有小学文化程度的老年患者,可能读得懂药品说明书上的每一个字,但也许很难理解其复杂的含义,如果医生详加解释,直接明了地告诉他这个药一天吃几次、一次吃几片、饭前吃还是饭后吃,对于这名患者来说就容易理解得多。

健康信息的质量也是参差不齐的,有些健康知识未经科学验证准确性,存在健康风险;更有的健康信息,背后有利益群体的包装,看着没什么问题,但其实是伪健康信息,也就是所谓的谣言。几年前曾经红极一时的"神医"张悟本,通过某些大众媒体的包装迅速蹿红,他曾屡屡发表"喝绿豆汤、生吃长

条茄子"包治百病，"糖尿病 80％都是误诊""降压药会吃出脑梗、肾衰竭"等雷人话语，现在看看颇为可笑，但在当时却成了养生明星，这样的健康信息，老百姓获得、理解之后，不但没有好处，反而损害健康。因此，健康素养在健康信息这个层面，不只要获取和理解，更要评价和判断，民众对于各种健康信息需要有批判性，尤其在互联网发达的当下，健康信息的供给从不足到充裕甚至泛滥，如何能从纷繁芜杂的健康信息中去粗取精、去伪存真，才是考察个人健康素养的重要指标。

当一个人顺利获取、深入理解、准确判断了健康信息之后，可以说，他就具备了健康素养的基本要求，但仍然不够，最为关键的在于对健康信息的应用。再准确、再优质的健康信息，如果不加应用，那永远是停留在纸面上的文字和图画而已。因此，健康素养并不只是健康知识，而是知识、动机和能力的结合，它是可以作为衡量个体或者群体是否有能力保持健康的指标，同时它也是健康促进与健康教育干预效果的评估指标。如何实现公众在不同情景中具备自主地寻求及有效地运用健康信息所要求的知识、动机和能力，是健康素养定义的核心，这些情景包括医疗服务、疾病预防、健康促进。

当一个人走进医院看病的时候，他是否知道自己应该挂哪个科？是否了解整个就医流程？当医生给他看诊的时候，他是否能够理解医生讲的话语、医嘱的内容？回到家里，是否能够严格遵医嘱，并在医疗问题上做出明智的决策？当传染病到来的时候，是否知道从哪里获取预防信息？能否理解并应用预防的知识？在日常生活中，接触到各种各样的健康信息，是否能理解、判断和评价日常的健康信息并做出健康行为的选择，这些都是健康素养的内涵。无论是在特殊的医院环境中，在日常的疾病预防状态下，还是在平常的学习、工作环境中的健康促进，健康素养无处不在。

为了解我国居民的健康素养现状，原卫生部委托中国健康教育中心（原卫生部新闻宣传中心），在参考国内外健康素养研究成果和工作经验基础上，根据《公告》内容，编写了《中国居民健康素养调查问卷》，结合 2008 年中央补助地方项目，开展了全国范围的调查。本次调查覆盖全国 31 个省（自治区、直辖市）及新疆生产建设兵团，调查对象为 15～69 岁的常住人口，共计调查79 542 人。调查结果表明，目前我国居民健康素养状况如下：

一是我国居民具备健康素养的总体水平为 6.48％（2008 年）。调查结果显示，2016 年中国居民健康素养水平为 11.58％，较 2008 年的 6.48％，增长了 5.1％，较 2015 年的 10.25％提高 1.33％；2017 年中国居民健康素养水平为 14.18％，比 2016 年的 11.58％增长了 2.6％；2018 年中国居民健康素养水平为 17.06%，比 2017 年增长了 32.88%；2019 年中国居民健康素养达到 19.17%，比 2018 年提升 2.11%。结果显示，我国居民健康素养虽总体水平不高，但一直在提升。这得益于党和政府高度重视健康素养促进工作，将提升居民健康素养水平作为健康中国战略的重要组成部分。2016 年，"居民健康素养水平"纳入《健康中国规划纲要》，成为健康中国建设的 13 个主要指标之一。《纲要》提示，到 2020 年居民健康素养水平达到 20%，2030 年达到 30%（下图）。

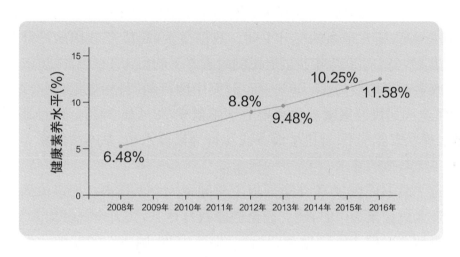

2008—2016 年中国居民健康素养水平

二是慢性病预防素养最低，基本医疗素养次之。根据我国当前的主要卫生问题，就科学健康观、传染病预防、慢性病预防、安全与急救、基本医疗等五类健康问题相关素养现状进行了分析。我国居民具备相关健康素养的人口比例由高到低分别是：科学健康观素养 29.97%、安全与急救素养 18.70%、传染病预防素养 15.86%、基本医疗素养 7.43%、慢性病预防素养 4.66%。

三是居民健康素养水平存在明显的城乡和地域差别。本次调查发现，城市居民健康素养水平（9.94%）明显高于农村居民（3.43%）。在地域分布中，东、中、西部地区在健康素养水平上也存在明显的差异，分别为 7.03%、7.67% 和 5.23%。

四是年龄在 55～69 岁人群健康素养水平较低。调查发现 65～69 岁年龄组的健康素养最低，为 3.81%；55～64 岁年龄组的健康素养次之，为 4.69%。老年人是健康的脆弱群体，容易受各种疾病，尤其是慢性疾病的困扰，对于老年人的健康问题应该给予更多关注，提高他们的自我健康管理能力，以适应我国人口老龄化的需求。

五是六项指标的正确回答率低于 20％。对 71 项测评内容总体回答情况进行分析发现,6 项指标的正确回答率均低于 20％,分别为:"对四害传播疾病的正确认识"(3.28％);"对肥胖的正确认识"(7.16％);"对镇静止痛药的正确理解"(13.95％);"骨折伤员的处置"(17.28％);"认识药品说明书"(18.70％);"成年人饮酒日饮用量"(18.79％)。结果显示我国居民对上述问题普遍存在错误认识,提示在今后推广和普及健康素养工作中,应着重提高居民上述基本知识和技能。

总之,我国居民的健康素养水平和过去相比虽然有了比较大的提升,但水平仍然不高,还有很大的提升空间。数据显示,2016 年我国居民健康素养平均值为 11.58％,2017 年我国居民健康素养平均值为 14.18％,2018 年我国居民健康素养平均值为 17.06％,而"健康中国行动"目标规定,到 2022 年和2030 年,全国居民健康素养水平要分别不低于 22％和 30％。并对其中的基本知识、理念素养水平、健康生活方式和行为素养水平、基本技能素养水平分别提出了更具体的要求。

习近平总书记在 2016 年全国卫生与健康大会上指出:"把以治病为中心转变为以人民健康为中心,建立健全健康教育体系,提升全民健康素养,推动全民健身和全民健康深度融合。"而后,中共中央、国务院印发的《"健康中国2030"规划纲要》中,明确将"提高全民健康素养"作为"健康中国 2030"建设工作的重要举措。事实上,从全世界的经验来看,健康素养从来都不只是个人的问题,而是需要整个社会一起努力的,尤其是需要通过改善支持性环境,促进政府、社会和民众的共治。

从政府的角度来说,最重要的是将提升公众健康素养纳入所有卫生政策当中。复旦大学健康传播研究所曾就合理就医的问题,对上海市民做过电话调查,结果显示:25.1％的人不了解或说不清楚常规的就医流程,31.7％的人不了解门诊与急诊的区别,而当遇到感冒、发烧等小病,38.2％的受访者会"舍近求远"去"三甲"医院治疗,而不是先去离家较近的社区医院,这样的选择,浪费了医疗资源,造成三甲医院拥挤不堪,而真正需要危重医疗照护的患者会耽误病情。因此,提升民众的健康素养,不但直接相关民众的健康,更与提升医疗服务效率密切相关。

对于全社会来说,社区、学校、工作场所及卫生服务机构等场所,是提升民众健康素养的重要细胞单位。

对于民众个体来说,如何从"被动性"健康信息获取到"主动性"健康信息寻求和应用转变,如何把健康知识真正转变为健康行为、健康生活,是非常重

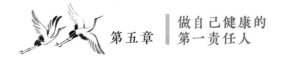

要的。对于个人来说，主动靠近高质量健康信息和服务，主动对自身健康生活进行规划和行动，主动提升个人健康素养，是一个迫切的需要，也是一个循序渐进的过程。

二、不懂得按照人体使用说明书来管理自己的健康

众所周知，每个产品出厂都有说明书，如我们买个电器有说明书，买辆汽车有说明书，甚至买个小小的剃须刀都有说明书。按照说明书正确操作就不会盲目操作，损伤机器，机器良好运行使用年限也会越长。就像一部车子，有的人喜欢猛加油、猛刹车，新车不到一年就糟蹋得差不多了；有的人懂得保养，开了五六年，还跟新车一样。人也是一台有智慧和灵性的机器，一台机器要想长久正常运行，需要经常保养各个部件，那么人的心、肝、脾、肺、肾、脑、血管等各个器官也需要经常维护、保养——这就是预防。但是，现实生活中，很多人由于对自己的身体不够了解，缺乏科学的生活知识和健康理念，往往会对身体进行一些不合理的使用：该睡觉时却熬夜，喝酒过量超出了肝脏的负荷，身体需要经常锻炼却喜爱久坐……结果导致身体饱受神经衰弱、便秘、高血压、糖尿病、心脑血管病、癌症、关节炎等慢性疾病的折磨。可以说，健康问题的出现大都是我们用错了身体的缘故。现在，经常在养生电视节目上看到或者在电台养生栏目中听到这么一句话：什么随着社会的发展，生活条件越来越好，年轻人得上了老年病。其实，得病与生活条件和年龄无关，而是与你糟蹋身体的时间长短有关，不是病年轻化了，而是坏习惯年轻化了。请你算一笔年龄账：我们的爷爷辈 50 岁才过上富裕生活，我们的父亲是从 30 岁过上富裕生活，我们是从 10 岁过上富裕生活，而我们的下一代从 1 岁的时候就过上富裕生活，坏习惯坚持 20 年，就会有疾病来找我们麻烦。我们的爷爷辈 50 岁加 20 年就是 70 多岁，所以我们爷爷那个年代的人 70 多岁，才得心脑血管疾病和一些大病；到了我们父亲辈这个年代 30 多岁加 20 年正好是 50 多岁，所以你会发现发病年龄在提前；那到了第三代人 10 岁加 20 年也就是 30 岁，所以现在心脑血管疾病和大病的高发年龄就是三四十岁；而我们的下一代从 1 岁多的时候就开始有了坏习惯，加 20 年正好是 20 多岁，这也是为什么得大病、富贵病的年龄提前的原因，这不是疾病年轻化了，而是我们的坏习惯年轻化了。坏习惯的时间长，叫累加；几个坏习惯在一起，叫叠加。举个例子，就像现在很多年轻人，一日三餐，晚上这顿吃得最好，吃得最饱，顿顿离不开肉，天热渴了要喝冰镇饮料，晚上拿起手机经常熬夜，有了交通工具几乎不运动，有了空调很久已经不出汗了等等。而且这样的坏习惯已经几年了，别

人在劝你的时候,你还会很自然地说:我习惯了。所以说,不管是自身或是家人,不管是有一个或者是几个坏习惯,如果对这样的行为视而不见,没有人能逃过疾病的惩罚。所以,无知是健康最大的障碍,只有了解与人体健康有关的知识,才能正确使用人体,才能趋利避害,维护人体健康。

《黄帝内经·灵枢》中讲道:"智者之养生也,必须四时而适寒暑,和喜怒而安居处,节阴阳而调刚柔。如是,则避邪不至,长生久视。"实际人体得病,最为关键的在于两邪的入侵:外在的"风邪",内在的"湿邪"。如果我们能清除或避开这两种邪气,就可以"长生久视","长生"就是活得时间长,老也不死;"久视"就是耳不聋,眼不花,闻花赏蝶;"长生久视"也就是有质量的长寿。在日本,女性的平均寿命是 86.7 岁,而在半个世纪前中国和日本两个国家的国民平均寿命差不多,现在经济发达后我们却与日本整整相差 10 多岁。中国5 000 年的传统养生文化全让日本、欧美这些发达国家传承去了,我们国人自己反倒忽略了老祖宗留下来的思想精髓,像《黄帝内经》这样的经典巨制甚至很多国人闻所未闻。

在日本,人们以社区为单位,每个月都上一次保健课,如果没有来听就必须补课,人家有保健意识,为自己和家人制订健康计划,不仅寿命长,而且离世的时候大多是自然死亡,微笑着离开这个世界。而我们就不同了,前半生辛苦度日赚钱,后半生痛苦挣扎买药,50 岁之前用命换钱,50 岁之后用钱换命。正如很多人不知道除了健康状态与疾病状态之外,还有一个"亚健康状态",即使知道,也不了解"亚健康状态"是处于"疾病的早期阶段",更不要说为自己和家人制订健康计划了。

那么,在工作与生活中,我们到底应该怎么做才能做到事业、健康两不误呢?为了我们能有个健康身体去享受健康生活,每个人都应该意识到,自己的健康应该被当成事业一样精心管理,不管是生活还是工作中,我们都应该最大限度地扼制那些威胁健康的因素发生。那么,我们该如何管好自己的健康?

一是要树立扼制体质下降的意识。要想管理好自己的健康,大家就应该了解体质下降是危害健康的真正原因。生活中有很多人都会感到精力上不济、体力上不行,不管自己怎么吃怎么补,自己的身体状况都没有什么好改善;要树立扼制体质下降的意识,就是坚持每年去做体检,以全面了解自己的健康状况,如果发现健康下降,就应该积极去控制。

二是要建立良好的健康生活习惯。很多医学研究证明,人体健康与我们日常生活饮食习惯有着很大关系。如果你经常性熬夜加班、通宵吃喝玩乐、不注意生活中饮食卫生、经常喜欢吃一些垃圾食品等，这些不良生活习惯带来的影响会一点一点地吞噬着我们的健康，小毛病日积月累就形成大病，然后严重影响我们的健康生活，因此，一个正确对待身体、对待健康、对待疾病的态度，才是健康的关键；建立正确的生活习惯，改变错误的生活方式，是获取健康的不二法门。

三是要时刻关注自己的身心健康。身心健康是支撑人体的"两条腿"，身体疾病除了大部分是来自不良的生活饮食习惯之外，与我们的心理健康也有着很大关系。如果人长期处于心情郁闷、精神紧张的状态下，身体抵抗力自然就会下降，就容易遭受各种疾病的侵袭；相反，如果一个人能保持心理健康，就不容易受疾病危害，身体健康也就有了更好的保障。你知道吗？我们的身体拥有非常强大的自我修复能力、自我疗愈能力、自我适应能力、自我觉醒能力及自我救赎能力。人体，就相当于一个小宇宙，每个人都拥有强大的潜能，每个人都是一个蕴藏宝藏的宝库。而打开这把宝库的钥匙，就是人对自己的发自内心的相信。如台湾大学病理科李丰教授，年轻时在加拿大留学，被发现患上癌症，当时医生说只能活 6 个月，在经过手术、放疗和化疗后，疗效也不佳。于是她决定暂时放弃，依靠内心观念的修正、饮食生活的调整、身心健康的训练来让生命重焕生机，结果她已经多活了三十多年。还有近现代著名的佛教法师梦参长老，在他 80 岁的时候查出直肠癌。术后，医生断言他最多活不过五年。但他并未在意，而是仍然心态平和地做好该做的事，结果直到 107 岁在五台山安详圆寂。

我们与生俱来就有"神医"跟随，它可以疗愈我们的身心各种问题。管理好心念、情绪才是长寿秘诀。美国著名心理学专业刊物《心理科学》，在前不久公布了一项很有趣的试验成果：通过改变一个人内心对自身视力的预期，能改变他真实的视力水平。普通的视力表是上大下小，于是被测者就有一个心理预期，越往下就会越看不见。而在这项试验中，试验者将视力表的字幕设计为上小下大。被测者的心理预期被扭转过来，越往下，应该看得清楚。试验结果惊人，被测者的视力水平有了大幅提高，在普通视力表中看不清的字母现在也能看清楚了。

这个试验的效果有点像"安慰剂效应"。所谓安慰剂，本身没有任何治疗作用，但在患者不知情的情况下，出于对医生信任、自身的心理暗示和对疗效的期待，就完全可以达到改善症状、缓解病情的效果。这意味着，人的心与身之间，意念与躯体之间，存在着奇异而隐秘的联系。

四是要养成良好的生活习惯。养成好习惯是储存健康，放纵不良陋习是透支生命。前不久,在江苏淮安有一位37岁的男子因为突发心梗而被送到医院进行抢救。经过多次抢救,该男子依然生命垂危,医生使用了顶级的医疗设备体内膜肺氧合(ECMO),才把他从死神手中救了回来。37岁,这么年轻为何就会出现心肌梗死的症状?在我们的日常生活中,又该如何预防心脑血管疾病、保持一个健康有活力的好身体?让我们一起来看看。据该男子自述,他平时烟瘾很重,一天抽上两三包烟是常有的事儿,而且还经常熬夜。事发当晚,他正在打牌突然感到胸口一阵剧痛,预感事态严重的妻子及时将他送往了医院救治。当他被送到医院时,情况已经相当危险,两个多小时的抢救,该男子反复出现心脏骤停症状,心肺复苏也不见效果,最后,医生为其使用了ECMO。一直到了ECMO使用的第四天,他的症状才终于稳定。最终,在医生的不懈努力下,他转危为安,且未留下任何后遗症。

近年来,由于缺乏正确的健康观念,很多年轻人都仗着年轻的优势,肆意妄为地挥霍着年轻的生命。熬夜、作息不规律、不健康饮食、吸烟、酗酒等等这些在年轻人中常见的不良习惯,正在侵袭和消耗着他们的生命。心肌梗死,主要是由血管斑块脱落所引起,而斑块都是在悄无声息中日积月累地形成,很容易被人们所忽视。医生提醒,年轻人应当重视心血管疾病的预防和筛查,需要对自己不健康的生活习惯和饮食习惯进行及时调整和纠正。

五是要坚持体育锻炼。在忙碌的生活与工作中,管理好我们的健康,除了要养成良好的健康生活饮食习惯之外,还要坚持适当的体育锻炼,因为采取适当的体育锻炼可以提高人身体的免疫力,你的免疫力强了,抵抗疾病的能力自然也就强了。研究表明,运动不仅帮人们延长寿命,还能增强体质、调节情绪,有助于预防肥胖症、心脑血管等疾病,因此,日常生活中坚持体育锻炼可以很好地改善我们的身体状况。

健康是人全面发展的基础,是经济社会发展的必要保障和重要目标,也是人民群众生活质量改善的重要标志。近年来,我国全面建设小康社会和构建社会主义和谐社会的进程中,高度重视提高全民健康素质,坚持以人为本和为人民健康服务的宗旨,大力开展健康教育与健康促进工作。党的十九大做出"健康中国"的重大决策部署,并围绕这个战略目标,国务院于2019年先后颁发《关于实施健康中国行动的意见》《健康中国行动组织实施和考核方案》《健康中国行动(2019—2030年)》等文件,可以看作是健康中国战略和《"健康中国2030"规划纲要》的施工图和路线图,为我们加紧实施健康中国战略指出了明确的方向。有了战略目标,有了行动纲领,具体的落实行动被细化为15个专项行动,位列首位的行动是"健康知识普及行动",目标是帮助每个人学习、了解、掌握有关预防疾病、早期发现、紧急救援、及时就医、合理用药等维护健康的知识与技能,提高健康意识,不断提高健康管理能力。这项行动提出的口号是:"每个人是自己健康的第一责任人。"这表明,健康中国行动,不仅仅是政府的工作,也与每个人息息相关;不仅仅是政府牵头负责,还需要社会积极参与,让每个人对健康的责任都得以体现。

现如今,国家在传播健康知识的同时,更加关注人民群众维护健康的内在动力和基本能力,注重发挥人民群众促进健康的潜能,引进健康素养概念,围绕当前主要健康问题,积极研究探索健康素养对健康相关知识、态度和生活方式的影响,努力提高人民群众应对健康问题的能力,并开始以健康素养监测和评价个体、群体的健康状况,取得了积极成效。由此可见,获得健康最简单也是最有效的方法以及个人健康管理最日常也是最重要的策略,就是培养健康的生活方式,把健康融入生活的方方面面。从这个意义上讲,每个人都是自己健康的主人。

三、如何成为自己健康的第一责任人

2019 年 12 月 28 日,第十三届全国人民代表大会常务委员会第十五次会议通过《中华人民共和国基本医疗卫生与健康促进法》,其中第六章第六十九条中规定:"公民是自己健康的第一责任人,树立和践行对自己健康负责的健康管理理念,主动学习健康知识,提高健康素养,加强健康管理。倡导家庭成员相互关爱,形成符合自身和家庭特点的健康生活方式。公民应当尊重他人的健康权力和利益,不得损害他人健康和社会公共利益。"这个医疗健康的大法凸显出公民个人健康促进的社会责任。党的十九大报告指出,"倡导健康文明生活方式,预防控制重大疾病"。推动"以治病为中心"的治疗观念向"以健康为中心"的管护理念转变,迫切需要提升公众和广大患者的健康素养。每一个人对自己身体状况心中有底,是进行自我管理的基础。当每个人真正成为自己身体的主人,才能变被动医疗为主动管理,落实大卫生、大健康观念。要成为自己是健康的第一责任人,必须做到以下方面:

(一) 转变健康观念,扭转个人健康意识的缺位

在过去 40 年间,我国慢性病患者人群逐年攀升,医保体系不堪重负,因病返贫、致贫时有发生。尽管我国政府付出了巨大的努力和经济投入,仍然没有完全解决所有民众看病难、看病贵等问题。很大一部分原因是民众关注的焦点在医院,把对"不生病"的所有期许寄托于政府,而忽视了个人在健康促

89

进中的作用。电视剧《老中医》里常会听到这样的话语——"医生，我的这条命就交给您了"。很多人在自身生活方式的约束和合理的健康支出上基本不作为："饮食放任、生活放纵"。生病了就去医院，看得好皆大欢喜，看不好总有人抱怨这是医生不尽心、医院不给力，从而形成了独具特色的"健康悖论"——"生病是个人的权利，救治是医院的职责"。

为什么会出现这种健康悖论？为什么很多人难以走在正确的健康道路上？答案很明确：因为我们很难真正下定决心去改变那些容易导致生病的陋习。夸张地说，我们是不见棺材不落泪，直到病时方悔悟。我们在患病时乱投医，花钱如流水，却难以在日常生活中约束自己，改变不良的生活方式，压缩不必要的开支，将其投入到必要的医疗健康保障上。我们会在痛风发作时嗷嗷大叫，下定决心控制饮食，而在疼痛过后不久又回到酒桌上继续大鱼大肉；有太多人在饭桌前，熟练地拿着胰岛素针在肚子上扎一下，然后心安理得地尽情享受眼前的美味佳肴，完全忘却糖尿病恶化带来的严重后果。

如上所述，如果我们依旧依赖传统的"救治模式"，不把关注的重点转移到改变自身生活方式上，不能深刻认识"每个人是自己健康的第一责任人"的理念，真正提高个人健康意识，我国慢性病性病人数就难以下降，现行的医改道路就难以进行，医患关系就难以改善，全民健康的目标就难以落地，"健康中国"的战略也难以实现。《黄帝内经》早就告诉我们，健康要内求，生命就在于自己手中，生命更在你自己的内求当中，光靠外求是不能健康长寿的。那么，现代人为什么对内求这么陌生，有点不舒服，总是马上想到吃药？平常更是想不到内求。我把现代人不内求的原因归结为三个"不"。

第一是不愿意内求，不愿意内观，不愿意内炼。为什么？因为内求毕竟太困难了，你要自己往里看，我们长眼睛就是要往外看的，往里看能看到什么？往外看多容易，往里看太困难了。你看去照一个 X 片，做一个 CT、核磁共振，多容易啊，还要内求什么？内炼也很苦，买点药来吃多么简单，又何必要那么辛苦地自我修炼呢？可是请大家想一想古代养生大家、历代高寿长者，以及历代的名医、大德、高僧、高道，谁不是内求、内炼的。比如说李时珍就发现《黄帝内经》经络的秘密，经络就是内观、反观、向里面看才看出来。所以他有一句名言，经络是"内景隧道，唯反观者能照察之"。

第二是不敢内求。自己内求，静下心来往里看，一闭上眼睛往里面一看，黑黑的，什么都没有。很容易出现幻觉，心中一紧张，就有点害怕，有点恐惧，所以不敢内求。

第三是不屑于内求。总是觉得内求是虚的，神神秘秘的，能有什么效果啊。还不如买点药来吃，药物是实实在在的，吃了之后就有反应。内求要自己锻炼，自己调理自己的经络、脏腑、气血，这些东西存在吗？练了之后有效果吗？一旦看不见，一旦没有立刻的效果，马上就否定它：肯定没有这些东西。

久而久之，我们现代人就越来越偏离了《黄帝内经》的思想，越来越丢弃了我们这位伟大的祖先给我们留下来的稀世珍宝，这非常可惜。

所以，当今面对我国人口结构和全民健康所处的困境，每个公民到底应该发挥什么样的作用、担当什么样的责任、采取什么样的对策和行动，难道不值得我们去认真思考吗？我们是时候觉醒了，要坚决对不良生活方式"断舍离"。如果我们能改变我们的生活习惯，恰当起居、恰当吃、恰当运动、管住我们自己，我们会在很大程度上降低自身患病的风险，或者延缓已有病程；如果大家积极能行动起来，就能够在相对较短时间内改变我国疾病谱，就能够在很大程度上改变现在看病难的问题，也自然会大幅度降低家庭和社会的医疗负担，大幅增进社会、家庭和个人的福祉。

（二）要让健康成为我们的一种信仰

信仰，是指人们对某种理论、学说、主义的信服和尊崇，并把它奉为自己的行为准则和活动指南。信仰并不神秘，它是我们心灵最安全最踏实的地方，是我们的人生最值得交付的对象，是漂泊不定的人生安寄的栖所。没有信仰的生命是空洞苍白的，是浪迹和散乱的。其实，人人在生活中都不断地寻找自己的信仰。有人信仰金钱，认为金钱才能让人身安全；有人信仰权势，认为有权势就有一切；有人信仰艺术，认为对艺术的追求才能让生命充实；有人信仰爱情，认为只有爱情才是生命中最可靠的温暖；有人信仰神灵，认为只有神明才是苦难人生唯一的依靠……然而不管你信仰什么，不管你有怎样的抱负，首先你得有一个健康的身体，否则你只会被自己的病痛所拖累，终将什么也求不来。

我看过著名作家毕淑敏《心灵七游戏》的这本书，其中有一个游戏叫"我的五样"，说它是一个游戏，其实是一个心理测试，就是把您认为自己生命中最重要的五样东西写在一张纸上，然后再逐个删去其中的四样，注意删的过程一定要慎之又慎，因为每删去一样就意味着这一样永远的失去，参加测试的很多人在经过反复斟酌之后，留下的最后一样东西竟然是相同的，那就是健康。其实，可以说是人们心灵深处的一种真实的思考。在党的十九大报告中，"实施健康中国战略"单列了一节。可见"健康"二字，备受重视。而健康中国，必然要建立在每个人的健康之上。大家有没有想过，健康到底是什么？

可以说,健康是一种和谐。人与自然的和谐,人与人之间的和谐,人自身的和谐;健康是一次一次的储蓄,一点一滴的积累,不怕麻烦,贵在坚持;健康更是一种信仰。

在繁华的大都市拼搏的人们,一刻也不肯停下脚步听听身体的建议,只顾着年轻的时候拼出好的事业,拼出好的前程,努力让自己所爱的人过上幸福的生活。但遗憾的是,疾病不会因为年纪轻轻而躲着走,健康也不会因为年富力强而自动来。健康状况不佳,让人难以享受最好的青春年华,也难以在这个伟大的时代搏风击浪。似乎只有那些因为不重视健康而被生活狠狠教训过的人,和那些从死亡线上被救回来的人都会真切地明白,健康才是最重要的,健康才是保证一切的前提。很可能你有再多的钱也买不回你的健康,到时候再后悔,一切就都来不及了。记得贾平凹在一篇杂文里就曾写道:"生一次病,参一次禅。生活水平在进步,在享受生活的过程中,其实健康是第一要素。孩子生一次病,懂事一些;成人生一次病,方才知道生命的本质是什么。在我看来,什么都不重要,就是生命是最重要的。有了生命,有了健康,方才有了一切。"所以,健康是 1,功名利禄都是后面的零。1 有了,0 越多越好。干吗不多? 个人主体不存在了,当然什么也就不存在了——我的意思是说虽然世界不可能因你存在而存在,但是你所感知的世界,如果没有了你,一切都不存在了。健康从何谈起? 其实大家必须要有一个健康=好习惯+时间的概念,你自己是可以拯救自己的,你自己是可以让自己活到 120 岁的。

综上所述,健康的时代一定有健康的信仰,这个答案在历史中随处可觅。对于每个人来说,正确的信仰是幸福人生的开始。有了正确的世界观与人生观,才会有正确的心态与行为,正确的行为才能感受到幸福快乐的人生。这个公式很简单。当今时代,信仰日趋多元化,也越来越呈现出混乱的状态。信仰迷失给人类自身带来的伤害正困扰着社会。选择正确的信仰,需要智慧的抉择,是生命过程中必然面临的问题,也是对自己生命负责任的交代。事实也是如此,信仰有一种神奇的力量。美国社会心理学家大卫·劳森医生研究发现:有信仰的人比一般人心血管死亡率低 50%,肝硬化患病率低 74%,精神心理疾病患病率低 89%。另外在接受心脏手术或器官移植手术后不仅不易引发并发症,不易感染,而且康复期短。科学家们也认为,长寿与健康的关键固在生理,但更在心理。因为有信仰有信念的人,内心更安详稳定,气血流畅。人的心理活动与人体的生理功能之间存在着内在的联系,良好的情绪状态可以使生理功能处于最佳状态。反之则会降低或破坏某种功能,引发各种疾病。调查发现凡是有信仰,信念,乐观,兴趣广泛的人多长寿。

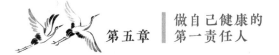
（三）　践行66条，提升健康素养，使自己成为健康的第一责任人

原国家卫计委针对我国居民主要健康问题和健康需求的变化，于2016年发布《中国公民健康素养—基本知识与技能（2015年版）》，即中国公民健康素养66条。她从健康理念到生活方式一应俱全，还囊括了应急措施等安全知识。只要你对66条理解了，并付诸实施，你就会成为自己健康的第一责任人。笔者对66条内容分别作简明扼要的阐释如下：

个人必备的健康知识和理念

1. "健康不仅仅是没有疾病或虚弱，而是身体、心理和社会适应的完好状态。"世界卫生组织（WHO）提出的这个定义提示我们：健康不仅仅是无疾病、不虚弱，而是涉及身体、心理和社会适应三个方面的良好状态。

身体健康表现为体格健壮，人体各器官功能良好。

心理健康是指一种良好的心理状态，能够恰当地认识和评价自己和周围的人和事，有和谐的人际关系（包括家庭成员、朋友、同事等），情绪稳定，行为有目的性，不放纵，能够应对生活中的压力，能够正常学习、工作和生活，对家庭和社会有所贡献。

社会适应是指通过自我调节保持个人与环境、社会及在人际交往中的均衡与协调。

2. 每个人都有维护自身和他人健康的责任，健康的生活方式能够维护和促进自身健康。

每个人都有获取自身健康的权利，也有不损害和（或）维护自身及他人健康的责任。

每个人都可以通过采取并坚持健康的生活方式获取健康，提高生活质量。预防为主，越早越好，选择健康的生活方式是最好的人生投资。

提高公民的健康水平，需要国家和社会全体成员共同努力，营造一个有利于健康的支持性环境。

3. 环境与健康息息相关，保护环境，促进健康。人类所患的许多疾病都与环境污染有很大的关系。无节制地消耗资源和污染环境是造成环境恶化的根源。每个人都有爱护环境卫生、保护环境不受污染的责任。

遵守保护环境的法律法规，遵守讲究卫生的社会公德，自觉养成节约资源、不污染环境的良好习惯，努力营造清洁、舒适、安静、优美的环境，为保护和促进人类健康做贡献。

4. 无偿献血，助人利己。献血救人，是人类文明的表现。无偿献血利国、利人、利己、利家人。适量献血是安全、无害的。健康的成年人，每次采集的血液量一般为 200 毫升，最多不得超过 400 毫升，两次采集间隔期不少于 6 个月。

5. 每个人都应当关爱、帮助、不歧视病残人员。艾滋病、乙肝等传染病病原携带者，精神障碍患者，残疾人都应得到人们的理解、关爱和帮助，这不仅是预防、控制疾病流行的重要措施，也是人类文明的表现，更是经济社会发展的需要。

6. 定期进行健康体检。定期进行健康体检，了解身体健康状况，及早发现健康问题和疾病。检查中若发现健康问题和疾病，应及时就医。有针对性地改变不良的生活习惯和行为习惯，减少健康危险因素。

7. 成年人的正常血压为收缩压≥90 mmHg 且＜140 mmHg，舒张压≥60 mmHg且＜90 mmHg；腋下体温 36 ℃～37 ℃；平静呼吸 16～20 次/分；心率 60～100 次/分。

正常成年人血压收缩压大于等于 90 mmHg，小于 140 mmHg，舒张压大于等于 60 mmHg，小于 90 mmHg。白天略高，晚上略低，冬季略高于夏季。运动、紧张等也会使血压暂时升高。脉压是收缩压与舒张压的差值，正常为 30～40 mmHg。收缩压达到 130～139 mmHg 或舒张压达到 85～89 mmHg 时，称血压正常高值，应当向医生咨询。

成年人正常腋下体温为 36 ℃～37 ℃，早晨略低，下午略高，1 天内波动不超过 1 ℃，运动或进食后体温会略微增高。体温高于正常范围称为发热，低于正常范围称为体温过低。

成年人安静状态下正常呼吸频次为 16～20 次/分，老年人略慢；呼吸频次超过 24 次/分为呼吸过速，见于发热、疼痛、贫血、甲亢及心衰等；呼吸频次低于 12 次/分为呼吸过缓。

成年人安静状态下正常心率为 60～100 次/分，超过 100 次/分为心动过速，低于 60 次/分为心动过缓，心率的快慢受年龄、性别、运动和情绪等因素的影响。

8. 接种疫苗是预防一些传染病最有效、最经济的措施，儿童出生后应当按照免疫程序接种疫苗。疫苗是指为了预防、控制传染病的发生、流行，用于人体预防接种的预防性生物制品。对于疫苗可预防疾病来说，相对于疾病所造成的致死、致残风险和经济、精神损失，接种疫苗的费用是很少的。接种疫苗是预防传染病最有效、最经济的手段。

9. 在流感流行季节前接种流感疫苗可减少患流感的机会或减轻患流感后的症状。流行性感冒(流感)不同于普通感冒,是一种严重的呼吸道传染病。流感病毒致病性强,传播迅速,每年可引起季节性流行,严重危害公众健康。儿童、老年人、体弱者的免疫力低、抵抗力弱,是流感病毒感染的高危人群。

10. 艾滋病、乙肝和丙肝通过血液、性接触和母婴三种途径传播,日常生活和工作接触不会传播。艾滋病、乙肝和丙肝病毒主要通过血液、性接触和母婴途径传播。血液传播是指含有病毒的血液经破损的皮肤、黏膜暴露而传播,或含有病毒的血液通过输血或者血液制品而传播。与感染者共用针头和针具、输入感染者的血液或血成分、移植感染者的组织或器官可造成传播;与感染者共用剃须刀和牙刷、文身和针刺也可能引起传播。性接触传播是指(异性或同性)无防护性行为引起的传播,不使用安全套的性行为会因生殖体液的接触而传播。母婴传播是指感染病毒的母亲经胎盘或分娩将病毒传给胎儿,也可以通过哺乳传给婴儿。

11. 肺结核主要通过病人咳嗽、打喷嚏、大声说话等产生的飞沫传播;出现咳嗽、咳痰 2 周以上,或痰中带血,应及时检查是否得了肺结核。

肺结核病是由结核分枝杆菌(结核菌)引起的呼吸道传染病。痰涂片阳性的肺结核病人是主要的传染源,具有传染性的患者通过咳嗽、打喷嚏、大声说话产生的飞沫(微小颗粒)传播结核菌。健康人吸入带有结核菌的飞沫有可能产生结核感染,人体感染结核菌之后只有少数人会发病,发病与否主要取决于人体抵抗力和结核菌毒力。

12. 坚持规范治疗,大部分肺结核病人能够治愈,并能有效预防耐药结核的产生。肺结核患者应在所在地结核病定点医院或者结核病防治机构接受规范检查和治疗。

传染期肺结核病人应尽量避免去公共场所,必须外出时应佩戴口罩。要做到不随地吐痰,咳嗽、打喷嚏时要掩住口鼻,减少结核菌的传播。与感染性肺结核患者接触,出入较高危险场所(如医院、结核科门诊等)时,建议佩戴医用防护口罩。家庭中有传染性肺结核患者时应尽量采取适当的隔离措施,避免家人受到传染。

13. 在血吸虫病流行区,应当尽量避免接触疫水;接触疫水后,应当及时进行检查或接受预防性治疗。血吸虫病是严重危害人体健康的寄生虫病,人和家畜接触了含有血吸虫尾蚴的水体(简称"疫水"),就会感染血吸虫病。血吸虫感染集中发生在每年的 4～10 月。

预防血吸虫病,不要接触有钉螺(血吸虫病传播的中间宿主)孳生的湖、河、塘及水渠的水体,不要在可能含有血吸虫尾蚴的水中游泳、戏水、打草、捕鱼、捞虾、洗衣、洗菜或进行其他活动。因生产、生活和防汛需要接触疫水时,要采取涂抹防护油膏,穿戴防护用品等措施。接触疫水后,要及时到当地医院或血吸虫病防治机构进行检查或接受预防性治疗。

14. 家养犬、猫应当接种兽用狂犬病疫苗;人被犬、猫抓伤、咬伤后,应当立即冲洗伤口,并尽快注射抗狂犬病免疫球蛋白(或血清)和人用狂犬病疫苗。为控制狂犬病传播,饲养者要为犬、猫接种兽用狂犬病疫苗,防止犬、猫发生狂犬病并传播给人。带犬外出时,要使用犬链,或给犬戴上笼嘴,防止咬伤他人。

15. 蚊子、苍蝇、老鼠、蟑螂等会传播疾病。

蚊子可以传播疟疾、乙脑、登革热等疾病;苍蝇可以传播霍乱、痢疾、伤寒等消化道疾病;老鼠可以传播鼠疫、流行性出血热、钩端螺旋体病等多种疾病;蟑螂可以携带痢疾、伤寒等多种病原菌,其排泄物与尸体中的蛋白可诱发人的过敏性鼻炎和哮喘。所以,搞好环境卫生,消除蚊子、苍蝇、蟑螂孳生地,减少老鼠的藏身之地,要将环境中的各类积水加以清理,并采用各种方法切断侵入途径。

16. 发现病死禽畜要报告,不加工、不食用病死禽畜,不食用野生动物。许多疾病可以通过动物传播,如鼠疫、狂犬病、传染性非典型肺炎、高致病性禽流感、包虫病(棘球蚴病)、绦虫病和囊虫病、血吸虫病等。预防动物源性疾病传播,要做到:接触禽畜后要洗手;不与病畜、病禽接触;不加工、不食用病死禽畜;不加工、不食用未经卫生检疫合格的禽畜肉;不吃生的或未煮熟、煮透的禽畜肉;不食用野生动物。

17. 关注血压变化,控制高血压危险因素,高血压患者要学会自我健康管理。在未使用降压药物的情况下,非同日 3 次测量收缩压≥140 mmHg 和(或)舒张压≥90 mmHg,可诊断为高血压。患者有高血压病史,目前正在服用抗高血压药物,血压虽低于 140/90 mmHg,仍诊断为高血压。超重或肥胖、高盐饮食、吸烟、长期饮酒、长期精神紧张、体力活动不足者是高血压的高危人群。高血压患者应遵医嘱服药,定期测量血压和复查。高血压高危人群及高血压患者要养成健康的行为生活方式,食盐摄入量不应超过 6 克/日,应多吃水果和蔬菜,减少油脂摄入,做到合理膳食、控制体重、戒烟限酒、适量运动、减轻精神压力、保持心理平衡。

18. 关注血糖变化,控制糖尿病危险因素,糖尿病患者应当加强自我健康管理。出现糖尿病症状加上随机血糖≥11.1 mmol/L,或空腹血糖≥7.0 mmol/L 或糖负荷 2 小时血糖≥11.1 mmol/L,可诊断为糖尿病。空腹血糖(FBG)在 6.1 mmol/L≤FBG<7.0 mmol/L 或糖负荷 2 小时血糖(2 hPG)在 7.8 mmol/L≤2 hPG<11.1 mmol/L 为糖调节受损,也称糖尿病前期,是糖尿病的极高危人群。

19. 积极参加癌症筛查,及早发现癌症和癌前病变。癌症筛查和早期检测是发现癌症和癌前病变的重要途径,有利于癌症的早期发现和及时治疗,应积极参加癌症定期检查。成年女性应定期参加宫颈癌和乳腺癌筛查,还应进行乳腺自我检查。国家为部分地区农村妇女提供免费的宫颈癌、乳腺癌检查。国家在部分农村高发地区和城市地区开展了肺癌、上消化道癌、大肠癌、结肠癌、直肠癌、肝癌、鼻咽癌等癌症筛查和早诊早治工作。采取健康生活方式可以预防多种癌症的发生。如戒烟可降低患肺癌的风险;合理饮食可减少结肠癌、乳腺癌、食管癌、肝癌和胃癌的发生;预防和治疗人乳头瘤病毒,可减少宫颈癌的发生。

早发现、早诊断、早治疗是提高癌症治疗效果的关键。重视癌症的早期征兆,发现异常情况及时就医。

20. 每个人都可能出现抑郁和焦虑情绪,正确认识抑郁症和焦虑症。情绪是人们对认知对象的一种内心感受或态度,是人们对学习、工作、生活环境以及他人行为的一种情感体验。情绪分为积极情绪和消极情绪。积极情绪又称正面情绪,主要表现为爱、愉悦、满足、自豪等,使人感到有信心、有希望、充满活力;消极情绪又称负面情绪,主要表现为忧愁、悲伤、痛苦、恐惧、紧张、焦虑等,过度的消极情绪会对人的身心造成不良影响,严重时可能发展为抑郁症和焦虑症等。

21. 关爱老年人,预防老年人跌倒,识别老年期痴呆。关爱老年人,尊重老年人的思维方式和自主选择,力所能及地为老年人创造更好的生活环境,支持和鼓励老年人树立新的社会价值自信和家庭价值自信。

老年期痴呆是老年期常见的一组慢性进行性精神衰退性疾病,表现为记忆力、计算力、判断力、注意力、抽象思维能力、语言功能减退,情感和行为障碍,独立生活和工作能力丧失。老年期痴呆是不可逆转的进行性病变,应该由精神科或神经科医生诊治,需要给予充分关爱和特殊护理。

22. 选择安全、高效的避孕措施,减少人工流产,关爱妇女生殖健康。育龄男女如果短期内没有生育意愿,可选择避孕药、避孕套避孕;已婚已育夫妇提倡使用宫内节育器、皮下埋植等长效高效避孕方法,无继续生育意愿者,可采取绝育术等永久避孕措施。发生意外妊娠，需要人工流产时，应到有资质的医疗机构。自行堕胎、非法人工流产会造成严重并发症甚至威及生命。杜绝违背妇女意愿的性行为，尊重和维护女性在生殖健康方面的权益。

23. 保健食品不是药品，正确选用保健食品。保健食品指声称具有特定保健功能或者以补充维生素、矿物质为目的的食品，即适宜于特定人群食用，具有调节机体功能，不以治疗疾病为目的，并且在规定剂量之内，对人体不产生任何急性、亚急性或者慢性危害的食品。保健食品可补充膳食摄入不足或调节身体机能，健康人群如果能够坚持平衡膳食，不建议额外食用保健食品。消费者可根据自身需要，正确选择国家主管部门正式批准和正规厂家生产的合格保健食品，但不能代替药品。

24. 劳动者要了解工作岗位和工作环境中存在的危害因素，遵守操作规程，注意个人防护，避免职业伤害。劳动是每个人的基本需要，但有些工作岗位和工作环境中存在有害因素，会对健康产生影响，甚至可能造成疾病。常见的有害因素包括有毒有害的化学物质，如粉尘、铅、苯、汞等；有害的物理因素，如噪声、振动、高低气压、电离辐射等；有害的生物因素，如布氏杆菌、炭疽杆菌、森林脑炎病毒等。劳动者过量暴露于上述有害因素，会对健康造成损害，严重时会引起职业病，如矽肺、煤工尘肺、铅中毒、苯中毒等。工作中过量接触放射性物质则会引起放射病。长期接触职业有害因素，必须定期参加职业健康检查。如果被诊断得了职业病，必须及时治疗，避免与工作环境继续接触，必要时调换工作。

25. 从事有毒有害工种的劳动者享有职业保护的权利。《中华人民共和国职业病防治法》明确规定，劳动者依法享有职业卫生保护的权利。保护劳动者免受不良工作环境对健康的危害，是用人单位的责任。用人单位应当为劳动者创造符合国家职业卫生标准和卫生要求的工作环境和条件，并采取措施保障劳动者获得职业卫生保护。

必须遵守的健康生活方式与行为

26. 健康生活方式主要包括合理膳食、适量运动、戒烟限酒、心理平衡四个方面。健康生活方式，是指有益于健康的习惯化的行为方式，主要表现为生活有规律，没有不良嗜好，讲究个人卫生、环境卫生、饮食卫生，讲科学、不迷信，平时注意保健，生病及时就医，积极参加对健康有益的文体活动和社会活动等。

合理膳食指能提供全面、均衡营养的膳食。食物多样，才能满足人体各种营养需求，达到合理营养、促进健康的目的。原卫生部发布的《中国居民膳食指南》为合理膳食提供了权威指导。

适量运动指运动方式和运动量适合个人的身体状况，动则有益，贵在坚持。运动应适度量力，选择适合自己的运动方式、强度和运动量。健康人可以根据运动时的心率来控制运动强度，最大心率＝220－年龄，每周至少运动3次。

吸烟的人，不论吸烟多久，都应该戒烟。戒烟越早越好，任何时候戒烟对身体都有好处，都能够改善生活质量。过量饮酒会增加患某些疾病的风险，并可导致交通事故及暴力事件的增加。建议成年男性一天饮用的酒精量不超过25克，女性不超过15克。

心理平衡，是指一种良好的心理状态，即能够恰当地评价自己，应对日常生活中的压力，有效率地工作和学习，对家庭和社会有所贡献的良好状态。乐观、开朗、豁达的生活态度，将目标定在自己能力所及的范围内，建立良好的人际关系，积极参加社会活动等均有助于个体保持自身的心理平衡状态。

27. 保持正常体重，避免超重与肥胖。

正常体重有助于保持健康，预防疾病。体重过高和过低都是不健康的表现，易患多种疾病。超重和肥胖者易患心血管疾病、糖尿病和某些肿瘤等。体重正常者应保持体重，超重和肥胖者应控制体重到正常范围。体重是否正常可用体重指数（BMI）来判断，BMI＝体重（千克，kg）／身高^2（米，m）。成人正常体重指数在18.5～23.9之间，体重指数在24～27.9之间为超重，体重指数≥28为肥胖。腰围是判断超重肥胖的另一常用指标。成人正常腰围的警戒线为男性≥85厘米，女性≥80厘米；成人腰围的超标线为男性≥90厘米，女性≥85厘米。

28. 膳食应当以谷类为主，多吃蔬菜、水果和薯类，注意荤素、粗细搭配。食物可以分为谷类（米、面、杂粮等）和薯类，动物性食物（肉、禽、鱼、奶、蛋等），豆类和坚果（大豆、其他干豆类及花生、核桃等），蔬菜、水果和菌藻类，纯能量食物（动植物油、淀粉、糖、酒等）等五类。多种食物组成的膳食，才能满足人体各种营养需求。三餐食物要多样化，注意荤素搭配。成年人每天应摄入250～400克的谷类食物。要注意粗细搭配，经常吃一些粗粮、杂粮和全谷类食物，每天最好能吃50～100克。建议成年人每天吃蔬菜300～500克，水果200～400克。蔬菜和水果不能相互替换，建议餐餐有蔬菜，天天有水果。

29. 提倡每天食用奶类、豆类及其制品。奶类营养丰富，营养组成比例适宜，容易消化吸收，是膳食钙质的极好来源。饮奶有利于骨质健康，减少骨质丢失。儿童青少年饮奶有利于生长发育和骨骼健康，同时预防成年后发生骨质疏松。建议每人每天饮奶 300 克或相当量的奶制品。高血脂和超重肥胖者应选择低脂、脱脂奶及其制品。

大豆含丰富的优质蛋白质、必需脂肪酸、B族维生素、维生素 E 和膳食纤维等营养素,且含有磷脂、低聚糖以及异黄酮、植物固醇等多种人体需要的植物化学物质。适当多吃大豆及其制品可以增加优质蛋白质的摄入量,也可防止过多消费肉类带来的不利影响。建议每人每天摄入 30～50 克大豆或相当量的豆制品。

30. 膳食要清淡,要少油、少盐、少糖,食用合格碘盐。油、盐摄入过多是我国城乡居民普遍存在的膳食问题。油摄入过多会增加患肥胖、高血脂、动脉粥样硬化等多种慢性疾病的风险;盐摄入过多会增加患高血压的风险;糖摄入过多会增加超重、肥胖的风险。应养成清淡饮食的膳食习惯,膳食中要少油、少盐、少糖。建议每人每天烹调油用量 25～30 克,食盐摄入量不超过 6 克(包括酱油、酱、酱菜等调味品和食物中的含盐量),糖摄入量不超过 50 克。

31. 讲究饮水卫生,每天适量饮水。生活饮用水受污染可以传播肠道传染病等疾病,还可能引起中毒。因此,要注意生活饮用水安全。

在温和气候条件下,从事轻体力活动的成年人每日最少饮水量为 1 200～1 500 毫升,从事高温或强体力活动者,应适当增加饮水量。要主动饮水,不要等口渴了再喝水。饮水最好选择白开水,不喝或少喝含糖饮料。

32. 生、熟食品要分开存放和加工,生吃蔬菜水果要洗净,不吃变质、超过保质期的食品。生食品是指制作食品的原料,如鱼、肉、蛋、禽、菜、粮等。熟食品是指能直接食用的食品,如熟肉、火腿肠、馒头、米饭等。在食品加工、贮存过程中,生、熟食品要分开。切过生食品的刀不能直接再切熟食品,盛放过生食品的容器不能直接再盛放熟食品,避免生熟食品直接或间接接触。冰箱保存食物时,也要注意生熟分开,熟食品要加盖储存。购买预包装食品时要查看生产厂家名称、地址、生产日期和保质期,不购买标识不全的食品。不吃过期食物。

33. 成年人每日应当进行 6～10 个千步当量的身体活动,动则有益,贵在坚持。身体活动是指由于骨骼肌收缩产生的机体能量消耗增加的活动。进行身体活动时,心跳、呼吸加快,循环血量增加,代谢和产热加速,这些反应是产生健康效益的生理基础。适量身体活动有益健康,动则有益,贵在坚持,适度量力。身体活动对健康的影响取决于活动的方式、强度、时间和频度。推荐成年人每日进行 7 500 步的身体活动。千步当量是度量能量消耗的单位,以 4 千米/小时中速步行 10 分钟的活动量为 1 个千步当量,其活动量等于洗盘子或熨衣服 15 分钟或慢跑 3 分钟。千步当量相同，其活动量即相同。成年人每周应进行 150 分钟中等强度或 75 分钟高强度运动，或每天进行中等强度运动 30 分钟以上，每周 3～5 天。

34. 吸烟和二手烟暴露会导致癌症、心血管疾病、呼吸系统疾病等多种疾病。我国吸烟人数超过 3 亿，约有 7.4 亿不吸烟者遭受二手烟暴露的危害。每年死于吸烟相关疾病的人数超过 100 万。吸烟和二手烟暴露导致的多种慢性疾病给整个社会带来了沉重的负担。烟草烟雾中含有 7 000 余种化学成分，其中有数百种有害物质，至少有 69 种为致癌物。吸烟及二手烟暴露均严重危害健康，即使吸入少量烟草烟雾也会对人体造成危害。

35. "低焦油卷烟""中草药卷烟"不能降低吸烟带来的危害。不存在无害的烟草制品，只要吸烟就有害健康。有充分证据说明，相比于吸普通烟，"低焦油卷烟"和"中草药卷烟"不能降低吸烟对健康的危害，反而容易诱导吸烟，影响吸烟者戒烟。吸烟者在吸"低焦油卷烟"的过程中存在"吸烟补偿行为"，如加大吸入烟草烟雾量和增加吸卷烟的支数等。"吸烟补偿行为"的存在使吸烟者吸入的焦油和尼古丁等有害成分并未减少。

36. 任何年龄戒烟均可获益，戒烟越早越好，戒烟门诊可提供专业戒烟服务。烟草制品中的尼古丁可导致烟草依赖，烟草依赖是一种慢性成瘾性疾病。戒烟可以显著降低吸烟者肺癌、冠心病、慢性阻塞性肺疾病等多种疾病的发病和死亡风险，并可延缓疾病的进展和改善预后。吸烟者在戒烟过程中可能出现不适症状，必要时可寻求专业戒烟服务。戒烟门诊可向吸烟者提供专业戒烟服务。

37. 少饮酒，不酗酒。酒的主要成分是乙醇和水，几乎不含有营养成分。经常过量饮酒，会使食欲下降，食物摄入量减少，从而导致多种营养素缺乏、急慢性酒精中毒、酒精性脂肪肝等，严重时还会造成酒精性肝硬化。过量饮酒还会增加患高血压、脑卒中（中风）等疾病的风险，并可导致交通事故及暴力事件的增加，危害个人健康和社会安全。建议成年男性一天饮用酒的酒精量不超过 25 克，成年女性不超过 15 克。

38. 遵医嘱使用镇静催眠药和镇痛药等成瘾性药物，预防药物依赖。遵医嘱使用镇静催眠药和镇痛药等成瘾性药物，可以治疗和缓解病痛。不合理地长期、大量使用可导致药物依赖。药物依赖会损害健康，严重时会改变人的心境、情绪、意识和行为，引起人格改变和各种精神障碍，甚至出现急性中毒乃至死亡。因此，任何人都不要擅自使用镇静催眠药和镇痛药等成瘾性药物，包括含有麻醉药品、精神药品成分的复方制剂（如含有可待因、福尔可定等具有成瘾性成分的止咳药），也不要随意丢弃或给他人使用。出现药物依赖后，应去综合医院精神科或精神专科医院接受相应治疗。

39. 拒绝毒品。毒品指鸦片、海洛因、甲基苯丙胺（冰毒）、吗啡、大麻、可卡因，以及国家规定管制的其他能够使人形成瘾癖的麻醉药品和精神药品。任何毒品都具有成瘾性。毒品成瘾是一种具有高复发性的慢性脑疾病，其特点是对毒品产生一种强烈的心理渴求和强迫性、冲动性、不顾后果的用药行为。吸毒非常容易成瘾，任何人使用毒品都可导致成瘾，不要有侥幸心理，永远不要尝试毒品。毒品严重危害健康。吸毒危害自己、危害家庭、危害社会、触犯法律。一旦成瘾，应进行戒毒治疗。

40. 劳逸结合，每天保证 7～8 小时睡眠。任何生命活动都有其内在节律性。生活规律对健康十分重要，工作、学习、娱乐、休息、睡眠都要按作息规律进行。要注意劳逸结合，培养有益于健康的生活情趣和爱好。顺应四时，起居有常。睡眠时间存在个体差异，成人一般每天需要 7～8 小时睡眠，儿童青少年需要更多睡眠，长期睡眠不足有害健康。

41. 重视和维护心理健康，遇到心理问题时应当主动寻求帮助。每个人一生中都会遇到各种心理卫生问题，重视维护心理健康非常必要。心理卫生问题能够通过调节自身情绪和行为、寻求情感交流和心理援助等方法解决。采取乐观、开朗、豁达生活态度，把目标定在自己能力所及的范围内，调适对社会和他人的期望值，建立良好的人际关系，培养健康的生活习惯和兴趣爱好，积极参加社会活动等，均有助于保持和促进心理健康。

42. 勤洗手、常洗澡、早晚刷牙、饭后漱口，不共用毛巾和洗漱用品。用正确的方法洗手能有效地防止感染及传播疾病。每个人都应养成勤洗手的习惯，特别是接触食物前要洗手，饭前便后要洗手，外出回家后先洗手。用清洁的流动水和肥皂洗手。

43. 根据天气变化和空气质量，适时开窗通风，保持室内空气流通。阳光和新鲜的空气是维护健康不可缺少的。阳光中的紫外线，能杀死多种致病微生物。让阳光经常照进屋内，可以保持室内干燥，减少细菌、霉菌繁殖的机会。开窗通风，可以保持室内空气流通，使室内有害气体或病菌得到稀释，预防呼吸道传染病发生。雾霾、沙尘天气时，应关闭门窗，减少室外颗粒物进入室内；遇到持续雾霾天气时，应选择空气污染相对较轻的时段，定时通风换气，否则有可能造成室内二氧化碳浓度过高，出现缺氧。

44. 不在公共场所吸烟、吐痰，咳嗽、打喷嚏时遮掩口鼻。世界卫生组织《烟草控制框架公约》指出，接触二手烟雾会造成疾病、功能丧失或死亡。室内工作场所、公共场所和公共交通工具内完全禁烟是保护人们免受二手烟危害的最有效措施。二手烟不存在所谓的"安全暴露"水平,在同一建筑物或室内,划分吸烟区和非吸烟区将吸烟者和不吸烟者分开、安装净化空气设备或通风设备等,都不能够消除二手烟雾对不吸烟者的危害。吸烟者应当尊重他人的健康权益,不当着他人的面吸烟,不在禁止吸烟的场所吸烟。

肺结核病、流行性感冒、流行性脑脊髓膜炎、麻疹等常见呼吸道传染病的病原体可随患者咳嗽、打喷嚏、大声说话、随地吐痰时产生的飞沫进入空气,传播给他人。所以不要随地吐痰,咳嗽、打喷嚏时用纸巾、手绢、臂肘等遮掩口鼻,这也是社会进步、文明的表现。

45. 农村使用卫生厕所,管理好人畜粪便。卫生厕所是指有墙、有顶,厕坑及贮粪池不渗漏,厕所内整洁卫生,没有蝇蛆,基本无臭味,粪便能够被及时清理并进行无害化处理的厕所。

46. 科学就医,及时就诊,遵医嘱治疗,理性对待诊疗结果。科学就医是指合理利用医疗卫生资源,选择适宜、适度的医疗卫生服务,有效防治疾病、维护健康。生病后要及时就诊,早诊断、早治疗,避免延误治疗的最佳时机,这样既可以减少疾病危害,还可以节约看病的花费。生病后要选择合法医疗机构就医,不到无《医疗机构许可证》的不合法医疗机构就医。遵从分级诊疗,避免盲目去大医院就诊。就医时要携带有效身份证件、既往病历及各项检查资料,如实向医生陈述病情,配合医生治疗,遵从医嘱按时按量用药。按照医生的要求调配饮食、确定活动量、改变不健康的行为生活方式。不要有病乱投医,不要使用几个方案同时治疗,不要轻信偏方,不要凭一知半解、道听途说自行买药治疗,更不要相信封建迷信。

医学所能解决的健康问题是有限的,公众应当正确理解医学的局限性,理性对待诊疗结果,不要盲目地把疾病引发的不良后果简单归咎于医护人员的责任心和技术水平。如果对诊疗结果有异议,或者认为医护人员有过失,应通过正当渠道或法律手段解决,不能采取扰乱医疗秩序或伤害医护人员的违法行为。

47. 合理用药,能口服不肌注,能肌注不输液,在医生指导下使用抗生素。合理用药是指安全、有效、经济地使用药物。用药要遵循能不用就不用,能少用就不多用;能口服不肌注,能肌注不输液的原则。必须注射或输液时,应做到"一人一针一管"。任何药物都有不良反应,用药过程中如有不适要及时咨询医生或药师。

48. 戴头盔、系安全带,不超速、不酒驾、不疲劳驾驶,减少道路交通伤害。

在道路交通事故中,佩戴安全头盔可有效减轻摩托车驾驶员的头部伤害,使驾驶员的死亡风险减少 20%～45%;系安全带可使汽车驾乘人员的致命伤害降低 40%～60%。驾驶时,速度每增加1公里/小时,伤害危险就增加 3%,严重或致命伤亡危险增加 5%。酒精、毒品、某些药物会减弱驾驶人员的判断能力和反应能力,即使是较低的血液酒精含量或药物浓度,也会增加交通事故风险。疲劳驾驶显著增加严重交通事故风险,驾驶员连续驾驶 2 小时应休息 1 次,保证驾驶时精力充沛、注意力集中。每个人都应对自己和他人的生命与健康负责,重视道路交通安全,严格遵守交通法规,避免交通伤害的发生。

49. 加强看护和教育,避免儿童接近危险水域,预防溺水。溺水是我国儿童意外伤害死亡的第一位原因,要加强对儿童的看护和监管。儿童游泳时,要由有救护能力的成人带领或有组织地进行,不要单独下水。游泳的场所,最好是管理规范的游泳池,不提倡在天然水域游泳,下雨时不宜在室外游泳。

50. 冬季取暖注意通风,谨防煤气中毒。冬季使用煤炉、煤气炉或液化气炉取暖,由于通风不良,供氧不充分或气体泄漏,可引起大量一氧化碳在室内蓄积,造成人员中毒。

51. 主动接受婚前和孕前保健,孕期应当至少接受 5 次产前检查并住院分娩。婚前和孕前保健可以帮助准备结婚或怀孕的男女双方了解自身的健康状况,发现可能影响婚育的有关疾病和问题,接受有针对性的咨询和指导,提高婚姻质量和促进安全孕育。

妇女怀孕后应及时去医院检查,建立"孕产妇保健手册"。孕妇孕期至少应进行 5 次产前检查(孕早期 1 次,孕中期 2 次,孕晚期 2 次),有异常情况者应适当增加检查次数。定期产前检查能够动态监测胎儿发育情况,及时发现妊娠并发症或合并症。

孕妇要到有助产技术服务资格的医疗保健机构住院分娩,高危孕妇应提前住院待产,最大限度地保障母婴安全。

52. 孩子出生后应当尽早开始母乳喂养,满 6 个月时合理添加辅食。母乳是婴儿最理想的天然食品,含有婴儿所需的全部营养以及大量的抗体和免疫活性物质,有助于婴儿发育,增强婴儿的免疫能力。母乳喂养不仅能增进母子间的情感,促进婴儿心智发育,还能促进母亲的产后康复。

53. 通过亲子交流、玩耍促进儿童早期发展,发现心理行为发育问题要尽早干预。重视儿童早期发展,0～3 岁儿童的身心健康是发展的基础,应把儿童的健康、安全和养育工作放在首位。家长、抚养人和学前教育工作者,应成为儿童生活的照顾者、情感的关爱者、行为的示范者和活动的引导者。

54. 青少年处于身心发展的关键时期,要培养健康的行为生活方式,预防近视、超重与肥胖,避免网络成瘾和过早性行为。

个人应该掌握的基本技能

55. 关注健康信息,能够获取、理解、甄别、应用健康信息。日常生活中,要有意识地关注健康信息。遇到健康问题时,能够积极主动地利用现有资源获取相关信息。对于各种途径传播的健康信息能够判断其科学性和权威性,不轻信、不盲从,优先选择政府、卫生计生行政部门、卫生计生专业机构、官方媒体等正规途径获取健康信息。

对甄别后的信息能够正确理解,并自觉应用于日常生活,维护和促进自身及家人健康。

56. 能看懂食品、药品、保健品的标签和说明书。直接向消费者提供的预包装食品标签标示应包括食品名称、配料表、净含量和规格、生产者和(或)经销者的名称、地址和联系方式、生产日期和保质期、贮存条件、食品生产许可证编号、产品标准代号及其他需要标示的内容。预包装食品标签向消费者提供食品营养信息和特性的说明,包括营养成分表、营养声称和营养成分功能声称。营养成分表以一个"方框表"的形式标有食品营养成分名称、含量和占营养素参考值(NRV)百分比,强制标示的核心营养素包括蛋白质、脂肪、碳水化合物和钠。

药品的标签是指药品包装上印有或者贴有的内容,分为内标签和外标签。药品内标签指直接接触药品的包装的标签,外标签指内标签以外的其他包装的标签。药品的内标签应当包含药品通用名称、适应证或者功能主治、规格、用法用量、生产日期、产品批号、有效期、生产企业等内容。药品外标签应当注明药品通用名称、成分、性状、适应证或者功能主治、规格、用法用量、不良反应、禁忌、注意事项、贮藏、生产日期、产品批号、有效期、批准文号、生产企业等内容。麻醉药品、精神药品、医疗用毒性药品、放射性药品、外用药品和非处方药的标签,必须印有规定的标识。

药品说明书应当包含药品安全性、有效性的重要科学数据、结论和信息,用以指导安全、合理使用药品。药品说明书的具体格式、内容和书写要求由国家食品药品监督管理总局制定并发布。药品说明书上必须注明药品的通用名称、成分、规格、生产企业、批准文号、产品批号、生产日期、有效期、适应证或者功能主治、用法、用量、禁忌、不良反应和注意事项。

非处方药是可以自行判断、购买和使用的药品。非处方药分为甲类非处方药和乙类非处方药,分别标有红色或绿色"OTC"标记。甲类非处方药须在药店执业药师或药师指导下购买和使用；乙类非处方药既可以在社会药店和医疗机构药房购买，也可以在经过批准的普通零售商业企业购买。乙类非处方药安全性更高，无须医师或药师的指导就可以购买和使用。

保健食品标签和说明书不得有明示或者暗示治疗作用以及夸大功能作用的文字，不得宣传疗效作用。必须标明主要原（辅）料，功效成分或标志性成分及其含量，保健作用和适宜人群、不适宜人群，食用方法和适宜的食用量、规格、保质期、贮藏方法和注意事项、保健食品批准文号、卫生许可证文号、保健食品标志等。

57. 会识别常见的危险标识，如高压、易燃、易爆、剧毒、放射性、生物安全等，远离危险物。危险标识由安全色、几何图形和图形符号构成，用以表达特定的危险信息，提示人们周围环境中有相关危险因素存在。常见的危险标识包括高压、易燃、易爆、剧毒、放射、生物安全等。识别常见危险标识，远离危险，保护自身安全。但要注意，危险标识只起提醒和警告作用，它本身不能消除任何危险，也不能取代预防事故的相应设施。

58. 会测量脉搏和腋下体温。脉搏测量方法：将食指、中指和无名指指腹平放于手腕桡动脉搏动处，计1分钟搏动次数。正常成年人安静状态下脉搏次数为60～100次/分。腋下体温测量方法：先将体温计度数甩到35℃以下，再将体温计水银端放在腋下最顶端后夹紧，10分钟后取出读数。正确读数方法：用手拿住体温计的玻璃端，即远离水银柱的一端，使眼睛与体温计保持同一水平，然后慢慢转动体温计，从正面看到很粗的水银柱时就可读出相应的温度值。读数时注意不要用手碰体温计的水银端，否则会影响水银柱读数而造成测量不准。成年人正常腋下体温为36～37℃。

59. 会正确使用安全套，减少感染艾滋病、性病的危险，防止意外怀孕。正确使用安全套，一方面，可以避免接触感染病原体的体液，减少感染艾滋病、乙肝和大多数性传播疾病的风险；另一方面，可以阻断精子与卵子的结合，防止意外怀孕。

60. 妥善存放和正确使用农药等有毒物品，谨防儿童接触。农药可经口、鼻、皮肤等多种途径进入人体，使人中毒，谨防儿童接触。

家中存放的农药、杀虫剂等有毒物品，应当分别妥善存放于橱柜或容器中，并在外面加锁。保管敌敌畏、乐果等易挥发失效的农药时，一定要把瓶盖拧紧。有毒物品不能与粮油、蔬菜等堆放在一起，不能存放在既往装食物或饮料的容器中，以免发生误服中毒。已失效的农药和杀虫剂不可乱丢乱放，防止误服或污染食物、水源。

61. 寻求紧急医疗救助时拨打"120"，寻求健康咨询服务时拨打"12320"。需要紧急医疗救助时，拨打"120"急救电话求助。"12320"是政府设置的公共卫生公益热线，是卫生系统与社会、公众沟通的一条通道，是社会公众举报投诉公共卫生相关问题的一个平台，是向公众传播卫生政策信息和健康防病知识的一个窗口。在生活中遇到相关问题，公众可通过"12320"进行咨询或投诉。

62. 发生创伤出血量较多时，应当立即止血、包扎；对怀疑骨折的伤员不要轻易搬动。受伤出血时，应立即止血，以免出血过多损害健康甚至危及生命。小的伤口只需简单包扎即可止血；出血较多时，如果伤口没有异物，应立即采取直接压迫止血法止血。如果伤口有异物，异物较小时，要先将异物取出；异物较大、较深时，不要将异物拔出，在止血同时固定异物，尽快就医。处理出血的伤口时，要做好个人防护，尽量避免直接接触血液。

对怀疑骨折的伤员进行现场急救时，在搬移前应当先固定骨折部位，以免断骨刺伤血管、神经，不要在现场进行复位。如果伤势严重，应在现场急救的同时，拨打120急救电话。

63. 遇到呼吸、心脏骤停的伤病员，会进行心肺复苏。心肺复苏（CPR）可以在第一时间恢复伤病员呼吸、心跳，挽救伤病员生命，主要用于抢救心肌梗死等危重急症以及触电、急性中毒、严重创伤等意外事件造成的呼吸心脏骤停伤病员。心肺复苏有三个步骤，依次是胸外心脏按压，开放气道，人工呼吸。胸外心脏按压即救护者将一只手掌根放在伤病员胸骨正中两乳头连线水平，双手掌根重叠，十指相扣，掌心翘起，两臂伸直，以髋关节为支点，用上半身的力量垂直按压。按压深度至少5厘米，按压频率至少100次/分钟，连续按压30次；用仰头举颏法打开气道；口对口人工呼吸（婴儿口对口鼻），吹气时间1秒钟，连续吹2口气。30次胸外按压、2次人工呼吸为1个循环，连续做5个循环，然后判断伤病员有无呼吸。如果无呼吸，继续做5个循环，直至复苏成功或救护车到来。

64. 抢救触电者时，要首先切断电源，不要直接接触触电者。抢救触电者之前，首先做好自我防护。在确保自我安全的前提下，立即关闭电源，用不导电的物体如干燥的竹竿、木棍等将触电者与电源分开。千万不要直接接触触电者的身体，防止救助者发生触电。防止触电发生，要学习安全用电知识，正确使用家用电器，不超负荷用电；不私自接拉电线；不用潮湿的手触摸开关和插头；远离高压线和变压器；雷雨天气时，不站在高处、不在树下避雨、不打手机、不做户外运动。

65. 发生火灾时，用湿毛巾捂住口鼻、低姿逃生；拨打火警电话："119"。突遇火灾时，如果无力灭火，应迅速逃生，不要顾及财产。由于火灾会产生炙热的、有毒的烟雾，所以在逃生时，不要大喊大叫，应当用潮湿的毛巾或者衣襟等物捂住口鼻，用尽可能低的姿势，有秩序地撤离现场。不要乘坐电梯、不要选择跳楼。

66. 发生地震时，选择正确避震方式，震后立即开展自救互救。地震时，身处平房或低层楼房，应迅速跑到室外空旷处。身处楼房高层，要迅速躲在坚固的家具旁、承重墙的内墙角或开间小的房间，远离门窗、外墙、阳台，不要跳楼，不要使用电梯。关闭电源、火源。室外要避开高大建筑物、玻璃幕墙、立交桥、高压电线等易发生次生灾害的地方。如果地震被埋，要坚定生存信念；保存体力，不要大喊大叫；可用砖头、铁器等击打管道或墙壁发出求救信号。震后不要立即返回建筑物内，以防余震发生。震后救护伤员时，要立即清理口鼻异物，保持呼吸道通畅；对出血部位及时止血、包扎；对骨折部位进行固定。

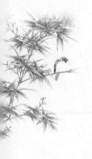

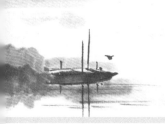

第二部分　践行篇

第六章

心理平衡是健康长寿的基础

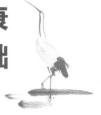

　　据世界卫生组织（WHO）统计，全球目前至少有6亿多人存在各种精神心理问题，约占世界总人口的10%，其中2亿人患有抑郁症。世界卫生组织专家断言，从现在到21世纪中叶，没有任何一种灾难能像心理危机那样给人们带来持续而深刻的痛苦。从疾病发展史来看，人类已进入"心理疾病时代"了，被列为当今人类十大死因之一的自杀，大多是由于心理疾病引起的。我们的医学专家指出，在未来的十年里，老年痴呆症、抑郁症、精神分裂症、青少年和大学生的心理问题，将是危害我们健康的最大精神疾病。所以，专家们把"能正确处理心理危机"定为健康的新标志。

　　据世界卫生组织统计，90%以上的疾病，都和情绪有关。而从数据来看，目前与情绪有关的疾病就已达200多种。所有的负面情绪，比如说委屈、纠结、愤怒，终将化作一场免疫风暴。有一位突患肺癌晚期的女士，婚后一直都跟公婆住。虽然丈夫一家对她还不错，但她非常希望能够有自己的空间，跟丈夫提过几次想搬出公婆的家都遭拒绝。后来她也慢慢不再提这件事了。直到去年她在毫无征兆的情形下查出了肺癌，检查出来的时候已经是晚期。她家经济条件特别好，除了接受西医的治疗外，家人还帮她找了一位著名的心理治疗师。当心理治疗师在一次催眠治疗中问她这辈子最大的心愿是什么。她只说了一件事："我希望有一个自己的家，只跟丈夫、儿女在一起，不用很大，不用很久，几个月就好。"她平静地说出自己的心愿，嘴角滑过一抹连她自己都没有觉察的微笑。有人曾说："一个失落的灵魂能很快杀死你，远比细菌快得多"。人生路上，我们遇到的最大敌人，不是能力，不是条件，而是情绪。1992年我们做了一个课题，在南京市调查了100位100岁及以上的老人。调查发现,这些老人除了遗传基因、无不良嗜好等因素外,他们的共同特点有两条:一是每个健康老人都心胸开阔、性格随和、心地善良,没有一个健康老人心胸狭隘、脾气暴躁、鼠肚鸡肠、爱钻牛角尖。二是没有一个健康老人懒惰,这是真的。要么爱劳动,要么爱运动。正好印证了英国一句谚语:"没有一个长寿者是懒汉。"2010 年美国科学家公布了一项长达三年的科学研究结果,他们对 700 名 100 岁及以上的健康寿星的研究揭示了长寿的秘密:性格开朗,很少发愁,基本不发火,一辈子心平气和。可见,长寿之道不分中外。所以,有的健康学者说,心理健康比生理健康更重要,你只要注意心理平衡,就掌握了健康的金钥匙。由此看来。心理健康对身体的健康起着至关重要的作用,心理健康比生理健康更加重要。

《黄帝内经》里也有一句话:"恬淡虚无,真气从之。"就是说人如果心态平和,就能保证体内气血运行正常,自身抵抗力、免疫力就会显著提高,健康长寿就有希望。这是人类有文字记录以来,第一次论述心态与人体健康关系的名言。无数事实反复证明:在人类轻松愉快的所有处方中,健康心态是最好的良方。有了健康的心态,我们的生活充满阳光,处处莺歌燕舞,生活在这个时代,天天幸福,时时快乐,全身的每个毛孔都流淌着自豪,在任何岗位上都可以大显身手,大展风采。有了健康的心态,人体的神经系统、内分泌系统、免疫系统、各器官代谢功能等,都会处在最佳的协调运转状态,各种疾病都可以抵御,健康长寿大有希望。心若健康,态度就会健康;态度健康,习惯就会健康;习惯健康,性格就会健康;性格健康,身体就会健康;身体健康,人生就会健康。所以,心态决定人生。

一、衡量心理健康的要素和标准

(一) 心理健康十要素

保持健康的心理,不但有助于身体健康,少患疾病,而且能使你的人生富有意义。从心理学的观点来看,健康的心理包括以下十要素:

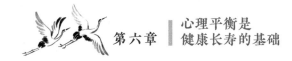

（1）有充分的自我安全感。

（2）充分了解自己，并对自己的能力做出恰当的评估。

（3）生活目标切合实际。

（4）不脱离现实环境。

（5）能保持人格完整与和谐。

（6）具有从经验中学习的能力。

（7）能保持良好的人际关系。

（8）能适度表达和控制自己的情绪。

（9）在符合集体的要求下，能积极地发挥个性。

（10）在不违背社会的前提下，能适当地满足个人的基本要求。

（二） 心理健康的标准

判断一个人的心理是否健康，是看他或她与大多数人特别是与同龄人、同性别的人是否一致。因此，心理健康的标准应该包括以下六方面。

（1）智力正常：智力正常是一个人生活、学习和工作的基本条件。通过说话、察言观色便很容易确定来访者智力是否正常。一般不需要进行心理测试。

（2）情绪稳定乐观：情绪稳定乐观是心理健康的主要标志。与这一条相对立的是喜怒无常。这并不是说心理健康的人没有情绪低落的时候，而是说他们的积极情绪多于消极情绪，而且他们的喜怒哀乐情绪处于相对平衡的状态。

（3）人际关系和谐：人际关系和谐是心理健康的重要标志。心理健康的人，能信任和尊重别人，设身处地地理解别人，能以恰当的方式让别人理解自己。因而，无论他或她在哪个单位，和本单位的同学、同事关系都很融洽；对父母和家庭其他成员很亲近。

一个心理健康的人不是与别人没有任何矛盾，而是在发生矛盾时能积极有效地去解决矛盾，重新让别人了解自己。

（4）行动自觉果断：这是心理健康的又一重要标志。心理健康的人干什么事都有明确的目的性，经过深思熟虑以后便果断地采取决定，不盲目、不犹豫，把自己的决定贯彻如一，绝不是说的是一样而做的又是另外一样。这并不是说不能改变决定，而是说不轻易地改变决定。

（5）热爱学习、生活和工作：一个心理健康的人在任何情况下都热爱生活，感到生活非常有意思；爱学习，如学外语、计算机和其他相关知识，把学习看作是生活必不可少的一部分；爱工作，不仅按时上下班，而且要创造性地去工作,努力完成工作任务,把工作看作是一种乐事。

(6) 正确的自我观:这也是心理健康的重要条件。有正确的自我观是指知道自己的优点和缺点,对优点能积极地去发扬,对不足能自觉地去改进;不因为有优点而骄傲自大,也不因为有不足而自卑;总是知不足而进取不懈、为自己取得的成绩而愉快乐观。

真正的自己就像一块被岩石包裹的美玉或是占满灰尘的珍宝。德尔菲神殿上刻着"人啊,认识你自己"这句话启示我们:每个人对自己并不完全认识,只有认识了自己,才能开启美好人生。

上述标准是互相联系的。一个人心理不健康,不一定表现在所有方面,而往往表现在其中几个方面。对照上面的心理健康的标准,你觉得你的心理是否健康?

二、心理疾病的十大诱因

随着人们工作和生活节奏的不断加快,心理疾病的发病率呈直线上升趋势。那么,导致现代人心理疾病的诱因是什么? 心理疾病发生的原因复杂,影响的因素也有很多,我认为常见的有 10 种诱因:

(1) 感情与家庭的变故:现代社会中,因为感情受挫或婚姻变故所引发的心理问题越来越多。失恋无疑是很痛苦的情感体验,失恋的一方会因对感情的难以割舍而痛苦不已,失落感会加重心理失衡的程度,有些人因此产生心理障碍甚至出现不理性的过激行为,给对方和自己造成难以弥补的伤害。随着现代思想观念的转变,以及对婚姻质量的重视和要求,离婚率在我国也呈现不断上升的趋势。离婚后的受损方,尤其是女性,往往经受不住这种打击,造成心理伤害。一项相关调查表明,目前我国离婚人群中,感到心理压力过重的约占 70%,这一群体非常需要心理支持与帮助。

(2) 超负荷的工作压力:在社会整体节奏迅速加快的同时,都市白领群体更是被高强度的工作压力所困。他们中的很多人长期处于高度紧张的状态下,且常常得不到及时的调适,久而久之便会产生焦虑不安、精神抑郁等症状,重则诱发心理障碍或精神疾病。从生理角度讲,一个人的精神如果总是高度紧张的话,会造成内分泌功能失调及免疫力下降,易产生各种身心疾病,甚至会导致"过劳死"。

(3) 对网络的依赖心理:网络的出现,极大地方便了现代人的生活和工作,但其负面影响也是不容忽视的。尤其是广大青少年,对网络有着极大的兴趣,上网成了他们生活中重要的部分。适当上网是有益的,但每天以大量时间上网,或上一些不健康的网站,极可能诱发上网人群的心理疾病。如长期上网聊天、游戏、网恋,极可能使上网者因长期处于虚拟状态而影响其正常的认知、情感和心理定位,严重者甚至会发生人格分裂。

(4)生活贫困加重心理压力:这一群体主要是失业和高校的贫困生。由于无业,尤其是夫妻都失业,其心理压力可想而知。由于一些失业人员观念一时难以转换,对家政、建筑等工作不屑一顾,因而形成"高不成、低不就"的尴尬局面。在心理压力与生活压力的双重作用下,极易导致心理疾患,甚至造成家庭破裂。"贫困生"一直是高校的敏感话题。对于迈入高等学府的有些贫困生而言,一方面是经济状况的窘迫,一方面是虚荣心作祟,这种现实会加剧矛盾心理,使这些贫困生患心理疾病的概率增高。

(5)急功近利的心理倾向:在对事业的追求上,有些人具有急功近利的倾向,他们往往经不起失败的打击。由于他们对成功的期望很高,且不想耗费太多的力气,总想以小博大,希望事半功倍。可现实又往往不因人的主观意愿而改变,当然就容易失望、失落。也有些人因急于求成而拼命工作,不断自我加压,总是苛求自己,结果常常因心有余而力不足导致失败,并诱发抑郁、自闭等心理障碍。

(6)学习任务过于繁重:众所周知,从某种角度而言,目前最苦的是学生,尤其是中学生。他们天天面对着读不完的书和看不完的复习资料,面对父母老师的殷切期盼,深感不堪重负。目前无论是小学生、中学生还是大学生,患有各种不同程度心理疾病者不在少数。考试压力所引发的心理症状主要有:反应迟钝、过激、焦躁不安、抑郁及厌学心理。

(7)过分溺爱独生子女:不少独生子女任性、自私、不善交际、适应力差等现象已成为家长和学校都感到较为棘手的问题,而造成这些问题的根源却在家长。他们对独生子女过于溺爱,在溺爱中长大的孩子,除了养成任性、自私等不良习性之外,还常常表现为性格孤僻、耐挫力差、社交恐惧甚至有暴力倾向。家长的溺爱会造成孩子的心理病灶,这种潜在危机就像定时炸弹,引爆后的杀伤力是巨大的。

(8)投资受损后无法承受:近年来,人们的投资意识不断增强,如买股票、买彩票、买房子、做生意等等。这其中既有投资的成分,也有投机的操作,当长期的投入没有得到期望的回报或资本严重亏损时,难免造成人们心理失衡。强烈的挫败感、情绪的剧烈波动、巨额资金的流失,极可能摧垮一个人的心理防线,有的人甚至因此而轻生。

(9)老年人缺乏精神关爱:我国已进入老龄化社会,对老年人的精神关爱是全社会都应当关注的大事。目前,我国绝大部分老年人的物质生活基本得以满足,但他们的精神生活和心理需求却未必尽如人意。一项调查表明,目前我国老年人心理疾病有上升趋势,而其主要是由于缺乏精神关怀所致。由此可见,老人晚年失爱已成为不容忽视的问题,这是引发老年人心理问题的重要诱因。

（10）难以适应社会发展:现代社会飞速发展、瞬息万变,有些人却因种种原因而难以适应。这种不适应包括很多方面:对社会的不公平现象看不惯,又因自己无力改变现状而郁闷、烦躁;对单位里的分配不均看不惯,为自己的报酬偏低而愤愤不平;因信仰的苍白而产生失落感、无归属感;因个人技能与现代化的差距而焦急、无奈等等。

在上述这些情况下,如果情绪不能及时得到疏导和调整,就容易导致心理疾病。

三、长寿老人的心理优势

日本是世界出名的长寿之乡,日本医学家渡边在对 136 名 90 岁以上的长寿老人进行健康调查中得知,长寿老人大多具有超于一般人的心理优势,主要体现在以下四方面。

（1）情绪稳定:长寿老人比较注重自己的情绪调适,使中枢神经处于相对稳定的良好状态,进而使机体的生理功能协调。95％以上的长寿老人情绪安定,适应能力强,经受得起生活环境中的各种不良刺激。他们即使受到精神刺激或创伤,也能自我控制,并很快恢复心理平衡。

（2）心境愉快:愉快标志着老年人身心活动的协调。长寿老人大都性格爽朗,笑口常开。笑是一种简单而又愉快的运动,可使胸、膈、腹以及心、肺、肝等脏器都得到有益的活动,神经、骨骼和肌肉得到放松,且可驱除忧愁烦恼,减轻精神压力,抒发健康的感情,进而提高机体的免疫力。

（3）胸襟豁达:长寿老人在人际关系方面态度真诚和善,对同辈人尊重,对晚辈人慈爱,以宽厚的态度待人处世。这种长者的情怀和气质,是健康的保证。

（4）热爱生活:长寿老人大都对生活充满热爱与向往之情,他们积极从事自己力所能及的工作或劳动,充分发挥自己的能力,并从中获得快慰和乐趣。

我们应从长寿者的心理优势中吸取营养,使自己的心理保持良好的状态,这无疑对健康有益。

四、退休老人怎样调整心态

随着年纪的增大,老年人应该做好退休生活的心理准备,调整心态,保持乐观,才能使老年生活过得多姿多彩。

(1) 提前做好退休后的计划:在离退休还有一年左右的时间就应该做好妥善的计划,包括经济上的支出、生活的安排等,预先做好计划,有利于退休后的幸福生活。

(2) 培养多种兴趣爱好:平时注意兴趣爱好的培养,有利于退休后生活过得充实,使生活丰富多彩。

(3) 保持和树立乐观的心境:豁达、乐观是保持心理健康的"妙药"。

(4) 心理上保持年轻:应当树立一种比实际年龄小几岁的心理状态,如60岁的人就当自己50岁。

(5) 自找乐趣:结合自身爱好,做自己想做的事,如种花、编织、学书画、听音乐、下棋等。自找乐趣、自我调整,这样有益于心理和躯体的健康。

(6) 广交朋友:朋友多了,聊天的人就多,心情就能保持轻松愉快,减少孤独感,赶走压抑情绪;朋友多了能经常促膝谈心,有不顺心的事能得以吐露、宣泄,从而保持良好的心境。

(7) 敢于美化自己:老年人适宜的修饰和美容,会给自身带来活力。喜欢"老来俏"的老年人比不善于穿着化妆的老年人患高血压、溃疡、癌症等和精神因素有关的疾病少30%以上。

(8) 多参加文娱、体育活动:比如看电影、看球赛、参加文艺节目、去公园晨练,都会使人心情开阔、精神轻松愉悦。

(9) 建立良好的生活习惯:健康的生活方式是身心健康的根本保证,不良的生活习惯会带来情绪上的波动,进而影响心理健康。

(10) 为子孙分忧:老年人应该学会为子孙分忧,积极面对老年生活,不给年轻人增加负担,这样有利于家庭关系融洽,生活幸福。

(11) 多接触新的事物:保持与时俱进,顺应社会的需要,才能过得顺畅,才能不与时代脱轨。

五、怎样应对职场压力

在社会迅速发展的今天,"压力太大"这句话可能是职场中我们抱怨最多的一句了。现代职场就像一个巨大的高压锅,每个身处职场的人都能感受到

117

压力的存在。想过八戒般的生活,却承受着悟空般的压力,只有沙僧般的能力,还时不时得听唐僧般的唠叨。工作的负荷、人际关系的复杂、工作业绩的考核、工作环境的适应等,这些状况都使我们受压。那么,该如何面对职场压力呢?

（1）调整自我心态,以积极乐观的心态拥抱压力。积极的心态发现机会,消极的心态发现困难。以积极的心态看待职场中的压力,你会发现其实很多事情并没有那么困难,换个角度考虑问题,你总会在不经意间发现契机。积极的心态有助于你积极地思考,不仅能影响你看待周围环境的方式,还会给周围的人带来影响。

（2）理性反思,自我反省。理性反思,积极进行自我对话和反省。思考自己身上的闪光点,发挥长处,发挥优势,思考自身的弱势,吸取教训,弥补不足,思考工作上的疑虑,加深研究,明白透彻。要坚信人无完人,每个人都有自己的长处和短处,遇到问题时应先从自己的主观方面去寻找原因,相信自己可以做得更好。

（3）有效沟通。职场上一个人的沟通协调能力是很重要的,擅于沟通,良好的沟通往往会使人很快在工作中打开局面,赢得宽松的发展空间,职场上沟通的主要目的就是达成彼此的利益和目的,向上汇报、顺利晋升也都需要合适的沟通表达。

（4）提升能力,增强自信心。能力简而言之就是你能做到的,说专业一点就是个人把所学的知识、技能和态度在特定的职业或者情境中与整合所形成的能完成一定工作任务的本领。能力一旦拥有,对于一个人的影响是终生的,同时也可以增强一个人的自信心和承受能力。比如演讲能力,经过长时间学习掌握后,就会是你的特长,随时可用,8 小时内求生存,8 小时外求发展,就是这个道理。

（5）释放压力,保持健康,学会放松。当你感到有那么一点厌倦心理时,不妨去找朋友倾诉下,所有的烦恼说出来,就会轻松很多。坚持适量的运动,不仅能够使得身体健康,能有精力去面对和解决职场上出现的各种问题,也会使你的身体和情绪得到改善和稳定。

（6）学会适当让步。对他人不要过于挑剔或期望过高,应当看到别人的优点;对自己也应适当留有余地,不要事事追求完美。

（7）学会有目的、高效率地管理时间。职场压力的产生往往与时间紧张感相伴随,在进行时间安排时,应权衡各种事情的优先顺序,按照"重事先办、急事优先、先易后难"的顺序处理问题,这会使我们的工作远离被动局面。

（8）为自己留出休整的空间，不要把工作压力带回家。阅读、交谈、冥想、听音乐、参与体力劳动等，都是缓解压力、获得内心安宁的好方法。

六、七情不调诱发疾病

七情，即喜、怒、忧、思、悲、恐、惊七种情志，是机体的精神状态。突然、强烈或长期持久的情志刺激，超过了人体本身的正常承受范围，就使人体气机紊乱、脏腑阴阳气血失调，导致疾病的发生。由于它是造成内伤病的主要致病因素之一，故又称内伤七情。

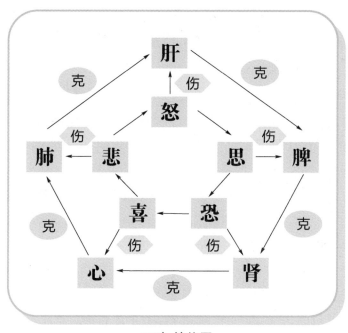

五脏-情绪图

（1）喜则气缓：在正常情况下，欢喜可以缓和情绪紧张，使营卫通利，心情舒畅。《素问·举痛论》说："喜则气和先达，营卫通利，故气缓矣。"但暴喜过度，对身体也有害，可使心气涣散、神不守舍，出现精神不集中，甚至失神狂乱等症。

（2）怒则气上：是指过度愤怒会使肝气横逆上冲，血随气逆，并走于上。临床可见气逆、面红目赤或呕血，甚至出现昏厥猝倒。

（3）忧则气聚：是指过度忧愁，损伤肺气，致使气机的治理调节功能失常，气聚而不行。

（4）思则气结：是指思虑过度会伤神损脾，结果导致气机郁结。

（5）悲则气消：是指过度悲忧，可使肺气抑郁，意志消沉，肺气耗伤。

（6）恐则气下：是指恐惧过度，会使肾气不固，气泄于下，临床可见大小便失禁，或恐惧不解则伤精，发生骨酸痿厥、遗精等症。

（7）惊则气乱：是指突然受惊，以致心无所倚，神无所归，虑无所定，惊慌失措。

情志的异常波动，都可使原有的病情加重，或导致病情迅速恶化。临床发现，在许多疾病的过程中，如果患者有较剧烈的情志波动，往往会使病情加重，或急剧恶化。如有高血压病史的患者，如遇事恼怒，肝阳暴涨，血压便会迅速升高，发生眩晕，甚至突然昏厥，乃至昏仆不语、半身不遂、口眼歪斜。

七、不良情绪诱发癌症

恶性肿瘤已成为直接危害人们健康的第一"杀手"，每当人们提起就会闻"癌"色变。为什么生活在同一个环境当中，有的人身体健康，有的人却得了癌症？专家说，这与人的脾气性格和生活习惯有着密切的联系。

20世纪50年代中期，美国著名心理学家劳伦斯·莱西曾对一组癌症患者的生活史做过调查，他发现这些患者的一个共同特点是，从童年开始便留有不同程度的心理创伤。他们或幼年丧父（母），或青年婚姻不顺，或中年丧偶，或老年失子。所有这些心理创伤，使他们变得沉默寡言、郁郁寡欢，对生活失去信心，对工作缺乏热忱，进而抑郁悲伤、情绪紧张、精神压力沉重。我国也有调查资料表明，许多癌症患者发病前半年有较大精神刺激，其比例超过50%，并且多在失望、孤独和其他沉重打击与精神压力频繁时期发病。

前些年中国科学院心理研究所进行的研究表明：现代生活中，工作和学习长期紧张、工作和家庭中的人际关系不协调、生活中的重大不幸是诱发癌症的三种重要因素。

据实验证实：在情绪好时，大脑的情感中枢会分泌出一种有利于健康的物质"内啡肽"，这种物质既可镇痛又抗衰老，且能激活免疫系统功能，抑制癌细胞和有害微生物的生长，还能调整内分泌功能，从而使人体细胞活性增强，抗病能力提高。相反，在情绪不好时，会使肾上腺素皮质酮分泌增加。这种激素进入血液后，可损害人体免疫功能。由于机体内平衡被打破，使细胞失去正常状态和功能，就会不断变异产生癌细胞。同时紧张情绪还会减少人的体内抗体的产生，阻碍淋巴细胞对癌细胞的识别和消灭，使癌细胞突破人体免疫系统的防御，不断生长，形成癌肿。精神因素对癌症的发展、扩散起着非常重要的作用。换句话说，当抑郁等消极情绪作用于中枢神经系统，会引起自主神经功能和内分泌功能的失调,使机体的免疫功能受到抑制,进而引发正常细胞癌变。2 000多年前,古罗马的盖伦医生就知道患乳腺癌的妇女常患有忧郁症。现代医学已经证明了这点,抑郁消极的情绪可使催乳素分泌过多,导致乳腺癌。我国中医在《外科正宗》中对乳腺癌的病因分析,认为"忧郁伤肝,思虑伤脾,积想在心,所愿不得,致经络痞涩,聚结成核"。俗话说:"百病皆生于气""万病源于心"。

情绪可以杀人,也可以救人。人的烦恼多是自身的拘囿,人的快乐则仰仗自我主动解脱。顺时宜自省以戒躁,逆处当自勉以防颓。要心胸豁达,宽以待人。良好的情绪和心态犹如一剂心药,对癌细胞有强大的杀伤力,是药物所不能代替的。由此可见,不良情绪是癌细胞的活化剂。正如一位哲人说的:"一切对人不利的影响中,最能使人短命夭亡的就是不好的情绪和恶劣的心境。"所以,在日常生活中不论是顺境还是逆境,都要保持积极、乐观、向上的心态。

八、简单十法,远离不快乐

现在人们的生活节奏变快,社会竞争的形势越来越严峻,人们往往承受着无与伦比的巨大压力,真所谓:"压力超负荷,竞争无极限"。因此人们的情绪往往处于压抑、困惑、狂躁、焦虑、无助、不安的负面状态中,如果不能及时解脱,将会影响身体健康、工作效率以及和同事、朋友和亲人的关系。那么怎样远离负面情绪呢?密歇根大学的一项调查表明,坐办公室的人们有3/10的时间会脾气古怪、爱发牢骚、易怒。那么如何让这些坏情绪远离自己呢?这里有几种"坏心情清除术"。

(1)格物爱人:格物就是降低对事物的欲望,知足常乐;爱人就是关爱他人、善待他人、宽容他人。渴求的事物越多,就把自己放在一个"不能自己"的博取状态,就要付出更多的努力,空乏其身,得不偿失;与人关系紧张也会导致精神压力,关爱他人、善待他人、宽容他人,只要付出爱心,就能缓解矛盾,提升好感,改善关系。欲望小了,关系顺了,情绪自然正常了。

(2)音乐怡情:这是调整负面情绪的最有效的方法之一。情绪不好,听听摇滚歌曲、听听轻音乐、听听爱情歌曲就能纾解。听摇滚可以发泄不良情绪;听轻音乐可以淡化不良情绪;听爱情歌曲可以净化不良情绪。从心理学角度,音乐怡情是对不良情绪的有效转移和化解。

(3)关爱自己:健康第一,这是人们快乐生活的总原则,健康不在了,用牺牲自己的健康换来的名誉、利益、财富、地位等等也就失去了意义,因此在生活中多关爱自己一些,年轻时用健康可以挣钱换来财富,年老时却不能用金钱、财富换来健康,这是不可逆的。生活中不可避免竞争,但可以避免不良情绪对健康的影响,爱自己的人都会做得到。

(4)移情调整:移情就是换位思考,以心换心,对他人的处境感同身受,站在别人的角度想问题,这样在与人相处时可以自我化解对立,走向理解、宽容。还有一种移情就是调整自己情绪,通过自己的感觉导向实现不良情绪的转化和转移。移情调整的原则有三个:复杂的问题简单化、棘手的问题细节化、悲观的问题积极化。也就是说,凡事从积极的角度想,从积极的角度做,就会有积极的结果——保持积极心态是远离负面情绪的法宝。

(5)该发泄时就发泄:别抑制坏情绪,而是任其发泄3~5分钟。如趁办公室无人时哭上几声,或拍打一下桌椅,跺一跺脚。

(6)迅速进入工作角色:烦心事很快会被你的忙乱冲掉。

(7)回忆美好时光:回忆美好时光是释去坏心情的一剂良药。

(8)暂时置身事外:干脆暂时放下手上的一切,让自己放松。

(9)保持充足的水分:紧张得不知所措时,先泡上一杯茶,慢慢地一小口一小口地啜饮,在品味茶香的过程中,紧张顿消。

(10)学会释然:有些问题根本没有解决办法,抽出三五分钟,试试下面的小窍门:静静地望着窗外,或闭起双目,想象轻松愉快的事。如果你设想烦恼消失了,实际就会感到豁然开朗。

九、好心态来自"三乐"

要想心态好,保持"三乐"特别重要:助人为乐、知足常乐、自得其乐。

(一) 助人为乐

助人为乐亦是战胜孤独的一把金钥匙。心理咨询实践告诉我们:孤独的生活往往是种种心理疾患的前奏。没有朋友,没有和谐的人际关系,我们便会感到不适与苦恼。慢慢地,我们会对生存的意义感到迷惑。因此,我们需要友情,需要被他人接纳、尊重、关心和理解。

在获得友情、搞好人际关系的诸多因素中,我认为"助人为乐"这一点非常重要。我们都有过这样的体验,当你遇到棘手的难题时,有人帮助你,问题便迎刃而解;当你感到苦恼时,有人来安慰你、开导你,你便会茅塞顿开……当你得到精神、感情方面的安慰、鼓励、支持和帮助时,一种感激之情就会油然而生,甚至产生知恩图报的愿望。这样一来,你们之间的情感联系也就加深了。同理,你在别人遇到这样或那样的问题时,热情地给予关心、爱护、帮助,别人也同样会产生这样的心理效应。

研究表明,一个人对弱者或陷于困境的朋友伸出援手,他自身心中会涌出欣慰之感;一个人坚信自己于他人有助益,将更积极向上。这"欣慰之感"和"积极向上"的精神,不只是自我完善的催化剂,同时更是身心健康的营养素。这就是俗话所说的"情舒而病除"。

一位朋友曾说:"献爱心对自己也是有益的。它在于,献爱心的过程,实现的是自己对他人的帮助、对社会的责任。这种自豪的情绪,会给自己的心理带来良性刺激,从而产生欢快感。"

现代医学研究认为,大脑部分细胞膜上存在着吗啡样受体。人在做善事时,受到爱心滋润,体内会产生一种类似吗啡样的天然镇静剂——内啡肽。它通过细胞膜上的吗啡样受体,使人产生愉悦之感。同时,乐善好施的行为还可能激发众人的感激、友爱之情,为善者因为赢得了人们对自己的好感与信任,从而内心获得温暖与满足感。生活在这样的环境与氛围中,人自然轻松愉快,坦然、安然加悠然,焉有不快乐之理?

法国哲学家居友说:"我们每个人都有很多的同情、很多的爱心,比维持我们生存所需要的多得多。我们应该把它分散给别人,这就是生命开花。"生命开花,比喻得多好。有好人缘、爱助人的人,不正像花儿一样,用其绽放的魅力让人紧紧围拢在他(她)的周围?

树立助人的意识和习惯,对于那些自卑、人际关系不佳以及有着各种心理障碍的人,显得尤为重要。这些人由于高度的自我关注,即对自己的问题、症状过分重视和关心,加之长期处于与他人隔绝封闭的状态,很容易对他人的需要漠然视之,助人之举也就很难发出了。

助人为乐是一种帮助人们克服自卑、抑郁、焦虑等消极情绪的良策。

首先,帮助他人是自我能力的一种体现。若你能帮助他人,不仅能给别人温暖,也会激起自己的力量,让自己体会到自我的价值,树立起对自我的信心。

其次,帮助他人是获得友情、改善人际关系的好途径。倾听一下别人的诉说,在别人困难时帮一把,这些事都会令人觉得你富有同情心,值得相交。

再次,帮助他人可以转移对自我心理病症的关注。在帮助的过程中,我们必须细心观察他人是否需要帮助,需要何种帮助,以及如何把这种帮助做好。无形之中,你就有了忘我的精神。

最后,帮助他人就是提高自己。我们在给别人传授知识的过程中,自己对知识也会理解得更加准确透彻;我们帮助别人解除心灵痛苦,自己的心胸也会越来越豁达;我们帮助别人解决生活困难,自己的实践能力也得到了锻炼。

我们所说的"助人",其实不仅仅"利他",也是"利己",这是一个共赢的过程。在帮助别人的同时,自身也获得了成长,无论是助人者,还是接受者,双方都是受益的。

(二) 知足常乐

知足常乐是说人们在工作、生活、学习尤其是待遇问题上没有过多的要求就能够觉得满足和快乐。不过,现实的生活告诉我们,"知足常乐"也是说起来容易做起来难。当今社会五光十色,思想多元,不免让人眼花缭乱。而我们每一个人又不可能在真空中生活,因而绝对的公平很难见,不尽如人意之事却很多,任何人都不可能回避,而且必须面对。于是乎,有人不知足,有人不满意,有人发牢骚,有人骂大街,有人嫉妒,有人迷茫……

由此,使我想起旧时流行于陕西洛川一带的一首民歌《十不足》:"一见兄台笑嘻嘻,听我再唱十不足。逐日奔忙只为饥,才得有食又思衣。置下绫罗身上穿,抬头又嫌房屋低。盖下高楼并大厦,床前缺少美貌妻。娇妻美妾都娶下,又虑出门没马骑。将钱买下高头马,马前马后少跟随。家人招下十个数,有钱没势被人欺。一铨铨到知县位,又说官小势位卑。一攀攀到阁老位,每日思想要登基。一日南面坐天下,又想与神仙下象棋。洞宾与他把棋下,又问哪是上天梯?上天梯子未做下,阎王发牌鬼来催。若非此人大限到,上到天上还嫌低。"这首由明代朱载堉创作的民歌,将那些欲海无边、贪得无厌者的嘴脸和心态表现得淋漓尽致。而现实生活中的不知足者,虽没有如此大欲,但常常不知足,时时愤恨、嫉妒,动不动发牢骚,势必也会影响健康。因长期不知足而心态变异,最终导致周身气血紊乱、脏腑功能失调而致病的事例也时时发生。现代心身医学也认为,不知足的不良情绪延续到一定时间、达到一定程度,足可以导致人的机体平衡失调,所以我们可以说"不知足"是身心健康之大敌。

金元时期著名医学家李东垣在其医学著作《脾胃论·省言箴》中说:"名与身孰亲,身与货孰多?以隋侯之珠,弹千仞之雀,世必笑之,何取之轻而弃之重耶!"意思是说名利与身体哪个重要?身体与财物谁重要?其答案恐怕是不言自明。俗话说"千金难买身体健",如果我们在日常的工作、生活、学习中,对名利永不知足,对待遇永不满意,处处以己之长比人之短,工作斤斤计较,生活唯利是图,患得患失,稍不满意就怨天尤人,稍不称心就牢骚满腹,久之自然会伤心损神,殃及机体而致病,这正如老子对人与财物名利辩证关系的高度概括:"罪莫大于可欲,祸莫大于不知足,咎莫大于欲得。故知足之足,常足矣"。

当然,人往高处走,水往低处流。在工作、生活、学习中,想万事如意,盼心想事成本也无可厚非,但想归想,盼归盼,在现实中不是任何付出都会有回报的,因此当自己的愿望甚至连小小的打算都难得实现时,当自己遇到所谓的"不公平"或"不公正"时,不妨读一读清代大文豪袁枚的《行路歌》一诗:"别人骑马我骑驴,仔细思量总不如。回头再一看,还有挑脚夫。"此诗对不知足者而言可谓是良药一副。面对诸多的不公平,面对诸多的不如意,面对诸多的不顺心,我们应该像诗人那样有一种"比上不足,比下有余"的心态。只有这样,才能让那些不公平、不满意、不顺心从心中消失,从而做到知足常乐,培养一个好心情,保得一个好身体。诚若如此,岂非快哉! 自己有工作,有房子住,儿女也很好,没有必要与别人攀比。比是无止境的,幸福本无固定的标准,幸福是一种见仁见智的感觉。

(三) 自得其乐

在逆境中自得其乐,不能气馁。要有点阿Q精神,就是倒霉的时候也要快乐,自得其乐。倒霉了怎么还能快乐呢? 古今中外,世界上都一样,风水轮流转,人有悲欢离合,月有阴晴圆缺。古人都说人世间"三十年河东,三十年河西";现在变了,改成了"十年河东,十年河西";最近又变了,改成"三年河东,三年河西"。因为这个世界变化快,还没弄明白,它又变了。

古人说:"祸兮,福之所倚;福兮,祸之所伏。"没有一个人永远走运,没有一个人永远倒霉。巴尔扎克讲过:"苦难是生活最好的老师。"想要成长,必经磨难,这是人生的必修课,不然很多道理是体会不到位的。我们讲心理平衡,上岁数的容易掌握,年轻人不行,为什么? 上岁数的人经过了一些磨难和坎坷,体会比较容易。有些道理,人不到一定岁数,是悟不出来的。

十、获得心理健康的"营养素"

身体的生长发育需要充足的营养,如蛋白质、脂肪、糖、无机盐、维生素、膳食纤维和水等,一个都不能少;心理健康也同样需要营养素,而且这些"营养"也非常重要,若严重缺乏,就会影响心理健康,进而影响生理健康。那么,对人来说,非常重要的心理健康"营养素"有哪些呢?

（一）爱的接受与付出

人生最为重要的精神"营养素"是爱。爱有十分丰富的内涵，不单指情爱，还包括关怀、安慰、鼓励、奖赏、赞扬、信任、帮助和支持等。爱伴随人的一生，并且有接受有付出。付出的爱实际上包括了爱自己、爱他人与爱社会。爱自己，就应该做到自我调适，不自卑、不骄傲；爱他人，就应该做到宽容、忍耐、相让；爱社会，则应注重奉献、表达感激、尽力回报。

不能正常得到爱或不能主动地付出爱，都会造成精神失衡，进而影响健康。童年时代主要是父母之爱，童年是培养人心理健康的关键时期，在这个阶段若得不到充足和正确的父母之爱，就将影响其一生的心理健康发育。少年时代增加了伙伴和师长之爱，青年时代主要是情侣和夫妻之爱，中年人社会责任重大，同事、亲朋和子女之爱十分重要，它们会使中年人在事业家庭上倍增信心和动力，让生活充满欢乐和温暖。至于老年人晚年幸福的关键也在于爱。上面这些都是被爱，这只是爱的一个方面。爱的另一方面，是付出爱。一般认为，比起经常得到爱的人，经常付出爱的人的心理健康程度更高。因此，善于关爱他人，被认为是一种促进心理平衡的行为方式。而且与被爱不同，付出的爱可以由自己主动掌握，可以源源不断地实施，在付出爱的同时，获得持久的好心情。

（二）学会积极适应

适应是一种生活姿态，对保持心理健康非常重要。环境改变需要适应，生活变故需要适应，地位变迁需要适应，如果不能适应，就会出现心理波折。适应也有多种方式，消极的适应是一种不健康的适应，它以牺牲发展为代价，逆来顺受，"打掉牙往肚里咽"，久而久之，会导致精神疾病。而积极的适应是一种健康的适应，它有两层含义：一是改变自己，顺应环境或顺应环境中的某些变革；二是不断地抗争和选择，以积极的态度提高自己各方面的能力，从一个目标走向另一个目标。没有人愿意自找倒霉，但危机一旦降临，躲是躲不过的，我们别无选择，只有去积极适应。

也许您正在抱怨环境如何不好，也许您正面临危机而焦虑不安，以下这则故事可能会对您有所启发：某地区有一条河，两岸都有鹿群活动，但人们发现，北岸的鹿强壮，并且奔跑及生殖能力都很强，而南岸的鹿则远远比不上。同一个品种，差别为何如此大呢？后来，经过人们考察分析才得知，原来河北岸有狼而南岸没有。鹿绝不会希望与狼共处，而客观的事实却是狼的存在保

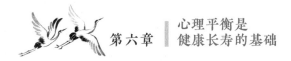

证了鹿的强壮,正是环境中的危险因素焕发了它们的斗志。

心理应激理论认为,危机是一种催化剂,可以打破原有的定势或习惯,寻求新的解决问题的方法。只要人积极去适应生活变化,就会增强抗挫折的能力,提高适应环境的能力。要做好积极适应,应该做到以下三点:

1. 危机意识

心理学家曾做过这样的实验:把一只活蹦乱跳的青蛙丢进沸水里,这只青蛙立刻就蹦出了水面,死里逃生了。半小时以后,又把这只逃跑的青蛙放进盛着冷水的锅里,然后慢慢加热,青蛙开始悠然自得地享受着温水,等到水温使它忍受不住时,它欲跳无力,终于葬身于沸水之中。人们或许会可怜这只不幸的青蛙,但很少有人意识到,也许它就是我们生活中某些现象的再现。因此,越是在"悠闲"的环境中,越要有危机意识。

2. 转换视角

我们对于自己最大的才能总不能认识,生命中的大变故或大危难的磨炼,才能把它催唤出来。对于生活的磨炼,有人认为是不幸,有人则把它看作是发展的机会。曾有记者采访球王贝利,问他的儿子将来是否会跟他一样有名,他说:"不可能,因为我的父亲是一个穷人,而他的父亲不是。"

3. 主动出击

我们的一生,都可能在与各种挫折作斗争,这不是愿意不愿意的事情,当无路可退时,只有勇往直前。记住,不要让生活去压迫我们,我们要去挑战生活。会骑自行车的人肯定知道,骑得快,车子反而稳,骑慢了就会晃,停下来,车子就会倒。积极适应也是如此,以积极的态度提高自己各方面的能力,还有什么风浪过不去呢? 自我适应也是最可靠、最好的心理补偿,适应是一种接受,适应是一种放弃,适应更是一种挑战,适应也是一种重新选择。能否懂得"适应",是否善于适应,正是检验人们才智、勇气的一块试金石。

(三) 学会宽容

宽容是心理健康不可缺少的"营养素",也是一种人生智慧。宽容包括宽容自己与宽容他人。人生在世,出错失误是经常发生的。人非圣贤,岂能无过。人生不如意十常八九,如果一味苛责自己或他人,可能一天也过不下去。因此,宽容就显得非常重要。如果是自己出了错,可以引以为戒,力求以后不出错。如果是他人出错或做事不得体,也要站在对方的角度体谅他。而在体谅他人的同时,也会为自己营建一个好心情。人生百态,万事万物不一定都能顺心如意,无名火与萎靡颓废常相伴而生,宽容是脱离种种烦扰、减轻心理压力的法宝。但宽容并不是逃避,它是一种重新积蓄力量的过程。

(四) 坚强的信念与崇高的理想

坚强的信念与理想是重要的精神"营养素",也是人生的精神支柱与力量源泉。信念与理想的力量是惊人的,它对于心理的作用尤为重要。在生命的旅途中,我们常常会遭遇各种挫折和失败,会陷入某些意想不到的困境,这时,如果具备坚强的信念和崇高的理想,就像有了心理的平衡器,能帮助人们保持平稳的心态,度过坎坷与挫折,防止偏离人生轨道,走出心理阴暗。

有了坚强的信念与崇高的理想,就会有高尚的境界与情操,这些正是健康人生态度的基础。而有了健康的人生态度,就会有健康的心理状态。追求与营造健康的人生态度在我国是很有传统的。2 000多年前的孔子的一些观点,到现在也不过时,对追求与营造健康的人生态度尤其有指导意义。孔子曰:"君子谋道不谋食,君子忧道不忧贫。"意思是,有道德的人追求的是人生的真谛,而不是追求物质享受。因此,有道德的人担心的也是人生的真谛得不到落实,而不是担心物质生活没着落。他又说:"仁者不忧,智者不惑,勇者不惧。"意思是,有道德的人不会终日忧心忡忡,有智慧的人不会被世事困扰,有勇气的人不会惧怕生活的挑战。他说:"不怨天,不尤人。"意思是,遇到困难,诸事不遂,不应该埋天怨地,透过于人。他说:"富与贵,是人之所欲也,不以其道得之,不处也。贫与贱,是人之所恶也,不以其道得之,不去也。"意思是,谁都愿意既富且贵,但如果只能通过不正当途径获得富贵,这种富贵情愿不要;谁都讨厌贫与贱,但如果不能通过正当的途径摆脱贫贱,索性就甘于贫贱。他自己"发愤忘食,乐以忘忧",也就是说,为了追求人生的真知,连吃饭都顾不上,总是保持乐观的精神,即可远离烦恼。"君子惠而不费,劳而不怨,欲而不贪。"意思是,有道德的人会顺应社会的大趋势而获利;为追求人生的真谛,无论付出多少艰辛都没有怨言;欲望有节制而不会发展到贪婪的程度。孔子的门人曾子对此也有非常精彩的言论,他说:"士不可以不弘毅,任重而道远。仁以为己任,不亦重乎? 死而后已,不亦远乎?"意思是,一个追求崇高的人为什么非得具备刚强果断的品质呢? 因为任重道远。什么是任重道远? 那就是将对人生崇高的追求作为己任,并以其为终生事业。可以看出这些言辞的核心,是用很高的道德标准严格要求自己,要做一个道德高尚的人,一个有追求的人,一个大度的人,一个有所作为的人。尤其是孔夫子所说的"毋意、毋必、毋固、毋我"对心理健康很有指导意义,用现在的话来说就是,不要想当然,不要非怎么样不可,不要固执己见,不要狂妄自大、什么都以自己的意见为是。

（五） 建立自信

自信在心理学上属于自我意识的范畴。自我意识是指一个人对自己以及周围关系的认识,包括自我认识、自我监督、自我评价、自我体验、自我教育、自我控制等。成熟的自我意识能正确意识到自己的生理状况及心理活动,感受到自己在社会中的地位和价值。自信水平的高低与很多因素有关,生理特点(如性别、身高、体重等)会影响自信,其中身高对自信的影响最大,这种现象与社会需求有密切的关系。目前许多用人单位在招聘员工时,除了学历外,身材高大者往往优先录用,许多人在找对象时也把身高作为一个重要的条件。这些因素均可导致身材高大者自我感觉良好,身材矮小者信心不足。性别有时也成为影响自信的重要因素,在学生当中,男生在许多方面自信水平明显高于女生,如男生在体育方面表现出性别的优势和自信。经济条件和社会地位也是影响自信心的重要因素,经济条件好、社会地位高的人,在社会上多受人们的尊重,他们自我感觉良好;相反,则受到他人的歧视和负性评价。再加上经济条件差者家庭矛盾突出,负性生活事件较多,来自家庭和社会的压力作为负反馈也降低了一个人的自信水平。

怎样才能建立良好的自信呢?

（1）调整自我意识。坚信"我能行""我一定能够做好",在心理上战胜自我,在行动上就会战胜对手。

（2）树立自信的外部形象。得体的着装、姿势、语言、神态均可充分表达内心的自信。

（3）不可谦虚过度。谦虚是必要的,但不可过度,过分贬低自己对自己信心的培养是极为不利的,也没有人愿意一天到晚听丧气的话。

（4）扬长避短。这是建立自信的有效方法。无论是学习还是工作、做生意,把握时机发挥自己的优势和特长,改正自己的缺点和不足,不断取得进步,定能增强自信。但是不可好高骛远,要量力而行,因为目标太高则不易成功,会挫伤自己的自信心。

（5）持之以恒,不轻易放弃。世上没有什么事能一蹴而就,所有成功都离不开坚持。坚持本身也是自信的表现。

（六）懂得幽默

幽默是一种好心情的催化剂，也是一种人生智慧。它可以把烦恼转为欢畅，让痛苦变成愉快，将尴尬变为自然，缓解生活中的矛盾与冲突，给人带来愉悦的情绪，走出心理困境。适时来点幽默逗趣，不仅能使自己的心理得到舒展，还能解开别人心头的郁结，起到化解焦虑的积极作用。幽默能变郁闷为欢乐，使紧张的关系变得融洽。读书、听相声、看娱乐节目或喜剧片固然可以使人受益于幽默，但是更重要的是自觉培养自己的幽默感。在社会上，当人际交往出现僵局时，幽默的行为、幽默的语言能使困境和窘迫转化为轻松和自由，从而使精神紧张得到放松，缓和气氛。幽默能促进人际关系的发展。在家庭中，幽默能帮助成员间的和谐团结。当遇到挫折时，可以启动幽默智慧，以减轻焦虑，摆脱困境。

（七）保持快乐

人生不如意的事总是远远多于如意的事，怎么高兴得起来？如果人们有足够的智慧，就可以从不如意的事情中找到高兴的元素，哪怕是苦中作乐，也比整天坐拥愁城好得多。快乐是可以创造的，最常见的如助人为乐、知足常乐、自得其乐就包含了适应性与创造性。助人为乐，现实中需要帮助的人和事有的是，只要是富于同情心，不求名利，总能找到这类事。知足常乐，要求有一颗平常心，自我满足，比上不足比下有余，就能保持情绪稳定。自得其乐，要求有精神寄托，有追求，懂幽默，不论面临什么样的困境，都能保持寻找快乐的心情。

有人总结了人生有十种乐，除了以上三种以外，还有：① 天伦乐：夫妻恩爱，兄弟亲密，妯娌和睦，儿女孝顺，长辈慈爱，经常让属于自己的小天地充满温馨。② 运动乐：俗话说，若要健，天天练。运动不仅能促进健康，其本身还可以创造好心情与好的身体感觉。③ 聊天乐：与人适度聊聊天，是一种积极的休息方式，还可以健脑、增进人际关系，并可以减轻痛苦和烦恼，得到心理平衡。④ 宽容忍让乐："饶人不是痴""让人不蚀本""君子忍人所不能忍，容人所不能容，处人所不能处"。加强道德修养，学会冷静、理智地处理问题，在一些非原则的是非面前，尽可能容人让人。⑤ 忘年乐：上了年纪的人不妨时常忘记自己的年龄，保持年轻的心态，穿着打扮也不要老气横秋。不拘年岁行辈，多与年轻人交朋友，不仅可以受年轻活力的感染，也能跟上时代的进步。⑥ 学习乐：知识是社会的宝贵财富，是人们的精神食粮。多看书、常读报既能

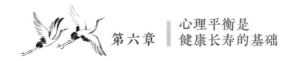
增见识、长才干,又能驱寂寞、益身心。⑦ 劳动乐:适度的体力劳动,可使内脏功能得到锻炼,减缓衰老,同时可享受有成果的欣快。实践证明,勤劳者的寿命比一般人要长。

(八) 常开笑口

与快乐又有所不同,它要求要笑出声来。这种笑出声来的行为,会诱导出好心情。开笑口分大笑、微笑、逗笑几种。传说古时候有个名医,有药到病除的本领。有一天,他为一宦官治病,那宦官病恹恹的,眉头紧锁,痛苦不堪,一副绝望的神态。名医为他仔细检查后,做出"月经不调"的诊断。那宦官一听便哈哈大笑,笑过后竟感到神清气爽。以后,他每想到或提到"庸医"的诊断便忍不住大笑,结果体内寒热温燥平衡,气顺血通,疾病不治而愈。原来,名医针对那宦官忧郁成疾的特点,开了剂"开口笑"的良药。

不管这个传说是真是假,但笑口常开能防病强身、延年益寿是被实践证明了的。大凡老寿星,无一不是豁达、开朗、笑口常开的,他们很少有无法排遣的寂寞,很少有挥之不去的苦恼,很少有纠缠不清的矛盾,而能保持心境的平和与为人的纯良,因此能使身体机能调和,五脏受到滋养,从而容光焕发,神采奕奕,健康长寿。可以说,笑是烦恼的消毒剂,是心理免疫的增强剂,是一种心理健康的润滑剂。它有利于消除心理疲劳,活跃气氛,改善人际关系。笑可以牵动人体 400 多块肌肉,同时扩展肺部,增加对机体的供氧和免疫力。笑可以缓解忧郁和焦虑症状,增强自尊心,给人舒适感,使人显得神采飞扬。逗笑也是一种令人欢快的生活艺术,它有利于调节情绪,消除生理、心理的压力。如果身边充满欢声笑语,那一定少有忧虑。而会逗笑的人,也一定能随时保持愉快感觉。

对"开口笑"的作用古今中外名家都有论述,如"笑是没有副作用的镇静药""大笑能帮助消化,平息愤怒,并祛除害怕"等理论。我国现代名家吴延环先生的"六笑歌"更高度概括了"笑"的健身作用:一笑烦恼跑;二笑怨憎消;三笑憾事了;四笑病魔逃;五笑永不老;六笑乐逍遥;时常开口笑,寿比南山高。所以,人们体会到"笑一笑,十年少,愁一愁,白了头""这个精那个宝,不如整天满脸笑"。

(九) 选择性遗忘

遗忘是一种心理现象,是知识积累的大敌,但对于心理健康却能起到一定的保护作用。因为人生的不顺造成的苦难与不快总是占多数,如果点滴不忘，则精神负担太重，可能任何人都承受不了。有人因此总结说，对痛苦的遗忘是必要的，沉湎于旧日的失意是脆弱的，迷失在痛苦的记忆里是可悲的。遗忘不是简单地抹去记忆，而是一种振作，一种成熟和超脱。人们应该有意识地忘记生活曾经给自己造成的种种不幸和苦痛，充分享受生活和各种乐趣，让心灵沉浸在现实的快乐之中。

（十）广泛的情趣

广泛的情趣代表更多的人生目标与追求，给人的精神心理以极大的回旋余地。有了广泛的情趣，即使在事业上及主要人生追求上遇到挫折，也很容易从其他方面找到宁静与平衡。因此，培养读书、吟诗、弹琴、书法、绘画、养花鸟鱼虫、钓鱼等个人爱好，对于稳定心理平衡是极其有益的。因为这些爱好既能充实生活，又能陶冶情操，开阔胸怀，使人心情舒畅。选择可以因人而异，喜动者可跑步、爬山、打拳、练剑等，喜静者可饱览群书、习字练画、养花钓鱼、下棋打牌。各人可以凭兴趣，找一种适合自己的活动方式，学会休闲，适度放松，才能拥有健康的身心状态。

阅读与写作是非常有益的心理健康助手。古书典籍、力作精品，都是古今中外名人、伟人和学养高深之人的智慧积淀与结晶。与书为伍，同这些人心灵交融，可使人变得更加睿智、大度和富有才情，还能使人热爱生活，更加珍惜现在拥有的一切。写作是一种提神益脑的健康生活方式，相当于对自己说心里话。当人感到有话说而无听众时，当人感到心理压力大又不愿向他人诉说时，不妨就说给自己"听"。把自己的苦痛、不满、感慨和心声，诉诸笔墨，记录成文。这样可缓释心理压力，调节情绪，使倾斜了的心理天平重新恢复平衡。收藏、养花、旅游、听音乐、唱歌、琴棋书画等自娱活动也是心理健康的好助手。在居室或阳台上养几盆花草，闲暇时玩赏品味，如同对心灵进行按摩，将自己置身于花草之中，心境将舒乐爽然；与花草为伴为友，能让人热爱生活，使人的性格变得开朗起来。到名胜古迹或大自然中去旅游，可以提高自己的文化修养和文化品位。同时，大自然的湖光山色，名胜古迹的历史典故，能使人眼界开阔，拓展胸怀，强健体魄。经常欣赏优美动听的音乐，不仅能陶冶情操，舒心爽志，同时也是一种有效的声浪按摩，而且还有缓和家庭气氛、增进家人和睦相处的奇妙作用。游戏可以丰富家庭生活，密切家庭成员之间的关系。家中常进行各种生动活泼的游戏，不仅能活跃家庭气氛，使家庭充满欢声笑语，而且对密切长幼、夫妻、兄弟、姐妹之间的关系也大有裨益。全身心地投入各种文体活动，不仅能陶冶人的情操，给人带来愉悦，缓解生活

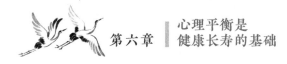

带来的各种压力,还能活跃家庭和同事、朋友间的气氛,密切彼此之间的关系。

（十一） 豁达的胸怀

古人云:"雀啄复四顾,燕寝无二心,量大福亦大,机深祸亦深。"宽宏、豁达的胸襟,是经常保持心境平和、情绪安定、轻松愉快的基础。有了豁达的胸怀,就不会事事计较、处处顶真,就能做到成固可喜,败亦欣然。如果心胸狭窄,凡事斤斤计较,经常使性斗气,甚至费尽心机,钩心斗角,不仅容易影响人际关系,而且常常陷入不愉快的境地,自伤身体。宏大的气量有利养生,能招祥致福;而气量狭窄、爱使心机的人,往往给自己带来多方面的不利。

要学会情绪自我控制,做到"得意淡然,失意泰然",凡事从容以待,冷静思考,养成理智与冷静的性格,保持一种宽松、宁静而愉快的心情,可使身体保持在一定的和谐稳定状态。

（十二） 自我控制能力

自控能力强的人,能精神专一,能发挥自己的主观能动性,不为情志刺激所干扰。要克服动不动就发火的暴躁情绪,养成大度、遇事冷静的习惯。俗语说"人逢喜事精神爽",但在喜事来临之时,不可过度兴奋,否则会乐极生悲。由于生活的复杂性,磕磕碰碰的事随时都会碰到。古谚云:"不如意事常八九,能与人言无二三。"说明人生不如意的事要远多于如意之事。因此,在遇到不如意的事时,除了原则问题不能迁就外,一般的事,该忍让的要忍让,该谅解的要谅解。

可能人人都知道以上这些品质是对健康有益的,但知易行难,就是不容易做到。只要知道这些品质对健康有益,就算是有了追求这些优良品质的基础,就可以明确目标,时时鞭策自己朝这个方向努力,主动为自己补充健康的心理营养素,在必要时,也可以给他人提供能够让心理健康的"营养素"。

十一、笑的十大好处

人们常说"笑一笑,十年少",现代医学也认为,笑,与人们的健康长寿有着十分密切的关系。近来,国外媒体总结科学家们的新研究发现,笑可以从五个方面帮你维持长期健康。

1. 降血压、护心脑

日本研究人员发现,当参试者观看搞笑类综艺节目时,他们体内器官的血流量增加,血液循环得到改善。另外,让人捧腹大笑的喜剧电影会在 24 小时内对观看者起到扩张血管、增加脑供血、降低血压的作用,堪称"天然降压药"。首席研究员菅原淳教授说:"笑可能不足以代替药物或手术治疗心脏疾病,但它的确会产生非常积极的辅助治疗效果。"

2. 消除压力、治疗抑郁

笑在对生理健康产生作用的同时,也会引发心理反应,这就是为什么人们开怀大笑后感到轻松畅快。科学家们在一项新研究中发现,大笑一次可以使人体中的皮质醇、肾上腺素和多巴胺这三种压力激素水平分别降低 39%、70% 和 38%。研究人员表示,这些看似短暂的情绪影响因素从长远来看可能会起到治疗心理疾病的作用。目前,他们已经将笑疗法作为压力管理工具,准备广泛应用于患有焦虑症和抑郁症的病人。

3. 提高免疫力

美国洛马琳达大学的詹姆斯·李·伯克博士研究发现,笑可以降低人体的炎症水平并提高 K 淋巴细胞(免疫细胞的一种,在抗病毒、寄生虫、肿瘤等方面发挥作用)的活性。因此,笑有助于增强机体免疫系统功能,保护身体免受疾病侵害。他将笑列为与均衡饮食、积极锻炼和良好睡眠同等重要的传统健康生活方式。

4. 缓解疼痛

研究人员通过一系列试验发现,当受试者与一群人一起大笑时,他们的疼痛阈值显著增高,表现出更好的疼痛耐受性。随后,当话题回到不那么好笑的事情时,参试者的疼痛阈值下降。专家表示,笑之所以可以缓解疼痛,可能是因为身体随之释放了内啡肽。这是一种天然的镇痛剂,增强了我们抵抗疼痛的能力。

5. 燃烧热量

美国范德堡大学医学中心的研究人员表示,虽然笑不能取代运动锻炼,但是笑声持续 10~15 分钟,可以燃烧掉高达 40 千卡的热量。不仅如此,大笑还可以使腹部、肩膀和膈肌等身体部位得到锻炼。

6. 延长人类寿命

调查表明:经常笑的人平均年龄 79.9 岁,比人均寿命多两岁,而不爱笑的人平均寿命只有 72.9 岁。这是因为,生活乐观的人与生活悲观的相比,死亡率低 45%,心血管患病率低 77%。

7. 可以美容

肌肉群通过微笑而为我们的脸做美容,使人们看上去更年轻。没必要去整容,只要整天试着微笑——这样你就会变得年轻,感觉越来越好。

8. 促进肺功能

因为我们发笑的时候,鼻、口张开,肺部扩张,肺活量增加,吸入大量氧气带出二氧化碳,所以大笑除令呼吸系统更顺畅外还可以促进肺功能。

9. 促进消化

笑也是一种有效的消化剂。当愉快地大笑时,肩膀会耸动、胸膛摇摆、横膈膜震荡,使得内脏得到按摩,良好的情绪发泄可增加消化液的分泌,喜悦的笑声能促进消化道的活动,从而增进食欲,有助于食物的消化和吸收,增强肠胃功能。

10. 促进婚姻幸福

笑可以驱散愁闷,减轻"社会束缚感",抒发健康的情感。不爱笑的女性,离婚率比爱笑者高5倍,而爱笑的男士也容易获得女性的青睐。

可以说笑是百利而无一害。既然笑对身体健康和日常生活有这么大的好处,那么我们平时应该保持积极乐观的心态,不管遇到什么问题,都应该一笑而过。只有这样,我们的心情才会更加愉快,身体才会更加健康,生活才会更加美好。

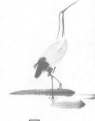

第七章

合理饮食是健康
长寿的源泉

生活是一座天平,天平的一端是您的饮食习惯,另一端是您的健康。您对良好的饮食习惯遵循多少,就能得到健康几何。只有按照合理饮食的法则,才能始终如一地享受健康人生。

一、民以食为天

唐代医家孙思邈有句名言:"安生之本,必资于食,不知食宜者,不足以存生也"。东汉《汉书·郦食其传》一书中写道:"王者以民为天,而民以食为天"。天是什么?这里的"天"比喻生存的最重要的东西。人从呱呱坠地,到与世诀别,时时刻刻都要与食物打交道,食物是人类生长的动力源,生活的重要享受,生存的重要保障。所以说"民以食为天。"

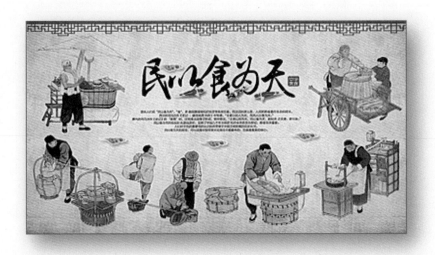

《黄帝内经》早就提出"五谷为养、五果为助、五畜为益、五菜为充,气味合而服之,以补精益气"的多样化饮食原则,短短 27 个字,既精辟说明了食物对

人类的作用类别。"五谷为养"就是我们常说的大豆、小豆、小米、米和面粉等;"五谷"是人类的主食;果、肉、菜等都是"助",是补充,是副食。人的饮食只有主次分明,主副得当,主副合理,才能补益精气,身体健康,延年益寿。违背这一规律,以副为主,大鱼大肉,就会生病。

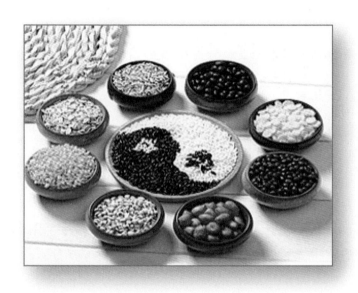

被誉为营养学界爱因斯坦的世界营养学权威柯林·坎贝尔博士发自内心地建言:"死亡,是食物造成的!"这说明,草药是借助其偏性以攻人体之"邪"的,药食同源,如果能正确调配食物,既可以补益精气,又可以祛病强身。

137

二、最佳的饮食标准

所有人每天都在吃,但对吃的学问并不是每个人都了解,更不是每个人都能很好地坚持,这才导致了疾病的发生。平时生活中,我们听到的"合理膳食,均衡营养",就是要合理搭配食物,使其所含的营养素种类齐全、均衡,以保证符合人的饮食营养需求。

(一) "吃"首先要全面

就是要营养全面,保证食物的多样化。人体必需营养达到40多种,没有任何一种天然元素可同时满足人体的营养需求。所以,营养学家建议我们对谷类、薯类、肉、禽、蛋、奶、鱼、大豆及豆制品以及蔬菜、水果、干果等,每天尽可能多样化地摄入一些。简单说,就是什么都吃,不要偏食,不要挑食。

（二）"吃"要均衡

就是各种营养元素的比例要适当，要符合人体生长发育的需求。正常人应该把握：碳水化合物热量能占每天总能量的55％～65％，蛋白质占11％～15％，脂肪占20％～30％。油脂以2/3植物油脂、1/3动物油脂为宜。另外，同类食物中也要多变换，如小米、面食可以经常互相交换。肉类中的猪肉、牛肉、羊肉、鸡肉等也经常调换，以充分保证各种营养素都能均衡摄入。

（三）"吃"还要适度

就是每天摄入的能量要适中，不可太多，也不可太少，正所谓"要想身体好，吃饭八成饱"。

如何才算"全面、均衡、适度"呢？我国的卫生、饮食和养生专家们根据中国人的生长发育特点、不同食物的能量含量、中国居民的膳食特点等，按照科学、适度、可靠的原则，拟定了《中国居民膳食指南》，推荐了中国普通居民各类食物每天的适宜摄入量，并以宝塔的形式表现出来，被专家称为"中国居民平衡膳食宝塔"。

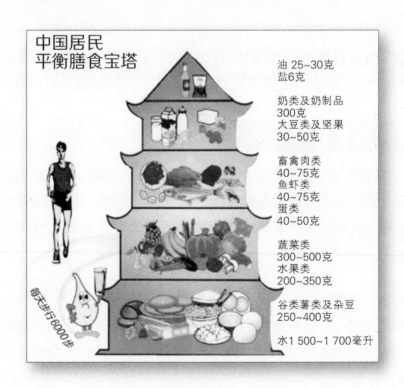

这一"中国居民平衡膳食宝塔"，理念很先进，配比很科学，一般居民由于

受到饮食量、劳动量、身体状况、应酬需求等方面的限制，认真落实起来是有一定困难的。但只要记住两句话就行：一句是："什么都吃，什么都别多吃，吃饭八成饱"；另一句是："少吃肉，多吃菜，五谷杂粮做主帅。"

三、饮食中的黄金分割率

0.618∶1，这一数字被称为黄金分割率，即如果把一件事情的整体看作是1，那么在其0.618处将其分割，得到的结果将是最完美的，可能你会认为这是科学的金科玉律，与膳食无关。但事实上，它也是保证膳食平衡的黄金参数。

（一）荤素黄金比

据科学研究发现，人体的消化道长9米，它的61.8%约为5.5米，是承担消化吸收任务的小肠的长度。人体的消化结构决定了人类最适合以素食为主的混合膳食结构，荤素两类食物都是人体所需，但应有所侧重，比例应为0.618∶1的黄金分割比例，即素食进食量应占膳食总量的61.8%。为达到这一比例，日常烹调时，可将动物性食物与素食搭配，比如鲜鱼与豆腐一起烹调，可使钙的吸收率提高20多倍。黄豆烧排骨，其蛋白质的营养价值可提高两倍多。再如，人们日常生活中最常见的蔬菜与肉类的搭配，如黄瓜炒肉片、雪菜炒肉丝和土豆烧牛肉等，都是符合黄金分割率的饮食搭配。

（二）主副食黄金比

俗话说"看菜吃饭"，中国人的饮食生活一向是就着菜吃饭的，这一做法是有一定的科学性的，能够保证我们营养平衡，但我们应注意主副食的搭配。专家指出，当膳食中糖类（主要是谷物中的淀粉）的供热量占总热量的61.8%时，才能最好地满足人体对热能的需求。

（三）粗细黄金比

过于精细的米面等食物中，微量元素、维生素及纤维素含量较少，长期食用过于精细的食物，使维生素大量流失，对健康不利，而过于粗糙的食物易损伤消化系统功能，诱发胃炎、阑尾炎、结肠癌等疾病。因此，我们在主食选择上应注意粗细搭配，其搭配比例可参考黄金分割率，六分粗粮、四分细粮搭配为宜，其实我们早已学会了运用这一比率，如"二米饭"（大米和小米）、"金银卷"（面粉和玉米面）等就是经典的黄金搭配。

（四）食量黄金比

俗话说"每餐七分饱，健康活到老"，从这句话可以看出，食量也是有黄金分割率的。如果我们每一餐都吃得很饱，易导致血液过久地积存于胃肠道，造成大脑缺血、缺氧。过饱还会增加胃肠负担，使食物不能完全消化吸收，易致胃肠不适。因此，我们应坚持每餐只吃七八分饱。

（五）蛋白质黄金比

蛋白质是人的最基础的营养物质，由 20 种氨基酸组成，但其中只有 12 种氨基酸能由机体自身产生，另外 8 种氨基酸则需要由食物供给。含有这 8 种氨基酸的蛋白质被称为优质蛋白质。膳食纤维结构中，优质蛋白质应占总量的 61.8%，才能保证机体的正常新陈代谢，又恰好符合黄金分割率。由于谷物中蛋白质的质量较差，为了保证蛋白质的摄入，应适当多摄取含优质蛋白质的食物，如动物性食物和豆类等。对处于生长发育阶段的青少年，更应注意这一点。

（六）水分黄金比

人体含量最多的物质是水，尤其是成年人体内的水分约占体重的 61.8%，可见人体就像一个海洋。如果我们将出汗忽略不计的话，人体每天失去和需要补充的水达 2 500 毫升，我们人体主要的水源来自水和食物，其中半固体食物供给的水和人体内部合成的水约为 1 500 毫升，大约占 61.8%。余下占 38.2% 的 1 000 毫升水则由饮水补充。

（七）动植物黄金比

植物油和动物脂肪各有其生理功能，偏食某一类都对健康不利，其实植物油与动物脂肪的食用量也应符合黄金分割率，其最佳比例为 0.618：0.382。

四、饮食习惯很重要

（一）进餐的顺序有讲究

营养学家对进餐顺序的建议：饭前先喝一点汤，然后依次进食蔬菜、米饭、肉类食物，饭后半小时吃水果。

"饭前先喝汤，苗条又健康"。饭前的这碗汤，是一顿饭的根基。它除了让我们有饱腹感外,还可以润滑食道,好让食物顺溜儿地滑下去,再被肠胃消化、吸收。不宜饭后喝汤,这样会阻碍肠胃的正常消化;不宜边吃饭、边喝汤,这样会冲淡食物消化所需要的胃酸。

水果的主要成分是果糖,它无须通过胃消化而被小肠直接吸收。如果饭后即刻吃水果,存在胃里的食物会阻塞水果,所有的食物一起搅和在胃里,很容易腐烂产生毒素,这也是我们身体出现病痛的原因之一。所以,应该在饭后半小时吃水果。

先喝汤,再吃蔬菜、米饭,最后吃肉类,既保证了足够的膳食纤维,又限制了肉类的过量摄入。

（二）早饭要吃好，午饭要吃饱，晚饭要吃少

1. 早饭要吃好

早餐对人体的健康非常重要。经过一夜睡眠,身体有 10 多个小时一直处在消耗能量却没有进食的状态中,因此人体需要丰富的早餐来重新补充、储藏能量,给一天的身体能量补充打好基础。如果不吃早餐,人体便会在午餐前出现强烈的空腹感和饥饿感,午餐时自然吃得就多,这样脂肪就会慢慢堆积起来而导致肥胖。

同时不吃早餐还会导致体内血糖低,容易导致注意力不集中,且空腹时分泌胃酸,时间久了,会导致慢性胃炎、胃溃疡等疾病。所以,早餐应该达到提供人体 60％ 的热量供应,这样才能满足整个上午活动所消耗的能量。因此,建议早餐要吃得好。

（1）吃早餐的最佳时间

人在睡眠时,绝大部分器官都得到了充分休息,而消化器官却仍在消化吸收晚餐存留在胃肠道中的食物,到早晨才渐渐进入休息状态。如果早餐吃得太早,势必会干扰胃肠的休息,使消化系统长期处于疲劳应战的状态,扰乱肠胃的蠕动节奏。所以,起床后,7:00—8:00,这时人的食欲最旺盛。另外,早餐与午餐之间隔 4～5 小时为好,也就是说早餐最好安排在 7:00—8:00。

不吃早餐虽然危害大,但错误的吃法同样也会对身体造成一定的伤害,尤其是下面这几种吃法,我们应尽量避免。

"营养"早餐 平时在我们的早餐桌上,可能会有水果、蔬菜、牛奶等营养食物,但却唯独缺了"营养价值不高"的主食。很多人都错误地认为主食仅仅提供能量,其实糖类也属于营养的范围,而且对人体极为重要。长期不吃主食,会造成营养不良,并导致身体各种功能的削弱。另外,酸奶和番茄、香蕉

等都不宜空腹食用。因此,建议大家应该增加面包、馒头等主食,谷类食物可以使人体得到足够的糖类,还有利于牛奶的吸收。

"回锅饭" 这类饭主要指剩饭剩菜,或剩菜炒饭、剩菜煮面条等。看似方便节约,其实危害很大。剩菜隔夜后,蔬菜可能产生亚硝酸盐(一种致癌物质),吃进去会对人体健康产生危害。因此,建议将吃剩的蔬菜倒掉,其他剩余食物作早餐,一定要保存好,以免变质,从冰箱里拿出来的食物要热透。

运动型早餐 边走边吃的"运动型早餐"十分不利于消化和吸收,另外,街头食品往往存在卫生隐患,有可能病从口入。因此,如果选择街边摊点食品作早餐,建议大家一是要注意卫生,二是最好买回家或者到单位吃。尽量不要在上班路上吃早餐,以免损害健康。

用零食当早餐 早上起来,时间不是很充裕,就顺手拿起饼干、巧克力等零食作早餐了。这样做的危害你知道吗?零食多数属于干食,对于早晨处于半脱水状态的人体来说,是不利于消化吸收的。早餐吃零食容易导致营养不足,体质下降,容易引起各种疾病入侵。因此,建议大家早餐食物中应该含有足够的水分。如果当天的早餐太干可以加上一根黄瓜。

(2)冷早餐会降低免疫力

很多上班族为了节约时间,早餐往往喝杯果蔬汁,吃几片面包了事。夏天这样吃的人更多。虽然这样的早餐搭配从营养上说是没什么问题,但是如果温度偏低,就会损害我们的健康。

不能喝冷饮吗?不是,只是别在早上喝。清晨,虽然我们的身体在大脑的控制下活动起来了,但身体的各个器官还没有完全醒过来。肌肉、神经及血管都还呈收缩状态,如果这时再吃冰冷的食物,体内各个系统的血管会出现挛缩、血流不畅。吃几次你不觉得有什么,最多是拉肚子而已,但日子一久或年龄渐长时,问题就渐渐出来了。你会发现大便总是稀稀的,或是皮肤越来越差,喉咙总是隐隐有痰,时常感冒,总之是小毛病不断。这就是没吸收到食物的精华,反而损伤了胃气,使得身体免疫力下降。人体喜欢温暖的环境,环境好了,体内的循环系统才能正常运转,氧气、营养、废物的流通才会顺畅。

(3)不吃早餐小心五大危机

很多人由于睡懒觉,导致早上来不及吃早餐就急匆匆赶去上班,或者为了减肥而特意不吃早餐,或者没有吃早餐的习惯,殊不知,这样会造成很多健康危机。

容易发胖 对于想减肥的人来说,不吃早餐不仅不会使体重下降,还可能使身体变胖。因为如果不吃早餐,往往不到中午就感到饿。在这种饥饿的

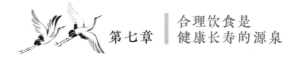
情况下,人所摄入的食物是最容易被吸收的,也就是说,这时候吃下的食物最容易转化成皮下脂肪储存起来。所以,想控制体重的话,就要正常吃早餐。

容易早衰 如果不吃早餐,身体里没有足够的能量,只能靠体内储存的糖、蛋白质来支撑。时间长了,就会出现皮肤干燥、皱纹增加、贫血,这个时候,你看起来会比同龄人老得多。

脑力下降 大脑的运转需要靠血糖提供能量,如果没有早餐的营养或营养不足,血糖水平就会下降,从而不能及时为神经系统的正常工作输送充足的能源物质,这时大脑就会出现注意力不集中、记忆力减退、思考迟缓等"变笨"的现象,就会影响我们学习和工作的效率。

诱发胃肠疾病 不吃早餐会影响胃酸分泌和胆汁排出,这样就会减弱消化系统功能,诱发胃炎、胃溃疡、胆结石等消化系统的疾病,也就是说,容易让我们的肠胃"造反"。

体质变酸,易患慢性病 如果不吃早餐,空着肚子去做事,身体为了取得动力,就会动用甲状腺、副甲状腺、脑垂体之类的腺体。这样除了造成腺体亢进之外,更会使体质变为酸性体质,增加患慢性病的概率。

(4)健康早餐的五大标准

油脂要少 经常将葱油饼、炒面等油脂过高的食物当早餐,容易给胃肠造成太大的负担,且有增高血脂的危险。

新鲜水果代替果汁 果汁为了追求口味,往往在制作过程中加入大量糖分,且维生素也被破坏了,其营养价值已不能跟水果相提并论。

热量不多不少 早餐热量过多不行,一般早餐热量 400~500 千卡是比较适当的,约占一天热量需要量的 1/4。

要有以下三类食物 糖类(如面包、馒头、稀饭)、蛋白质(如蛋、鲟鱼、豆腐)、奶类(如鲜牛奶、酸奶、优酸乳),当然,有条件的话加上蔬菜和水果就更好了。奶类除了提供蛋白质,还是很重要的营养素——钙质的主要来源,别的餐次较不容易摄取到钙质。

尽量多样化 这样既达到营养均衡,又不会影响食欲。

根据这些标准,给不同的早餐族以下建议:

面包牛奶族 夹馅面包的热量、油脂量都偏高,不要常吃;如果想吃甜的,不妨选择在面包上抹 1 小匙果酱。经常变换酱料,少一点。两片烤面包夹一片低脂奶酪,再来一瓶低脂牛奶或优酷乳。如果有时间,再准备一些生菜、番茄、小黄瓜夹着吃,这样营养就更全面了。

清粥小菜族 五谷杂粮粥既营养,又比清粥小菜来得方便。

蔬菜水果族 蔬菜水果固然美容养颜,但主食是一整天能量的来源,热量过少,容易疲劳。这样的早餐最好搭配三明治,既可吃到膳食纤维,又可以吃到蛋白质,是一天能量的重要来源。

2. 午饭要吃饱

午餐是承上启下的中转站,也是三餐中补充食物最好的时候,应多摄取完整营养,尤其应强调蛋白质的补充。在营养的设计上,要注意与自己的身体消耗结合起来。在进餐前半小时,最好能喝一杯生蔬菜汁或是吃些水果。在一般情况下,每日米或面的摄入量在 300～400 克,午餐至少应摄入 160 克左右,这样才会有充沛的精力胜任全天的工作、学习。

健康的午餐应以五谷为主,五谷杂粮既含有丰富的糖类、蛋白质、脂肪,也有较多的膳食纤维和维生素,再配合大量蔬菜、瓜果和适量肉类、蛋类及鱼类食物,并减少油、盐及糖分,这样就能保证营养合宜。

在健康午餐的主食中,以五谷米饭为最好,同时若能将豆类加入,则营养更完整。主菜可选择一份鱼或者肉,配一些蔬菜(少许含淀粉的食品和大量绿色蔬菜),如果是自带主菜,在家烹调时炒至六七分熟就行,以防微波回热时进一步破坏其营养成分。饭后,来一份乳制甜点(酸奶、奶油甜点),以便帮助消化。

午餐要尽可能多变换花样,不要为了省事老是吃一种食物,有条件时可多食富含维生素 A、维生素 C 和微量元素的食物,多喝水,可选择一些清热的饮料如绿茶、菊花茶等,预防上火。在食堂用餐者,要避免吃馅饼、批萨、熏肉之类的食品,它们都含有大量的脂肪,却不易被人觉察。

3. 晚饭要少

晚饭吃少不会加重肠胃的负担,也不会造成脂肪的堆积。一般而言,应以七八分饱为准。另外,根据人体的生物钟运行显示,在晚上 9 点以后,人体各器官功能已基本处于休整状态,那也正是积累脂肪的时刻。而我们正常晚餐所吃下的东西需要 5 个小时才能被完全消化掉,这多余的热量,日积月累便会造成皮下脂肪堆积过多,从而导致肥胖的产生,所以晚上 9 点后不宜再进食。

晚餐尽量别吃以下东西:

辛辣食物 这类食物容易使胃有灼烧感,不好消化,在消化过程中还会"吃"掉体内的促睡眠介质,影响睡眠。

粗粮 粗粮也会影响到睡眠,特别是吃过红薯、玉米等食物后,肚子胀胀的,影响正常睡眠,是由于粗粮在消化过程中产生较多的气体所致。

过于油腻的食物 因为油腻食物在消化时加重消化系统的工作负担,使身体器官的状态逐渐下降,甚至还会引发各种疾病。给身体带来直观的改变就是会使人产生肥胖的症状,使人的健康状态明显下降。

含钙高的食物 人体的排钙高峰期常在进餐后4～5小时。晚餐过晚,当排钙高峰期到来时,人已上床入睡,尿液便停留在输尿管、膀胱、尿道等尿路中,致使尿中钙不断增加,久而久之会扩大形成结石。因此,食用虾皮、紫菜、海带等食物的时间,最好在晚上6点左右。

高蛋白、高脂肪、高能量食物 我们晚上在食用了鸡蛋、鱼肉等食物后,往往运动量不足,这就为以后的身体健康埋下了"定时炸弹",会导致糖尿病、高血压等心脑血管疾病。

（三）饭后"七戒"

我们在饭后常有一些不良习惯,可能我们觉得没什么大不了,事实上它们正严重威胁着我们的健康,尤其应尽量避免以下这些饭后习惯:

一戒饭后吃水果 很多人都喜欢饭后吃点水果,这其实是一种错误的饮食习惯。食物进入胃以后,需要经过1～2小时的消化,如果饭后立即吃水果,就会被先前吃进的食物阻挡,致使水果不能正常消化。时间长了,就会引起腹胀、腹泻或便秘等症状。

二戒饭后饮浓茶 饭后喝浓茶会消化不良,缺铁性贫血。主要原因是,饭后喝茶,会冲淡胃液,影响食物的消化,影响营养成分的消化吸收。如茶叶中含有茶碱,茶碱可干扰蛋白质、微量元素的吸收,尤其是微量元素如钙、锌、铁等与茶碱同时存在时,吸收率明显下降。饭后喝浓茶,还会使胃中没来得及消化的蛋白质同鞣酸结合在一起形成不易消化的沉淀物,影响蛋白质的吸收。另外,茶叶还会妨碍铁元素的吸收,长期如此将引发缺铁性贫血。

三戒饭后吸烟 饭后吸烟的危害比平时大10倍。这是由于进食后的消化道血液循环加快,致使烟中有害成分大量被吸收,损害肝脏、大脑及心血管。

四戒饭后洗澡 饭后洗澡,体表血流量就会增加,胃肠道的血流量便会相应减少,从而使胃肠的消化功能减弱,引起消化不良。

五戒饭后放松裤带 很多人吃饭过量后感觉撑得慌,常常放松皮带扣,这样虽然肚子舒服了,但是会造成腹腔内压的下降,逼迫胃部下垂。长此以往,就会导致胃下垂。

六戒饭后散步 饭后"百步走",非但不能活到"九十九",还会因为运动量的增加,影响消化道对营养物质的吸收。尤其是老年人心脏功能减退、血管硬化者,餐后散步多会出现血压下降等现象。

七戒饭后开车　司机饭后立即开车容易发生车祸。这是因为饭后胃肠对食物的消化需要大量的血液,造成大脑器官暂时性缺血,从而导致大脑缺氧、困乏,判断失灵。

（四）七种不健康的饮食习惯

1. 暴饮暴食

暴饮暴食是指在短时间内吃进大量食物,超过胃肠功能的负荷。暴饮暴食会引起急性胃扩张,诱发急性胃肠炎、急性胃溃疡穿孔,甚至诱发心脏病等,还是诱发急性胰腺炎的元凶之一。可以说,暴饮暴食是饮食的第一大忌。过饱会影响胃肠道的生理功能,使体内的热量过剩引起肥胖,并可加速衰老进程。2004年,《英国时报》引用了一则科学结论:"暴饮暴食比终身吸烟和酗酒更损害健康。"实验也证明,在其他条件相同的情况下,一群小白鼠顿顿吃撑,另一群小白鼠顿顿七八分饱,结果顿顿吃撑的小白鼠平均寿命减少40%。从营养素吸收的角度看,一次性摄入大量食物,会使其中的大部分营养素(如蛋白质等)无法被充分吸收,从而造成浪费。

2. 口味重

调查发现,中国人的平均寿命存在明显的地域差异,总体来说:南方地区比北方地区要长,平均寿命排名前三的是海南、上海和广东,排名前十的省份里,只有两个北方省地(山东和河南)。而且中国百岁老人主要集中在长三角、珠三角、川渝地区,都是在南方。为什么会出现这种状况呢?专家认为有好几个原因,其中一个最重要的原因,是北方人普遍重口味。大量盐分摄入对健康不利,特别容易增加高血压的发病风险。

世界卫生组织(WHO)推荐健康人每日食盐总量不宜超过6克,糖尿病非高血压患者不超过5克,高血压患者不超过3克,糖尿病高血压患者不超过2克。然而,研究数据表明,中国人均每日食盐量为12~14克,达到WHO推荐值的2~2.3倍。

（1）每人每餐放盐不超过2克,避免摄入过多高盐食物,如酱油、榨菜、咸菜、黄豆酱等。

（2）利用蔬菜本身的风味来调味,例如将青椒、番茄、洋葱、香菇等和味道清淡的食物一起烹煮,像番茄炒蛋,可起到相互调味的功效。

（3）用葱、姜、蒜等经油爆香后所产生的油香味,增加食物的可口性,比如葱油鸡等。

人体使用说明书

健康长寿的钥匙

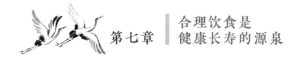
（4）烹调时，利用白醋、柠檬、苹果、菠萝、柳橙汁等各种酸味调味汁，来增添食物的味道，如煎烤食物时挤点柠檬汁。

（5）醋有减低对盐需求的作用，因此，吃水饺时，只蘸醋，同样美味。

（6）烹调时使用糖醋调味，可增添食物的风味，相对减少对咸味的需求。

3. 大量饮酒或饮烈性酒

酒的主要成分是酒精，这是一种纯热量物质，每克酒精可提供大约 7 千卡热量，远远超过主食的热量。这也是为什么长期饮酒易导致肥胖的缘故。

酒"有利有弊"，两者的差别关键在酒的"质"与"量"。如果少量饮用果酒、低度酒，可增加胃液分泌，增加食欲，促进消化。但如果饮酒过量，或饮用烈性酒，则会增加高血压、中风的危险，损害肝、肺和神经系统的功能，还会刺激胃黏膜，降低食欲，引起消化不良等各种疾病。

4. 猪肉比例较高，鱼类等摄入偏少

目前，猪肉仍是中国居民的主要动物性食品，有统计表明，猪肉销售占总肉量的 40% 以上。猪肉所含的饱和脂肪、总脂肪量和胆固醇较高，并含有较高的能量，长期大量食用（特别是进食大量肥猪肉）对健康不利。

相比之下，鸡、鱼、兔、牛肉等肉类不仅含蛋白质较高，而且饱和脂肪、总脂肪和胆固醇含量较低，产生的能量也远低于猪肉，故《中国居民膳食指南》中明确提出，应大力提倡食用这些动物性食物，适当减少猪肉的摄入比例。

现代营养学证明了鱼类的营养价值，它含有高生物价值且极易消化吸收的优质蛋白质、有益于心血管健康的脂肪酸、较低的胆固醇和丰富的常量元素和微量元素等，这些都使得鱼类在维护人体健康，特别是心脏健康方面扮演着重要的角色。众多研究表明，常吃鱼类有助于减少心血管疾病的发生。美国心脏病学会和糖尿病学会都将每周食用 2～3 次鱼（特别是海鱼）作为膳食的推荐原则。

5. 奶类制品摄入偏少

奶类有较高的营养价值，含有丰富的优质蛋白，含有丰富的维生素，含钙量较高，且利用率也很高，是天然钙质的极好来源。大量研究表明，儿童、青少年补钙可以提高其骨密度，从而延缓其发生骨质疏松的年龄。老年人补钙也可能减缓其骨质丢失的速度。

每个成年人每日应饮用 1～2 袋牛奶（250～500 毫升）。中国居民奶类摄入较低的一个重要原因是乳糖酶缺乏，导致一次性大量饮用牛奶后，乳糖不能在小肠被消化吸收，进入大肠后被细菌分解，产气产酸，导致胃肠不适、腹胀和腹泻等不耐受症状,医学上称之为乳糖不耐受症。研究表明,有超过60％的中国成年人存在着不同程度的乳糖不耐受症。解决的办法为:少量多次饮用鲜奶,将250毫升的鲜牛奶分多次饮用,将大大提高耐受性;用酸奶代替鲜奶,减少乳糖摄入,用无乳糖的奶粉替代鲜牛奶。

6. 常吃腌制食物

以腌制的泡菜为例,新鲜蔬菜都含有少量的硝酸盐,对人体并无大碍,但在使用较多盐分腌制的过程中,它会还原形成大量对人体有害的亚硝酸盐。亚硝酸盐会在胃内胃酸及硝酸还原菌的作用下,与膳食蛋白质分解物——二级胺反应生成致癌物质亚硝胺,从而增加食管癌、胃癌、肝癌和大肠癌等发病风险。其他腌制食品,如咸菜、咸鱼、火腿、香肠硝酸盐含量很高,极易还原成亚硝酸盐。

7. 吃甜食无节制

餐前吃甜食　甜食会延缓胃肠道的蠕动和排空,抑制食欲。因此,餐前1小时禁用任何甜食。

餐后马上吃甜品　进餐后血糖升高,人体胰腺会分泌胰岛素来降低血糖。如果餐后立刻进食甜品,血糖负荷过大,迫使胰腺加倍工作以分泌更多的胰岛素,长此以往,胰腺会因疲倦而怠工,导致病变。享用甜品的时间可放在两餐之间,如上午9:00—10:00,下午3:00—4:00。

空腹吃甜食　空腹状态下进食甜品,会导致胃肠胀气、胃酸分泌过多,出现恶心、泛酸和胃灼热感。另外,空腹饮用甜味饮品会造成糖分迅速吸收,血糖瞬间升高,使胰岛素大量分泌来降低血糖,结果可能导致血糖过度下降,出现低血糖反应,对身体造成伤害。

一次性大量吃糖　这样不仅会使血糖骤升,胰腺负担过重,还会引发胃肠不适,食欲减退,胃胀嗳气,并严重影响蛋白质、脂肪、维生素、矿物质等的摄取、消化和吸收。

以下人群慎吃糖:肥胖、糖尿病、糖耐量低、胃肠功能弱、胃炎和消化道溃疡、胃食管反流症、功能性消化不良、高甘油三酯血症、高胆固醇血症和冠心病患者等。

（五）素食者的五大营养原则

随着健康理念与环保意识的深入,吃素成了一种时尚。许多人都希望通过吃素吃出苗条和健康。吃素能够有效改善肥胖、高脂血症、糖尿病等疾病,但不科学的吃素有时也可能给我们的身体造成营养缺失,如蛋白质、锌、铁、钙、维生素等营养缺乏，从而引起脸色苍白、乏力、抵抗力下降等问题，尤其是小孩、老人、孕妇等要避免只吃素食。

那么，素食者应该怎样合理地搭配，怎样科学地吃素呢？

1. 蛋奶最好

奶类含有丰富的钙质及蛋白质，蛋类所含的铁质、维生素群及卵磷脂也极丰富，建议素食者每周吃 2～3 个鸡蛋，或每天喝 1～2 杯牛奶，可以补充素食者容易缺乏的营养素。

2. 科学补钙强筋骨

钙质是构成骨骼及牙齿的主要成分，婴幼儿缺钙会生长迟缓、骨骼发育不全或变形，而且牙齿容易损坏，成人及老人则会有骨质软化症及骨质疏松症。素食者的钙质摄取量要比一般人增加 20%，奶素者的骨质密度比非素食者减少 3.5%，长期纯素者比奶素者更低。建议多吃奶品类、绿叶蔬菜类、豆类、黑芝麻、发菜及加钙谷类等富含钙质的食物。

3. 蛋白质互补法

丰富的蛋白质是补充身体机能的重要物质，但素食者所摄取的多是植物性蛋白质，这类蛋白质多属于不完整蛋白质，无法完整地提供人体所需的各种必需氨基酸。建议使用"蛋白质互补法"，利用多种植物性蛋白质食材的搭配，弥补彼此的不足，例如糙米加黄豆、绿豆加薏米、五谷加面粉。而且要注意各类食品搭配的多样性变化，让我们的身体每天都能摄取到不同种类的营养素，除了豆类食品，坚果类及种子类食物也是不错的蛋白质来源。

4. 加强补铁

铁是血红素与肌红素的成分，可帮助氧气在人体内的运输，也是细胞色素的成分，帮助能量的产生。虽然绿色蔬菜、全谷类、豆类食物都含有铁质，但植物性来源铁的吸收率约为 5%，比动物性来源的 25% 低很多。建议素食者的铁质摄取量要比非素食者多一倍，女性每天至少 20 毫克、男性 15 毫克，否则容易发生贫血现象。含铁食物可与含维生素的食物或果汁一起食用，如柑橘类、番茄、柠檬等，这样有助于铁质的吸收。咖啡和茶则最好在饭后两小时方可饮用，因为它会干扰人体对铁质的吸收。

5. 补充维生素 B_{12}

维生素 B_{12} 大多存在于动物性食物中，例如肉类、鱼类、海鲜、奶品等，所以长期吃全素的人很容易缺乏此类营养素。维生素 B_{12} 不足会影响人体的造血功能，使氨基酸代谢过程中的同型半胱氨酸代谢不良，进而导致心血管疾病。建议全素食者经常食用海藻、紫菜、海带等含维生素 B$_{12}$ 丰富的食物。同时，最好再服用一些复合维生素。

五、肥胖、"三高"的饮食指南

一个不可否认的事是，中国人越来越胖了。如果我们还在吐槽"中年发福"，那么侧过头看看旁边的 95 后、00 后，他们也越来越胖了。肥胖的问题是：与正常人相比，"胖子"更容易患高血压、血脂紊乱及糖尿病，因此肥胖患者不仅是不健康，更是"弱不禁风"。"三高"指的是高血压、高血脂、高血糖（糖尿病），它们可以单独存在，但互相之间又紧密关联。这些疾病在早期不但没有什么症状，而且也没有其他异样的感觉，而到了晚期却日趋严重，甚至危及生命。话说回来，只要早检查、早发现、早预防，肥胖、"三高"也是可以逆转康复的。

（一）肥胖症的饮食调养

通常我们认为，肥胖是由于营养过剩造成的，其实从医学的角度来说，肥胖主要是脂肪和能量的明显过量引起的，或者说肥胖是饮食习惯太差，缺乏健康的营养知识造成的。根据世界卫生组织和联合国粮农组织的定义，人的膳食中如果缺乏维生素、矿物质等营养素，就会出现隐性饥饿，隐性饥饿多是由膳食结构不合理导致的营养不均衡引起的。据《中国居民营养与慢性病状况报告（2015 年）》显示，我国民众膳食结构多存在不合理，其中，钙、铁、维生素 A、维生素 D 等矿物质和维生素基本上没达到科学的摄入量。根据联合国粮农组织的资料，我国隐性饥饿的人口有 3 亿之多。如果人体必需的微量营养素长期摄入不足或失衡，身体虽然感觉不到饥饿，但健康却会在无形中受损。由于营养素摄入不全面，会导致隐性饥饿，进而增加癌症、糖尿病、心血管疾病等慢性病的风险，隐性饥饿者也是肥胖症的高发人群。

实际上，肥胖者营养不均衡的问题非常严重，体重超标者往往摄入过多高热、高脂食物，却又排斥蔬菜、水果等有益身体的食物，再加上缺乏运动，就会造成营养不良的发生。在传统观念看来，肥胖者多显富态，是营养过剩的表现。事实恰恰相反，肥胖绝非是营养过剩，而是热量（主要是脂肪和碳水化合物）过剩，而同样对人体非常重要的维生素和矿物质等营养素却是严重缺乏，脂肪和碳水化合物只是七大营养素中的两种，不能代表全部的营养，所以认为肥胖者营养过剩这种说法是不正确的。

所以说，一个人无论偏胖还是偏瘦，其原因并非营养缺乏或过剩，而是长期营养不均衡造成的。长期营养不均衡，肝脏代谢功能就会出现紊乱，多余的脂肪无法正常代谢到体外，堆积在皮下就会形成外形肥胖，沉积于血液就会造成高血脂，附着于脏器就会影响脏器功能（如脂肪肝）。所以只有从营养调节入手，从根本上解决了肝脏代谢水平低下问题，肥胖也就自然而然解决了。

目前国际上普遍采用 BMI 指数（Body Mass Index，即身体质量指数，简称体质指数、体重指数）衡量人体胖瘦程度。根据世界卫生组织的规定：体重指数＝体重（千克）÷身高（米）的平方，当体质指数（BMI）大于 24 时为超重，大于 28 时为肥胖。例如：一个人的身高为 1.75 米，体重为 68 千克，他的 BMI＝$68 \div 1.75^2 \approx 22.2$。

1. 饮食原则

（1）控制能量摄入。根据肥胖的程度，每日热能可减少 500～1 000 千卡，控制能量摄入应循序渐进，不能过快、过猛，防止影响健康。每日能量摄入不应该低于 1 000 千卡。

（2）保证营养平衡。在限制热能的范围内，合理安排蛋白质、脂肪、碳水化合物的进量，保证无机盐和维生素供给充足。即蛋白质供热比占 15％～20％，优质蛋白质占 50％以上；减肥中不提倡完全素食。限制脂肪摄入量，供热比低于 25％，其中饱和脂肪低于 7％，控制烹调油在（10～20）克/天。碳水化合物的进量可适当减少，一般占总热量的 45％～60％，谷类食物应作为能量的主要来源。新鲜水果和蔬菜应作为矿物质、维生素的主要来源，同时含有较多的水分、膳食纤维，有充饥功能。

（3）注意烹调方法。食物应以蒸、炖、拌、卤、水滑等少油烹调方法制备为主，以减少用油量，为了减少水在体内的潴留，同时应限制食盐和酱油、味精的摄入。

（4）养成良好的生活习惯。即一日三餐，定时定量，减少一餐或晚餐进食过多，均不利于减肥；少吃零食、甜食和饮料，少数零食尤其是坚果类如花生、核桃、开心果、瓜子等，均含有极高的热量和脂肪，不利于减肥；吃饭细嚼慢咽，这样能延长进餐时间，达到饱腹的作用。

（5）"七分饱、三分练"。饮食控制配合积极的体育锻炼，必要时选择适合的药物治疗，才能够达到理想的效果。不同活动消耗 90 千卡所需的时间如下表所示：

活动项目	时间（分钟）	活动项目	时间（分钟）
睡眠	80	步行、跳舞、游泳	18～30
坐、写字、手工缝纫	50	体操、购物、上下楼	25
电脑打字	45	熨衣、打高尔夫球	25
弹钢琴、剪裁、打台球	40	骑自行车	15～25
办公室工作	35	打乒乓球、排球	20
铺床、扫地	30	打羽毛球、网球	15
机器缝纫	30	长跑、爬山、打篮球、踢足球	10

2. 常见问题

（1）减肥期间应包括哪些食物

粮谷类：粗细搭配，粗粮为主；

蔬菜类：绿色蔬菜为主，兼顾五颜六色；

水果类：低升糖指数水果为佳；

肉类：精瘦猪肉、鱼肉、去皮鸡胸肉等肉类为佳；

蛋类：水煮鸡蛋 1 个或者蛋白 2 个；

奶类：鲜牛奶及其制品，若奶制品过敏者可替换为豆浆等豆制品；

豆制品：可用北豆腐或者南豆腐，豆浆，豆干；

油脂类：选用含多不饱和脂肪酸的植物油或者橄榄油为佳。

（2）减肥时期的能量怎么确定

正常人每人每天每千克体重需要 25～35 千卡的能量，例如一个体重 60 千克的女性，每天大概需要 1 500～2 100 千卡的能量。减肥期间适当减少摄入量，不建议老年人过度节食，从食物结构上改变饮食习惯最佳。如果需要，请在专业营养师或医生的指导下适当节食。

3. 食谱举例

肥胖患者每日摄入 1 600～1 700 千卡热量食谱举例：

食谱一：普通饭 1 600～1 700 千卡热量摄入

早餐：菜肉包 125 克（小麦粉 50 克，猪肉 25 克，小白菜 50 克），酸奶 100 克

加餐：苏打饼干 50 克

午餐：米饭（稻米 50 克），青椒炒鸡蛋（鸡蛋 50 克，青椒 100 克），小白菜豆

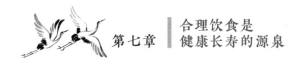

腐汤(豆腐 50 克,小白菜 100 克)

　　加餐:苹果 200 克

　　晚餐:米饭(稻米 50 克),炒青菜(小青菜 150 克),清炒胡萝卜(100 克)

　　其他:盐(精盐 3 克),植物油(混合油 20 克)

食谱二:普通饭 1 600～1 700 千卡热量摄入

　　早餐:全麦面包 75 克,牛奶 250 毫升,水煮鸡蛋 50 克

　　加餐:苏打饼干 25 克,香蕉 100 克

　　午餐:米饭(稻米 50 克),拌菠菜 100 克,黄瓜炒鸡丁 200 克(黄瓜 150 克,鸡胸肉 50 克)

　　加餐:燕麦粥 25 克,苹果 100 克

　　晚餐:玉米面发糕 75 克,炒青菜 150 克,拌黄瓜 100 克

　　其他:盐 3 克,植物油(橄榄油 20 克)

　　补充说明:饮用牛奶不适者可将牛奶换成酸奶,大概 250 毫升牛奶换算为 200 克酸奶。若饮用酸奶也会出现不适症状,可更换为 350 毫升豆浆。

　　4. 轻断食模式

　　轻断食又叫间歇性禁食,这是一种风靡网络并且有很多明星正在使用,也是佛教和瑜伽一些人群中比较擅长的一部分。轻断食指的是通过断食与自由摄食交替一段时间,来达到预防和治疗疾病的饮食疗法,并且可以有效帮助大家达到减重的效果。轻断食一般需要进行 8～12 周即两三个月,缓慢减重减脂(一周约一斤),不易反弹。轻断食是获得国际医学认可的减重方式之一。

　　轻断食具体方法

　　(1) 一周之内有 5 天的时间选择好好的吃饭,挑出不连续的 2 天时间将饮食分量降到平日的 1/4,而且是需要坚持的,坚持才会有效果的。

　　(2) 轻断食日只能摄取 500 或 600 kcal,这样对食物的选择就显得十分重要。注意食物热量的高低时,也要注意食物的升糖指数,简称(GI)。

　　(3) 轻断食持续的时间一般在 1～3 天之间,有的人适合一个星期进行一次,有的人却适合一个月一次,以身体不感觉到不舒适为准。

　　(4) 建议连续两日轻断食,以获取 5:2 轻断食法的最大益处。连续轻断食两日会让轻断食行为更加轻松,这样也能带来额外的健康益处。

　　(5) 一周 5 天正常吃,剩下 2 天禁食,禁食日如果真的想吃,想想只要等一天就可以吃了,也就没那么沮丧,很容易执行。

（6）如果代餐期间饿的明显就吃点水煮菜，生拌菜，生吃的蔬菜什么的，或是用脱脂奶冲代餐粉都比较抗饿的。

（7）在断食的两天内，必须摄取比平时更多的水分，同时喝水也是安抚空肚皮的速效方法哦。

轻断食的好处

（1）帮助身体排除毒素：这类轻断食，主要目的就是帮助人体排出毒素，腹中饥饿，肠胃蠕动就会增加，能够很好地帮助排出体内的一些杂质。

（2）促进血液循环：很多科学研究表明：素食更能帮助身体排毒，短暂的合适的轻断食也能帮助身体促进血液循环，全身的血液也会得到净化。

（3）帮助减肥：虽然说节食会降低代谢，容易体重反弹，但是不得不承认的一点是正确节食能够帮助减肥，帮助肥胖症人群恢复正常的体重。

轻断食注意事项

（1）轻断食不等于过度节食，不等于挨饿，真正运用得体的人才知道这只是一种健康生活的方式。

（2）轻断食日选取的食物要以蔬菜，水果为主，但万不可长期轻断食，这会影响身体健康的。

（3）身体有一些小问题的，患有低血糖的人、孕妇和哺乳期妇女、糖尿病病人，甚至过分消瘦的人群都是不适合采用轻断食的方法。此外，青少年儿童、身体虚弱、手术后以及痛风人群也不适合。

在《中国肥胖预防和控制蓝皮书》中，对轻断食模式的评价是：轻断食模式有益于肥胖患者的体重控制和代谢改善，对超重和肥胖患者的血糖、胰岛素及低密度脂蛋白胆固醇、高密度脂蛋白胆固醇等代谢标志物均有改善；而且该模式无严重不良反应，患者依从性较好，易于长期坚持。轻断食模式在体重控制的同时，或可通过代谢和炎性反应改善，间接增加体重控制获益，同时增强糖尿病、心脑血管疾病及其他慢性疾病的治疗获益。该方法应在医生或健康管理师的指导下进行。

（二）高血压的饮食调养

高血压不但是长期危害人体健康的一种慢性病，还是脑中风、冠心病、心肌梗死、心力衰竭、肾衰竭等疾病的祸首。高血压的病程进展缓慢，早期症状不明显，有相当一部分人直至出现严重的并发症如脑中风才知道自己患有高血压，有的甚至在年轻时就因高血压并发脑中风而丧失劳动能力，还有的因脑出血而死亡，所以高血压被人们形象地比作"无声的杀手"。

高血压的治疗不仅仅指的是药物治疗,还有重要且不可或缺的方面就是非药物治疗。一般来讲,所有的高血压病人都是要进行非药物治疗的,但是并不是所有的高血压病人都需要药物治疗。具体而言,对于低、中危高血压患者,如果3个月内非药物治疗有效,血压达标,可以不用药物。而高危病人或伴有糖尿病和肾功能不全等的病人在积极的药物治疗的同时,也要认真进行非药物治疗。

饮食疗法的意思就是说在中医学理论或现代食品营养学理论的指导下,通过选择食用某些食品来达到治病或养生保健的目的。饮食疗法因为其治疗效果好又没有明显的副作用,防治兼顾、经济实用而被人们所广泛接受。但是又因见效慢且作用较弱而有一定的局限性,常需与其他疗法配合。对于高血压病人来说,饮食疗法是治疗的基础,应该根据患者的病情和个体差异,指定长期适宜的食疗和药膳食谱。

1. 饮食原则

(1)控制热量,保持理想体重。减少每天胆固醇的摄入量。每天胆固醇的摄入量以不超过 300 毫克为宜。

(2)避免进食高热量、高脂肪、高胆固醇的"三高"食物;长期食用大量脂肪是引起动脉硬化的主要因素。

(3)餐饮中的食用油宜选择植物油,这些植物油对预防高血压及脑血管的硬化及破裂有一定好处。

(4)多吃维生素含量丰富及纤维素多的新鲜蔬菜和水果。

膳食纤维能吸附胆固醇,阻止胆固醇被人体吸收,并能促进胆酸从粪便中排出,减少胆固醇的体内生成,故能降低血胆固醇。

维生素 C 能促进胆固醇生成胆酸,从而有降低血胆固醇的作用,还能改善冠状循环,保护血管壁。烟酸能扩张末梢血管,防止血栓形成,还能降低血中三酰甘油的水平。维生素 E 具有抗氧化作用,能阻止不饱和脂肪酸过氧化,保护心肌并改善心肌缺氧,预防血栓发生。保证必需的无机盐及微量元素供给。碘能抑制胆固醇被肠道吸收,降低胆固醇在血管壁上的沉着,故能减缓或阻止动脉粥样硬化的发展,常食海带、紫菜等含碘丰富的海产品,可降低冠心病发病率。

(5)严格控制饮酒。饮酒量每日必须限制在 50 毫升以内,切忌一次饮完,并绝对禁止酗酒。

(6)降低摄盐量。《中国居民膳食指南》建议每日盐摄入量不宜超过6 克,高血压病人不超过 3 克,高血压合并糖尿病病人不宜超过 2 克。之所以如此限制盐的摄入,是因为已经有大量确凿的证据表明,高盐是高血压的危险因素。那么盐的危险是从何而来的呢?我们平时吃的盐主要成分是氯化钠,其中的钠离子会增加水的潴留。比如体内每增加 7 克钠会同时潴留 1 000 毫升的水分,增加血液循环的压力,使血压进一步升高。对于高血压患者,如果没有服用利尿剂的话,就需要严格限制盐分的摄入。另外,味精、鸡精也应尽量避免。

(7) 补充机体可吸收的钙,高钙饮食是控制高血压的有效措施之一。

(8) 主食宜多吃粗粮、杂粮如糙米、玉米,少吃精制的米和面,烹饪中宜多用红糖、蜜糖,少用或不用绵白糖、白砂糖。

2. 适合食用的食物

(1) 适量摄取含钾食物,如柑橘、香蕉、葡萄、菠菜、红枣、马铃薯、大豆等食物的钾含量较高。

(2) 多吃含钙食物。钙能松弛血管平滑肌,降低血管的紧张度,还能镇静安神,有助于稳定血压。富含钙质的食物如牛奶、优酪乳、黄豆、杏仁、韭菜、芹菜、花生、核桃,高血压患者多吃有益。

(3) 多吃含锌食物,如牡蛎、硬果、豆类、茶叶及全谷、全麦等粗粮。

(4) 多吃降压食物,如香菇、木耳、洋葱、海带、大蒜、胡萝卜、柿子、芹菜、玉米、荸荠、醋等。

(5) 可以随意进食的食物有:谷物,尤其是粗粮;豆类,尤其是大豆及其制品;蔬菜,尤其是葱、大蒜等;菌藻类,如香菇、木耳、海带、紫菜等;各种瓜类和水果、茶。

(6) 多食用能保护血管和降血压及降血脂的食物。有降压作用的食物有芹菜、胡萝卜、番茄、荸荠、黄瓜、木耳、海带、香蕉等。降血脂食物有山楂、香菇、大蒜、洋葱、海鱼、绿豆等。此外草菇、香菇、平菇、蘑菇、黑木耳、银耳等蕈类食物营养丰富,味道鲜美,对防治高血压病、脑血栓均有较好效果。

(7) 可适当进食的食物有:瘦肉,包括瘦的猪肉、牛肉和羊肉以及家禽肉(去皮);鱼类,包括多数河鱼和海鱼(但不宜食墨鱼、鱿鱼等);植物油,包括豆油、菜籽油、玉米油、芝麻油等;奶类,如牛奶、羊奶等。

(8) 禁忌食物:所有过咸食物如贝类、虾米、皮蛋,含钠高的绿叶蔬菜等,烟、酒、浓茶、咖啡以及辛辣刺激性食品均在禁忌之列。动物性脂肪,如猪油、牛油、羊油、鸡油、奶油等;肥肉,包括猪、牛、羊肉中的脂肪;脑、脊髓、内脏;蛋黄、鱼子;软体类(海参除外)及贝壳类;少吃或不吃含胆固醇高的食物,如动物内脏、猪皮、猪蹄、蛋黄、蟹黄等。

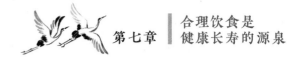
3. 饮食禁忌

（1）油炸类食品：导致心血管疾病的元凶（油炸淀粉）；含致癌物质；破坏维生素，使蛋白质变性。

（2）腌制类食品：导致高血压、肾负担过重、鼻咽癌；影响黏膜系统（对肠胃有害）；含致癌物质，易患溃疡，易发炎、癌变。

（3）加工的肉类食品（肉干、肉松、香肠）：含三大致癌物之一的亚硝酸盐；含大量防腐剂（加重肝脏负担）。

（4）饼干类食品（不含低温烘烤和全麦饼干）：食用香精和色素过多；严重破坏维生素；糖分、热量过多，营养成分低。

（5）汽水可乐类食品：含磷酸、碳酸，会带走体内大量的钙；含糖过高，对人体无任何营养。

（6）方便类食品（主要指方便面和膨化食品）：盐分过高，含防腐剂、香精（损肝）；铅含量超标；热量很高，但营养价值低。

（7）罐头类食品：破坏维生素，使蛋白质变性；热量过多，营养成分低；含大量防腐剂。

（8）话梅蜜饯类食品：含亚硝酸盐；盐分过高，含防腐剂和香精。

（9）冷冻甜品类食品：易引起肥胖；含糖过高。

（10）烧烤类食品：含三大致癌物质之首——三苯四丙吡；导致蛋白质炭化变性，加重肝肾负担；一只烤鸭腿的毒性相当于 60 支烟。

4. 高血压食谱举例

高血压患者用盐量参考表

血压（mmHg） 年龄	60 岁以下	60 岁以上
140～160/90～100	少盐	少盐
160～180/100～110	低盐	低盐
180 以上/100 以上	无盐	无盐

注：少盐（3～5 克，折合酱油 15～25 毫升）；低盐（1～3 克，折合酱油 5～10 毫升）

高血压、冠心病患者食谱举例（以下重量全部为生重）：

食谱一（1 900 千卡）

早餐：豆浆 400 毫升或低脂牛奶 250 毫升或酸奶 200 毫升

157

发面饼(面粉 100 克)

拌黄瓜(黄瓜 100 克)

火腿肠(火腿肠 25 克)

午餐:米饭(稻米 125 克)

韭菜炒豆芽(瘦肉丝 50 克;豆芽 200 克;韭菜 50 克;油 10 克)

或白菜炒肉(瘦肉片 50 克;白菜 250 克;油 10 克)

拌菠菜(菠菜 150 克;芥末少许)

或拌海带丝(海带 150 克;蒜末少许)

晚餐:馒头(面粉 100 克)

大米粥(稻米 25 克)

烧肉丸(瘦猪肉 50 克;小白菜 200 克;香菇 50 克;油 10 克)

食谱二(1 900 千卡)

早餐:低脂牛奶 250 克,加燕麦 25 克/豆浆 400 毫升,加燕麦 25 克

花卷(面粉 100 克)

拌芹菜(芹菜 100 克)

鸡肉(去皮鸡肉 50 克)

午餐:米饭(稻米 125 克)

烧卷心菜(西红柿 100 克;卷心菜 250 克;油 5 克)

或西红柿烧西葫芦(西红柿 100 克;西葫芦 250 克;油 5 克)

烧鲫鱼(鲫鱼 200 克;油 10 毫升)

晚餐:大米粥(稻米 25 克)

花卷(面粉 100 克)

熬冬瓜(香肠 10 克;海米 5 克;冬瓜 300 克;油 5 克)

食谱分析:以上两个食谱根据高血压和冠心病的食疗原则编制,加入香菇、海带等对血压控制有利的食物,避免了高血压和冠心病患者的饮食误区。

(三) 高脂血症的饮食调养

高脂血症的形成主要是由于从食物中过多地摄取了动物性脂肪或含有高胆固醇的食品。饮食的热量若超出了人体需要,那么多余热量就会以三酰甘油的形式储存在体内脂肪组织细胞中,从而导致肥胖和血脂升高。缺少体力活动或体育运动的人,血胆固醇和三酰甘油常常高于体力活动多的人。且

精神过度激动、吸烟、过度脑力劳动也会诱发血脂增高。高脂血症是现代人常见高发的慢性疾病,此病在临床当中可以分为原发性和继发性两大类型,对于患者来说应该明确病因来进行针对性的治疗。一是遗传因素。遗传是导致原发性高脂血症的一个常见因素,遗传可通过多种机制导致此病发作,比如某些遗传因素可能发生在人体的细胞水平上,而有些可发生在人体的脂蛋白组织上或载脂蛋白的分子上,但多数患者都是因为遗传性基因缺陷引起的。并且临床中归纳的各种类型的高脂蛋白血症都具有遗传性。二是饮食因素。饮食因素是导致高脂血症的常见原因,现代人的生活水平提高了,在平时多存在高热量饮食、营养过剩的情况,尤其有些人平时存在暴饮暴食、偏食挑食、抽烟喝酒等习惯,就会导致身体内代谢异常。比如糖类的食物摄入过多,会导致胰岛素分泌受到影响,常引起高甘油三酯血症。如果体内摄入的动物脂肪或胆固醇过多,非常容易形成高胆固醇血症。三是继发性高脂血症的病因。继发性高脂血症指的就是本身有其他原发疾病导致的高脂血症,常见的会引起高脂血症的原发病包括糖尿病、甲状腺疾病、肝病、肥胖症、痛风、肾脏疾病、胰腺疾病,其他可引起高脂血症的疾病还有糖原累积病、柯欣综合征、艾迪生病、异常球蛋白血症等。要想合理地降血脂可以从饮食安排做起,多吃一些具有降血脂作用的食物。

1. 饮食原则

高血脂饮食讲究"一个平衡和五个原则"。

一个平衡:很多高脂血症患者完全素食、偏食,这是个误区,对身体是很不利的。我们从饮食中获得的各种营养素,应该种类齐全,比例适当。

五个原则:低胆固醇、低脂肪、低热量、低糖、高纤维饮食。

低脂、低胆固醇饮食 血中三酰甘油受饮食影响较大,而胆固醇受饮食的影响相对要小。但长期大量进食高胆固醇的食物(如蛋黄、动物内脏、鱼子、脑等),也可以导致高血脂。

低热量 有部分高血压患者体型肥胖,因此,减少总热量,是主要的减肥方法,通常是以每周降低体重 0.5～1 千克为宜。

低糖、高纤维饮食 纤维素被称为现代人的第七营养素,可以阻止胆固醇的吸收,降低血胆固醇的含量。燕麦是首选食物,每日食用 60～70 克,总胆固醇至少可降低 5%左右,使患心脏病的风险下降 10%。其他低糖、高纤维食物还有粗杂粮、干豆类、海带、新鲜的蔬菜、水果等。

因此,高血脂患者应当吃得明白,吃得健康。尽早改善饮食结构,是治疗高血脂的首要步骤,也是调脂药物治疗必不可少的前提。

2. 食用具有降血脂作用的食物

降血脂的食物要符合以下四个要求,只要有某一方面的作用,加上合理的食物搭配,长期坚持定会收到降血脂的效果。四个要求分别是:含胆固醇低,脂肪中含大部分不饱和脂肪酸,食物纤维含量高,含有降血脂的化学成分。

燕麦片 燕麦在谷类食品中含有较多食物纤维,减少肠道吸收胆固醇,降低血中坏的胆固醇和甘油三酯。每天最好吃些燕麦片,可降低冠状动脉及心脏病的风险。

坚果类 核桃、花生、腰果、开心果、松子、胡桃等,含有多种不饱和脂肪酸和抗氧化的维生素 E,在血中和胆固醇结合,将血中和血管壁上的胆固醇运送到肝脏进行代谢,从而保持血管壁的弹性。坚果含的油脂多、热量高,每次不宜多吃,吃 10~15 粒即可。

黄豆及豆制品 含有植物胆固醇,它可以抑制胆固醇在肠道的吸收,从而降低血液中胆固醇的含量。不饱和脂肪酸含量高,可降低血中总胆固醇、低密度胆固醇、甘油三酯,而又不影响高密度胆固醇。每天建议吃 50~100 克豆腐或喝 250 毫升豆浆。

鱼类 最好是鲜活的海鱼,深海鱼有鲑鱼、海鳗、金枪鱼、大黄花鱼、三文鱼、多宝鱼、鲈鱼。海鱼中含有:

(1)Ω-3 脂肪酸和卵磷脂,可以降低胆固醇的浓度,降低血小板凝聚,增加高密度脂蛋白,去除血管壁斑块,保护心脏和血管。

(2)DHA 是 Ω-3 不饱和脂肪酸的一种,只存在于深海鱼中,对防治老年痴呆很有帮助。

(3)鱼肉的肌纤维细腻,便于老年人消化,鱼肉蛋白中必需氨基酸的量和比值最适合人体。

(4)鱼肉中含有丰富的矿物质和维生素,如铁、磷、钙、维生素 A、维生素 D。

大蒜 具有降低低密度脂蛋白血脂、升高高密度脂蛋白、抗血小板聚集的作用,对预防冠心病发生有积极的作用。经常食用大蒜,对高脂血症和冠心病有良好的防治效果。

海带 含有海带多糖,可降低血清胆固醇和甘油三酯的含量。海带还富有多种必需的氨基酸、维生素 A、维生素 B_2、钙和大量的铁质,经常食用可预防夜盲症、干眼症,减少口腔溃疡的发作并可预防骨质疏松症和贫血。

香菇 是一种高蛋白质、低脂肪、富含维生素的食品,具有降胆固醇的作用,可防止脂质在动脉壁沉积,香菇素还有降压作用。

山楂　含有大量的维生素 C,具有强壮心脏、扩张心脏血管、增强冠状动脉流量及持久的降压作用,有改善血液循环和促进胆固醇排泄而降低血脂的作用,其所含脂肪酶也能促进脂肪的消化。

苹果　含有类黄酮类物质。类黄酮是一种天然抗氧化剂,能抑制血小板聚集,降低血液黏稠度,减少血栓形成,防止心脑血管疾病的发生。含有的维生素 C 可促进胶原蛋白的合成,保持毛细血管的弹性,并可降低胆固醇,防止血管的硬化。

在膳食中还有一些低脂食品,如荞麦、小米、薯类、海参、淡菜;高纤维食物,如苦瓜、菠菜、胡萝卜、茼蒿、芹菜、香菜、空心菜、荠菜、苋菜、油菜、马齿苋、荸荠、茭白、竹笋、茄子、紫菜、海蜇皮、黑木耳、白木耳、番茄等,也有降血脂的作用。

3. 高脂血症日常饮食注意事项

(1) 忌过量摄入油脂:高脂血症患者忌过量食用动物性脂肪,如猪油、肥猪肉、肥牛等,这类食物中的饱和脂肪酸含量高,脂肪容易沉积在血管壁上,会导致血液的黏稠度增加。而且饱和脂肪酸能够促进体内胆固醇的吸收和内源性胆固醇的合成,使血清中胆固醇水平升高。饱和脂肪酸长期摄入过多,可使甘油三酯升高,加速血液凝固,促进血栓形成。

(2) 忌完全拒绝脂肪:在日常饮食中控制脂肪摄入是高脂血症患者的科学饮食原则之一,但也不宜完全拒绝脂肪的摄入。脂肪是人体供给能量的主要营养素之一;人体在吸收维生素 A、维生素 D、维生素 E 等脂溶性维生素时也需要脂肪的协助;一些人体必需的不饱和脂肪酸需要从某些含脂肪的食物中摄取。完全拒绝脂肪摄入会使患者身体免疫力下降,易衰老。如果是儿童高脂血症患者完全不摄入脂肪易导致佝偻病等发育性疾病。

所以,患者可以选择多摄取植物性脂肪,少摄取动物性脂肪,每天脂肪的摄入总量控制在 25 克以内。

(3) 忌高盐高糖饮食:高脂血症患者忌摄入过多的盐,否则易引发钠潴留。钠潴留会引起细胞外液增加,使水分蓄积在组织里,形成水肿,同时也加重心脏负担,影响脂代谢,使血脂升高。每天盐的摄入量应保持在 5 克以内,包括从酱油、酱菜、酱等食物中摄入的盐量。

(4) 忌过食辣椒:辣椒是一种天然的降脂食物,富含胡萝卜素,可以阻止胆固醇沉积在血管上,降低血脂。辣椒中维生素 C 的含量非常高,能够降低胆固醇的含量。然而高脂血症患者不宜因辣椒的特殊功效就大量食用。过多食用辣椒对健康不利,因为辣椒会刺激肠胃和神经系统,对患者控制饮食和情绪有反效果,甚至会引发消化系统疾病。

(5)远离高热量、高脂肪食物:患者的血液中的脂肪含量过高,所以要控制高脂肪食物的摄入,高热量的食物也要少吃,肥肉、烧鹅、猪蹄、黄油、奶油、蛋糕等食物都是高脂肪、高热量的食物,患者要少吃,蛋黄、鱼子、动物内脏、鱿鱼等食物含有的胆固醇较高,患者也要避免食用。患者适合多吃海鱼、黑木耳、燕麦、海带、玉米等粗粮,精制白米、白面粉要少吃。

(6)补充足够的蛋白质:减少脂肪的摄入,就要注意补充蛋白质,瘦肉、鱼虾、大豆、豆制品、脱脂奶是最适合患者的食物。糖、糕点、甜食也不要吃太多。多吃新鲜蔬果补充足够的维生素,很多蔬菜有降脂的作用,患者每天至少要吃500克蔬菜。

(7)不要吃太饱:很多患者都是比较胖的,这是由于饮食不节制引起的。如果把自己喂得饱饱的,也是不利于疾病治疗的,每天吃六七分饱就可以了。

(8)合理减肥:如果体重超标,身材肥胖,要合理进行减肥,尽量通过运动和饮食相结合的方式进行,不要心急,长时间坚持,慢慢瘦下去才是健康的。

4.高血脂患者应该怎么吃

根据以上饮食原则,建议血脂异常的老年患者每日饮食为:主食200克,蔬菜500克;低脂牛奶250毫升;水果200克;鸡蛋30克或60克鸡蛋清;肉类100克(以瘦肉、禽类肉为主),或鱼类160克(带鱼除外);油15克(以植物油为主);豆制品100克;盐6克(老年高血压患者请参考高血压食用量);用餐时间:每日4~5餐,少食多餐;烹调方法宜用煮、熬、烩、炖、蒸等。

高脂血症的食谱如下:

(1)蘑菇青菜:鲜蘑菇250克,青菜心500克。将蘑菇和青菜心拣洗干净后切片,另起油锅煸炒,并加入盐、味精等调料后食用。功能:清热平肝,降脂降压。适用于高脂血症高血压及冠心病等。

(2)木耳粥:黑木耳5克,撕碎浸泡半天,同粳米100克及冰糖适量同熬为粥。功能:益肾补元,养阴和血。适用于老年人动脉硬化、高凝血状态者以及头晕、腰酸等病症。

(3)山楂麦芽饮:生山楂、炒麦芽各10克,煎煮后代茶饮用。功能:降脂消食。适用于高脂血症及伤食所致之胃呆腹胀、消化不良等症。

(4)人参叶茶:人参叶3克,用开水冲泡代茶饮用,每日1次。功能:益气生津,养心补元。适用于冠心病等心脏病所致的心悸气短、乏力口渴等症。

(5)荷叶饮:鲜荷叶100克,洗净切碎,煎煮后代茶。功能减肥降脂,清热消暑。适用于肥胖症及夏季暑热等症。

食谱举例

高血脂患者食谱举例（全天能量1900千卡）：

早餐：豆浆400毫升/脱脂牛奶250毫升/脱脂酸奶200毫升

　　　馒头（面粉100克）

　　　圣女果（小西红柿100克）

　　　火腿肠（火腿肠25克）

午餐：米饭（大米125克）

　　　炒菜花（菜花200克；干豆丝50克；西红柿100克；油5克）

　　　或烧油麦菜（油麦菜300克；蒜末少许；油5克）

　　　盐水虾（100克）

　　　或清炖牛肉（牛肉50克）

晚餐：鸡肉（去皮鸡肉50克）

　　　炒豆芽（豆芽250克；胡萝卜丝40克；油5克）

　　　花卷（面粉100克）

　　　小米粥（小米25克）

食谱分析：正常成年人每天食用油用量为**25克**，血脂异常者应酌情减少用油量，本食谱全天用油**15克**。用油以植物油为首选，植物油与动物油相比含有更多对人体有益的不饱和脂肪酸。同时，高血脂老人的饮食中也要注意一些隐性的脂肪和胆固醇，如蛋黄、干豆类、全脂乳、鱼子、肥肉、动物内脏等。

（四）糖尿病的饮食调养

糖尿病既是一种古老的疾病，又是一种年轻的疾病。说它古老，是因为有文献记载的糖尿病历史可追溯到2000多年前；说它年轻，是因为对糖尿病的真正认识从近代才开始。糖尿病像洪水猛兽一样向我们逼近，已经严重威胁人类的健康与寿命。每年的11月14日是"世界糖尿病日"。最新研究发现，全球成人糖尿病患者人数超过4.22亿，其中低、中等收入国家的患病率增长最快。中国是一个糖尿病大国，据统计，我国糖尿病患者超过1.29亿，每年增长在10%以上，相当于每年净增加1300万糖尿病患者。随着医学的发展，人们对于糖尿病的认识，也是从雾里看花到剥茧抽丝。

众所周知，糖类是生命活动最主要的能量来源，其形式多种多样，但最终都是转化为葡萄糖被细胞利用，而进入细胞就需要胰岛素的参与。胰岛素的功能是帮助营养物质进入组织细胞,提供细胞正常活动需要的能量,其作用相当于一把钥匙,打开葡萄糖进入细胞的大门,让葡萄糖顺利进入细胞。当身体不能分泌胰岛素(如 1 型糖尿病)或细胞对胰岛素的反应不好(如 2 型糖尿病)时,就会导致葡萄糖不能进入细胞而聚集在血液内,造成血糖升高。当血糖水平升高至一定水平时,超过肾脏所能承受的极限,葡萄糖便会从尿液中"漏"出,故称为糖尿病。另外,体内的脂肪、蛋白质和碳水化合物代谢也会发生异常。

从知道自己患病开始,许多糖尿病患者的饮食便会受到限制。"吃不饱、吃不好",相信是每一位糖尿病患者的体会。世界卫生组织将糖尿病列为三大疑难病之一。25％的糖尿病患者营养不良,70％以上患者经常感到没吃饱,同时又有 62％的患者体重超标。这种状态的产生除了由于糖尿病患者本身代谢功能紊乱外,饮食不当也是一个重要原因。

其实,糖尿病患者可以像健康人一样追求饮食的"色、香、味"。只要饮食合理,就能保证健康,与美味结缘。

糖尿病的饮食疗法不是为了控制糖尿病而专门设置的特别饮食,不是可望不可即的、难以做到的治疗方法,它是不过食、不偏食且有一定规律的饮食原则。这个原则适用于所有的糖尿病患者,也适用于正常人。实践证明,只要饮食控制得当,糖尿病患者就能像健康的正常人一样学习、工作和生活,所以说控制饮食并不降低糖尿病患者的生活质量。

1. 糖尿病的诊断标准

检查血糖和尿糖可准确诊断糖尿病。但是,单纯尿糖偏高也不能诊断为糖尿病,因为正常人在某些情况下也可暂时出现尿糖情况。检查血糖一定要检查空腹血糖和餐后两小时血糖,因为空腹血糖正常,餐后血糖不正常,也应诊断为糖尿病。

掌握糖尿病的诊断标准(下表)很重要,便于监测自己的血糖,观察治疗效果,及时调整治疗方案,预防或延缓并发症的发生。

糖尿病的诊断标准表

项　目	静脉血糖	
	空腹 (mmol/L)	(口服葡萄糖 75 克)餐后 2 小时(mmol/L)
正常人	＜6.1	＜7.8
(或随机血糖)	≥7.0	＜11.1

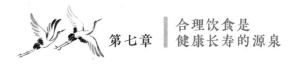

续表

项　目	静脉血糖	
	空腹 (mmol/L)	（口服葡萄糖75克）餐后 2小时(mmol/L)
糖耐量减退(IGT)	＜7.0	7.8～11.1
空腹血糖调节受损(IFG)	6.1～7.0	＜7.8

注："随机血糖"不考虑距上一餐的时间抽取的血糖，若无典型症状，应在不同日期再测一次，均超过上表标准，方可诊断为糖尿病。

2. 糖尿病的饮食原则

糖尿病目前尚无根治疗法，大多为综合性方法。主要包括五项原则，即饮食、运动、药物、心理和自我监测。其中饮食治疗是最基本的治疗措施，原则是既要控制饮食又要合理营养。无论采用以上哪种方法都必须控制饮食，有的轻型患者只用饮食治疗应能奏效。

糖尿病的饮食治疗基本原则是合理控制总能量，维持理想体重。对于肥胖者来说，应该减少能量摄入以减轻体重。对于消瘦者则应适当提高能量摄入以增加体重。而孕妇、乳母、儿童应增加维持其特殊生理需要和生长发育的能量需要。

糖尿病患者的科学饮食好比金字塔。第一层次：主粮，包括各种粮食、绿叶蔬菜等，糖尿病患者要多吃。第二层次：有一定热量的食物，包括瘦肉、花生米等，糖尿病患者可以适量吃。第三层次：高热量食物，如肥肉等，糖尿病患者也可以进食少许"解解馋"。第四层次：纯糖制品，糖尿病患者要严格控制。

具体饮食治疗应该遵循以下原则：

(1) 合理控制总热量，热能摄入量以达到或维持理想体重为宜；

(2) 平衡膳食，选择多样化、营养合理的食物；

(3) 放宽对主食类食物的限制，减少单糖及双糖的食物；

(4) 限制脂肪摄入量；

(5) 适量选择优质蛋白质；

(6) 增加膳食纤维摄入；

(7) 增加维生素、矿物质摄入；

(8) 提倡少食多餐、定时定量进餐。

糖尿病患者在饮食中应选择升糖指数较低的食物。

常见食物升糖指数如下：

升糖指数为 115～90 的食物：麦芽糖、葡萄糖、玉米松饼；

升糖指数为 89～80 的食物：膨化大米、糯米、速溶方便米粉、油炸/烧烤土豆；

升糖指数为 79～70 的食物：南瓜、蜂蜜、高粱、紫米（早熟）、西瓜、胡萝卜、小米、白小麦粉面包、膨化小麦、烤玉米碎片、玉米粥、夹心面包、炸油饼、精白面面包。

升糖指数为 69～60 的食物：全小麦粉面包、玉米面、大麦粉面包、木薯、香蕉（未熟）、全黑麦粉面包、燕麦粉面包、汉堡小圆面包、脆皮面包、粗粒小麦粉面包、（燕）麦片混合面包、小麦饼干、全黑麦饼干、营养谷类早餐、麦片粥、燕麦片粥、葡萄干、无籽葡萄（鲜）、菠萝、土豆（新）、蒸/煮土豆泥。

升糖指数为 59～50 的食物：大米、紫米（褐色大米、糙米）、土豆（煮/烤）、山芋、山药、甘薯、荞麦、甜玉米（穗）、米粉、无核葡萄干、香蕉、芒果、猕猴桃、鲜桃汁（罐装,浓/淡）、柑汁、橙汁、绿豆粥、燕麦片（粥）。

升糖指数为 49～40 的食物：乳糖、橘子、橙子、柑子、葡萄（鲜）、苹果汁、柚子汁、梨汁、菠萝汁（未加糖）。

升糖指数为 39～30 的食物：馄饨、鸡蛋面、意大利式细面条、黑麦仁、小麦仁、营养（粗）面粉、苹果、梨、未熟香蕉、干杏、酸奶、玉米粥、西红柿汤、鱼翅。

升糖指数为 29～20 的食物：大麦仁、香肠、全脂牛奶、果冻（不含奶）、鲜桃汁（纯天然）、葡萄、柚子、李子、樱桃。

升糖指数为 19～14 的食物：花生、低脂牛奶。

3. 常见问题

(1) 饮食治疗会降低糖尿病患者的生活质量吗？

控制糖尿病的治疗措施有药物治疗、饮食治疗、运动治疗等,不管采用哪种措施,其目的均应是纠正代谢紊乱,使血糖、血脂达到或接近正常值并消除症状,防止或延缓血管或神经系统并发症的发生与发展。为了维持健康,必须摄取营养平衡的饮食,同时为了控制糖尿病,还需要适当限制一些对血糖和并发症控制不利的食物,另外,对每天所要食用的食物要有定量的概念,不能想吃什么就吃什么,想吃多少就吃多少。

(2) 糖尿病饮食是多吃肉少吃饭吗？

糖尿病饮食首先是平衡膳食,各种营养之间需保持一定的比例。肉食品所含的脂肪和蛋白质同样也能升高血糖水平。若碳水化合物不按照 50%～60% 的比例摄入,将可能导致脂肪的过度分解,出现酮症,甚至发生酸中毒。因此,糖尿病患者的主食量一般不宜少于150～200 克,并不是一味地多吃肉

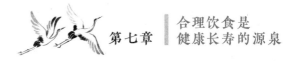
少吃饭。

（3）糖尿病患者不能吃水果吗？

患者可以选择水果，但必须掌握时机以及数量。血糖控制平稳时（餐后2小时血糖在10 mmol/L以下），空腹血糖最好在7.8 mmol/L以下并稳定一段时间以后才可以选用水果。应将水果的热量计入每日总热量之内，选用时减去相应的碳水化合物的量。吃水果最好在两餐之间做加餐用，既不至于血糖太高，又能防止低血糖发生。水果中阳桃、柚子、李子、橘子等含糖量相对较低；而香蕉、红枣、荔枝、柿子、龙眼含糖量相对较高。

（4）糖尿病患者的其他误区

单纯控制主食的摄入就等于饮食治疗，饭吃得越少对病情控制越有利

（×）

咸的食品或含甜味剂的糖尿病专用食品不需控制摄入　　　　　　（×）

多吃食物只要加大口服降糖药剂量就可以使血糖正常　　　　　　（×）

饮食控制已非常严格，吃点零食充饥没有关系　　　　　　　　　（×）

少吃一顿就不用再吃药　　　　　　　　　　　　　　　　　　　（×）

采用胰岛素治疗后饮食就不需要再控制了　　　　　　　　　　　（×）

植物油中含有多量的不饱和脂肪酸，比动物油要好，因此不需要限制植物油摄入　　　　　　　　　　　　　　　　　　　　　　　　　　　（×）

膳食纤维对于控制血糖有利，因此每日只吃粗粮不吃细粮　　　　（×）

用尿糖试纸是否变色评价食物是否含糖　　　　　　　　　　　　（×）

山楂（红果）或流传的降糖食疗方法都可以降糖，无须限制　　　（×）

吃馒头比吃米饭升血糖更高　　　　　　　　　　　　　　　　　（×）

不吃糖，但可以多吃些蜂蜜　　　　　　　　　　　　　　　　　（×）

（5）糖尿病患者为什么要采用分餐制？

为了减轻胰腺的负担，使之合理分泌胰岛素，糖尿病患者一日至少进食三餐，而且要定时定量。注射胰岛素或易出现低血糖以及血糖居高不下的患者还应在三次正餐之间增添2～3次加餐，即从三次正餐中匀出一部分主食留作加餐用（例如烤馒头干、咸面包、苏打饼干等）。这是防止低血糖、控制高血糖行之有效的措施，非常值得提倡。

（6）什么是成功的饮食治疗？

一般来说，轻体力劳动者每天的热量在每日每千克25～30千卡，中体力劳动者应该在30～35千卡，重体力劳动者应控制在35～40千卡。

糖尿病患者要科学安排自己的一日三餐，并根据患者的身高、体重和工

作的性质来决定摄入的热量以后,就可以用换算的公式决定饮食的量和种类。

4. 食谱举例

每日总能量的设计是以维持标准体重为原则,标准体重的计算在临床上一般采用的公式为:

$$标准体重(千克) = 身高(厘米) - 105$$

(正常体重为标准体重±10%,超过10%～20%为超重,超过20%为肥胖)

如果超重或肥胖,应在根据标准体重计算出的能量基础上再加以限制。如果您消瘦或体重不足,要适当放宽能量限制。另外,还可根据体质指数来判断体型:

体质指数 $BMI = 体重(千克)/(身高)^2(米)$

> **计算举例**:您每天需要多少热量呢?如一个男性糖尿病患者,45岁,身高175厘米,体重72千克,从事办公室工作,他的一日能量为多少?
>
> 标准体重为 $175 - 105 = 70$ 千克,$BMI = 72/1.75^2 = 23.5$(均属于正常)

不同体力劳动强度的能量需要量表

劳动强度	举例	一日每千克体重所需能量(千卡)		
		消瘦	正常	超重或减肥
卧床	在家休息人员	20～25	15～20	15
轻	办公室职员、教师、售货员、钟表修理工	35	30	20～25
中	学生、司机、电工、外科医生	40	35	30
重	农民、建筑工、搬运工、伐木工、舞蹈演员	45～50	40	35

注:年龄超过50岁者,每增加10岁,能量应酌情减少10%左右。

根据上表,轻体力劳动且正常体形患者能量需要为每日每千克体重30千卡,即该患者的一日能量为:$72 \times 30 = 2160$ 千卡。

下面有不同热量的食谱,供您参考。您应根据自身所需热量,选择相应热能食谱,会有利于您的病情稳定与康复。

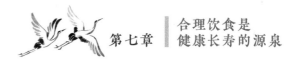
1 200 千卡能量食谱

食谱一

早餐:苏打饼干 50 克,牛奶 150 毫升。

午餐:米饭 50 克,猪舌 30 克,莴苣 300 克,豆油 10 克,梨 250 克。

晚餐:面条 50 克,豆腐 50 克,荠菜 150 克,鸭蛋 1 个,豆油 10 克。

食谱二

早餐:豆浆 300 毫升,鸡蛋 1 个(50 克),馒头 50 克,咸菜少许。

午餐:米饭 50 克,虾仁炒油菜(虾仁 50 克,油菜 200 克,烹调油 10 克)。

晚餐:米糕 50 克,肉丝炒芹菜丝(肉 50 克,芹菜 150 克,烹调油10 克),拍
黄瓜(黄瓜 150 克)。

1 400 千卡能量食谱

食谱一

早餐:馒头 50 克,豆奶 300 毫升。

午餐:面条 75 克,瘦牛肉 75 克,豆腐 160 克,洋葱 120 克,草莓300 克,豆
油 10 克。

晚餐:米饭 100 克,瘦猪肉 30 克,茭白 250 克,豆油 10 克。

食谱二

早餐:豆浆 300 毫升,煮鸡蛋 1 个,小烧饼 50 克,泡菜少许。

午餐:米饭 75 克,葱烧海参(葱 30 克,水发海参 300 克,烹调油10 克),小
白菜汤(小白菜 159 克,烹调油 2 克,盐≤2 克)。

晚餐:馒头 50 克,玉米面粥 25 克,清蒸鱼(鱼肉 80 克,烹调油2 克),素炒
菠菜(菠菜 250 克,烹调油 8 克)。

1 600 千卡能量食谱

食谱一

早餐:苏打饼干 50 克,牛奶 150 毫升。

午餐:馄饨皮 100 克,猪肉 20 克,香豆腐干 50 克,胡萝卜 200 克,豆油
10 克,梨 1 个(梨 200 克)。

晚餐:米饭 50 克,海虾 200 克,蒜苗 150 克,豆油 10 克。

食谱二

早餐:花卷 50 克,豆浆 350 毫升。

午餐:面条 125 克,鲳鱼 80 克,胡萝卜 200 克,豆油 10 克,苹果200 克。

晚餐:米饭 100 克,臭干 80 克,猪肉 20 克,茭白 450 克,豆油 10 克。

1 800 千卡能量食谱

食谱一

早餐:咸面包 75 克,牛奶粉 35 克。

午餐:米饭 125 克,墨鱼 150 克,香豆腐干 50 克,芹菜 450 克。

晚餐:米饭 100 克,红壳鸡蛋 1 个,丝瓜 250 克,豆油 10 克。

食谱二

早餐:牛奶 1 袋,煮鸡蛋 1 个,咸面包片 2 片。

午餐:米饭 100 克,肉片烧菜花(肉片 80 克,菜花 200 克,烹调油10 克),蒜拌海带丝(水发海带 100 克)。

加餐:苹果 1 个(200 克)。

晚餐:玉米熬芋头 100 克,雪里蕻炒肉(瘦肉丝 50 克,雪里蕻100 克,烹调油 10 克),番茄南豆腐汤(番茄 100 克,南豆腐 100 克)。

2 000 千卡能量食谱

食谱一

早餐:年糕 150 克,鹌鹑蛋 30 克,酸奶 120 毫升。

午餐:面条 125 克,带鱼 90 克,刀豆 120 克,百叶 60 克,豆油 20 克,枇杷400 克。

晚餐:米饭 125 克,猪大排 50 克,菠菜 200 克,豆油 10 克。

食谱二

早餐:牛奶 1 袋,茶鸡蛋 1 个,花卷 50 克,大米粥 25 克。

加餐:无糖饼干 25 克。

午餐:米饭 125 克,牛肉烧冬瓜(牛肉 100 克,冬瓜 200 克,烹调油 15 克),番茄切片(番茄 200 克)。

晚餐:荞麦肉丝面(荞麦面条 125 克,肉丝 50 克,油菜 100 克,豆腐干50 克,木耳少许,烹调油 10 克),泡菜少许。

睡前半小时:苏打饼干 50。

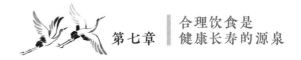

2 200 千卡能量食谱

食谱一

早餐：咸烧饼 100 克，油条 1 根，牛奶 300 毫升。

午餐：米饭 150 克，草鱼 200 克，发芽豆 40 克，豆油 20 克，橙子 260 克。

晚餐：米饭 150 克，鸡翅 60 克，番茄 220 克，素鸡 40 克，豆油 10 克。

食谱二

早餐：馒头 100 克，豆浆 350 毫升。

午餐：米饭 150 克，河虾 150 克，胡萝卜 250 克，豆油 20 克。

晚餐：面条 125 克，豆腐 120 克，猪肉 30 克，荠菜 200 克，鲜蘑菇 400 克，豆油 10 克。

糖尿病患者每天主食必须吃够，不得少于 300 克（干品）；主食做到大米、面粉混合食用才有益健康，即一天两顿大米主食、一顿面主食，或一顿大米主食、两顿面主食；每天所食蔬菜必须依照"糖尿病饮食治疗规则"上指定的品种进行选择，必须吃够 500 克以上；每天所食蔬菜品种和副食品要多样化，不要单调；食盐不超过 6 克；食用油用植物油，以不超过 18 克为宜。

另外，含糖量为 3% 以下的蔬菜，有以下几种可供糖尿病患者选择：大白菜、圆白菜、菠菜、油菜、韭菜、茼蒿、芹菜、苤蓝、莴苣、笋、西葫芦、西红柿、冬瓜、苦瓜、黄瓜、茄子、丝瓜、芥蓝、瓢瓢菜、塌塌菜、蕹菜、苋菜、龙须菜、绿豆芽、鲜蘑、水浸海带等。

171

六、癌与吃有关

2018 年全球有 1 810 万癌症新发病例和 960 万癌症死亡病例（全球所有年龄段、性别，包括非黑色素瘤皮肤癌在内的所有癌症发病比例的推算数据）。在我国，每 65 个人当中就有 1 名癌症患者，每年有超过 400 万人被确诊癌症，每天有超过 1 万人确诊癌症，每分钟就有超过 5 人死于癌症。专家认为，这一严峻的形势还将持续下去，估计到 2025 年，全球每年新发的恶性肿瘤病例将有可能超过 2 000 万，每年因恶性肿瘤而死亡的病例将达 1 200 万。到目前为止，作为恶性肿瘤的确切病因不是很清楚。除了基因外，还有化学因素、物理因素及生物因素。数百种化学致癌物已被证实，其中包括治疗恶性肿瘤的细胞毒药物，如巯嘌呤、环磷酰胺和萘氮芥、环孢素、雌激素、己烯雌酚等。此外，目前大部分癌症的发生与不良的生活习惯有密切的关系。癌症的

"癌"字有三个口,意味着癌症在很大程度上与"吃"有关。世界癌症研究基金会曾明确指出,每年因癌症死亡的人中有 1/3 和不良饮食习惯有关。虽然饮食不当可以致癌,但吃对食物也可以防癌,自然界中并不缺乏防癌抗癌的物质,他们广泛存在与天然食物之中。

(一)胰腺癌:"三高"食物要少吃

胰腺癌素有"癌中之王"之称。研究表明胰腺癌和高脂肪、高蛋白、高糖这"三高"食物吃得过多密切相关。不同国家胰腺癌发病率与脂肪、油、糖、动物蛋白质、蛋类和奶的人均消耗量有明显关系。

> 建议:在饮食中增加新鲜蔬菜和水果。平时要杜绝暴饮暴食,减少胰腺的负担。

(二)肠癌:吃菜少吃肉多

近年来肠癌的发病率大大上升,这与人们不健康的饮食习惯息息相关。随着生活水平的提高,人们吃的食物过于精细,肥腻、高热量、低纤维的食物占据了人们的餐桌,这些食物会阻碍肠胃肠道的蠕动速度,食物分解慢,滞留肠道时间长,从而导致排便困难,毒素在体内积累,给肠癌发生埋下伏笔。

> 建议:想要预防肠癌,最好多吃果蔬,并保持每天排便一次;对于便秘患者,除了要加强锻炼,也可通过健康饮食起到缓解症状的效果。与其迷恋各种可能伤害肠道功能的"通便茶",不如多饮水、多吃杂粮,吃自然利便食物,如韭菜、火龙果等。

(三)口腔癌:烟酒不离口

世界癌症研究基金会报告称,40%以上的口腔癌与酒精有关;而吸烟是 40 岁以下人群罹患口腔癌的祸首。此外,常嚼槟榔也会增加口腔癌风险。嚼槟榔、饮烈性酒、嗜酸辣、爱饮酒,口腔癌患者有六成有这些嗜好。

(四)肺癌:高温烹调

肺癌是发病率和死亡率增长最快,对人群健康和生命威胁最大的恶性肿瘤之一。研究表明:长期大量吸烟者患肺癌的概率是不吸烟的 10~20 倍。另外,中国人喜爱煎、炒、炸等高温烹调方式,一旦没控制好油温,就会产生大量夹杂致癌物质的油烟,再加上很多厨房通风不佳,人体吸入后便增加患肺癌风险。

> 建议:多采取蒸、煮、炖、氽等低温烹调。

(五)胃癌:老吃剩菜腌菜

俗话说"病从口入",对于胃癌更是如此。由于食物直接接触胃,并在胃内停留消化,胃要经常受到食物的机械磨擦和化学刺激。某些食物致癌,早已被人们所重视,如天天吃剩菜,是不少胃癌患者最为后悔的生活习惯;爱吃腌制品也是导致胃癌的重要原因。因为腌制的食物中常常含有亚硝酸盐,这是一种很强的致癌物。

> 建议:多吃新鲜蔬菜水果,少吃腌制食物、发霉食物和剩菜,尤其要注意,腌制时间不足 1 个月的蔬菜建议别吃。

(六)食管癌:喜欢辣烫食物

我国是世界上食管癌的高发地。吃得"太烫""太辣"以及"饮酒"是食管癌高发的重要原因。高温食物会损伤食管黏膜,严重时导致食管起泡、溃烂、出血,反复如此便会诱发癌症。人最适宜的进食温度在 $10\sim40℃$。吃得太烫、太辣会灼伤食管黏膜,不断刺激就会引起食管黏膜增生、变异,引发癌变。

(七)乳腺癌:高脂肪高热量饮食

乳腺癌的发病率目前在我国有不断上升的趋势。有许多证据说明饮食因素与乳腺癌的发病有着明显关系。科研人员发现,低脂肪饮食可预防乳腺癌,高脂肪摄入多的妇女易患乳腺癌。喜欢吃煎炸食物、加工肉制品等高脂肪、高热量食物的女性,患乳腺癌风险更高。

> 建议:女性每天吃肉不超 100 克,并保证吃够 500 克蔬菜、250 克水果,30~50 克大豆及其制品。

(八)肝癌:食物受潮霉变

肝癌是我们生活中十分常见的恶性肿瘤,其中发生于多种因素相关,包括遗传、病毒感染、酗酒、寄生虫感染,患有酒精性脂肪肝及自身免疫性肝病等,其中不合理饮食是我国肝癌发生的最主要原因之一,如长期过量饮酒,不洁饮水,尤其是摄入有毒食物和化学物质。不少人喜欢把发霉烂掉的食物剜掉,继续吃"完好"的部分。发霉的豆子不舍得扔掉,热水烫一烫再吃? 当心! 这样的吃法,离肝癌不远了。黄曲霉素可致肝癌,它常存在于受潮发霉的花生、大米、玉米、坚果等食物中。

> **建议:**合理储存食物,一旦食物变质,哪怕只有轻微的霉味也要坚决扔掉;如果吃到发苦霉变的坚果,应该赶紧吐掉,马上漱口。

(九) 三十条防癌法则

癌症的发生并非一朝一夕造成的,据统计,一个突变细胞生长为恶性肿瘤所经历的时间,平均竟超过 30 年。而就在不经意间,你一个微小的生活习惯也许就在发挥着防癌或致癌的作用。防癌三十条法则,让你一辈子远离癌症。

1. 每天晒 10～15 分钟太阳。美国临床肿瘤学会指出,维生素 D 有助于促进适当的细胞成熟和繁殖,在这过程中会抑制肿瘤生长。维生素 D 含量低的人,患乳腺癌、前列腺癌、卵巢癌都比正常人要高。人体内 90% 的维生素 D 是直接通过晒太阳获得,而不是从食物或者营养补充剂中。你只需要每天花 10～15 分钟时间晒太阳,就可以补充足够的维生素 D。

2. 每天吃个橙子。橙子有助于杀死导致消化性溃疡病和胃癌的 H 幽门菌系。

3. 做结肠镜检查。不要认为接受了粪便隐血检验就万事大吉,这种检验会让 95% 的癌症漏网。

4. 食用花菜。大量研究已经证明,花菜有助于抵御卵巢癌、胃癌、肺癌、膀胱癌和直肠、结肠癌。

5. 请经验丰富的医生查乳房 X 线片。

6. 多饮非提神咖啡。每天饮用 2 杯或以上去咖啡因咖啡可以将患直肠癌的风险降低 52%。

7. 减 10 斤体重。在所有癌症患者中,女性有 20%、男性有 14% 系超重所致。

8. 食用香蕉。女性每周食用 4～6 根香蕉可以抗氧化,现从不食用者相比较,可以把患肾癌的风险降低 54%。

9. 裸身检查皮肤。因为痣、瘢痕和雀斑大小、色泽的变化都意味着某种

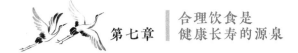

皮肤癌的先兆。

10. 饮食尽量清淡。食盐和盐腌食物可能增加胃癌的发生率,每人每天吃盐最好别超过 5 克。尤其要小心你生活中的"隐形盐",比如,超市食品中的薯片、泡面,北方人下馆子爱吃的红烧菜、炖菜、老鸭汤等。

11. 注意疼痛。如果你有腹部肿胀、骨盆疼痛和尿急感,则应去医院。这些症状可能是卵巢癌发出的信号。

12. 每日摄入钙质。牛奶的一大功绩就是有助于保护结肠。

13. 每天 30 分钟的锻炼。抗癌的最佳方法是每周至少 5 天的 30 分钟锻炼。而且断链不仅抗癌,还能保持心情愉悦。

14. 避免接触烟雾。接触烟雾也可引起肺癌,并可使患子宫癌的概率提升 40%。

15. 食用低糖指数食品。最好少食精白面粉面包,食物中缺乏膳食纤维是近年来癌症患者增多的重要原因之一,加工越精细,膳食纤维损失越多。

16. 接受基因检查。如果你有癌症家族史,那么,就应向医生咨询。

17. 精心检查乳腺。单独进行 X 线片或 MRI 检查,其准确率分别为 40% 和 77%;联合运用这两种手段检查,检测肿瘤的准确率高达 94%。

18. 科学烹饪。高温烤炙可以形成致癌化合物"杂环胺"。

19. 打扫房间,做体力活动。绝经后的女性,在做家务劳动中获得了运动,这可将乳腺癌的发病率降低 30%。

20. 吃些大蒜。现代医学研究证实,大蒜所含的大蒜素能阻断或减少致癌物——亚硝胺化合物的合成,阻断其他有毒化学品、重金属和毒素等致癌物的危害。大蒜中的含硫氨基酸能激活肿瘤的克星——巨噬细胞,包围癌细胞,使其解体死亡或变性,或者刺激人体产生抗癌干扰素,全面提高人体对癌细胞的抗御能力等。为了保存大蒜潜在的抗癌功效,应把大蒜切碎放置一会儿再食用。

21. 防止接触氡。氡是导致肺癌的第二大致因,往往潜存于金属硬件中。尤其是装修中选用的一些放射性较高的花岗石、大理石等天然石材和陶瓷砖。此外,工业废渣、煤渣制作的砖,还有磷矿渣、煤灰制成的水泥等建筑材料,都可能造成氡污染。

22. 番茄红素加热后食用。红色水果如西瓜、西红柿、淡红色葡萄含有番茄红素,这是一种被证明具有强力抗癌功效的物质。加热后食用更易于身体吸收。

23. 拒绝熏香肠。每天食用熏香肠可以使患膀胱癌的风险增加 67%。

24. 食用水果沙拉增强抗癌的功能。

25. 食用多叶类蔬菜。多叶蔬菜含有大量的 B 族维生素叶酸,具有降低患结肠、直肠癌、卵巢癌和乳腺癌的功效。

26. 限制酒精的摄入量。关于酒精致癌一直有争议,但研究确实支持过度饮用酒精会增加包括肝癌在内的癌症风险,所以建议大家饮酒要适度,如果能不喝酒就尽量不喝。

27. 多食豆类。每周至少食用两次豆类的女性比很少食用者患乳腺癌的风险低 24%。

28. 常食野生鱼。沙丁鱼中含有维生素 B_6,与叶酸含量丰富的深绿色叶类蔬菜一同食用,有助于使直肠、结肠癌的发生率降低 39%。

29. 烹调时添些加醋、橄榄油。把醋与橄榄油拌和有助于防止乳腺癌的发生,橄榄油中的油酸可以大幅度减少导致癌的基因的量。

30. 做菜时加些柑橘类的皮。其所含的柠檬烯使皮肤癌的发生率降低 34%。

七、关于饮水

水是生命之源,人之所以能在陆地上生存,是因为体内有一套完整的储水系统,这个系统在人体内储备了大量的水,占人体体重的 70% 左右。正因为如此,人才能在短时间内适应暂时的缺水。与此同时,人体内还有一个干旱管理机制,它的主要功能是,人在缺水时严格分配体内储备的水,其运行原则是让重要的器官首先得到充足的水以及由水输送的养分。在分配中,大脑占到了绝对的优先地位,大脑占人体重量的 1/50,却接受了全部血液循环的 18%～20%,水的比例与之相同。人体的干旱管理机制十分严格,分配水时,身体内所有的器官都会受到监控,严格按照预先确定的比例进行分配,任何器官都不能多占,身体的所有功能都直接受制于水量的大小。人体内的干旱管理机制发出局部缺水信号后,人会立刻感到口渴,报警信号越强烈,口渴越厉害,身体对水的需求就越迫切。然而,不可思议的是,人们常犯的灾难性的错误就是身体急需水时,我们却给它茶、咖啡、酒或者饮料,而不是天然的水。久而久之,身体就会麻木,水的新陈代谢功能就会紊乱,身体的某些区域缺水机制发出的信号就不仅仅是口渴,此时你会觉得腰痛、颈椎痛,甚至会诱发消化道溃疡、血压升高、哮喘、过敏、糖尿病等病症。多么可怕的后果,多么巨大的灾难,其实原因很简单,事实上你没有生病,只是口渴了。我们是否记得,生病去医院时,不管是感冒发烧、腹泻拉肚子,还是出急诊,医生都会交代一句："回去后要多喝水。"在医生那里，仿佛只有水才是不生病"万能药"。因此，要养成良好的饮水习惯，不仅知道怎么喝，还要知道喝什么水好。

（一）喝健康水，也要健康喝水，那么，究竟家庭中喝什么水好呢？

1. 四种常用饮水方式的优缺点对比

饮水方式一——自来水烧开喝

自来水烧开后，依然无法去除重金属、挥发性物质及细菌尸体等污染。自来水经氯气消毒后，可以杀灭病毒、细菌，但无法去除重金属、挥发性物质等，而且病毒和细菌的尸体也依然存在，并且经氯气杀毒后，会有余氯存在于水中。自来水经管道长途运送后，易受二次污染，铁锈、泥沙、细菌等会再次对自来水的水质造成影响，特别是对于高层住宅来说，因为要进行二次加压，所以楼顶一般都有水箱，这种水箱会使入户的自来水被泥沙、铁锈和细菌等污染。

所以自来水基本都会选择烧开了再喝，但烧开只能解决细菌问题，无法解决泥沙、铁锈、重金属、挥发性物质和细菌尸体等问题，而且自来水中的余氯经过高温烧煮之后会产生三氯甲烷，三氯甲烷又是标准的致癌物质。所以只是烧开，饮用水的水质不会得到根本改善，而且对身体健康造成严重隐患。

饮水方式二——桶装水接饮水机

桶装水接饮水机，成本高，有效期短，更易受二次污染。桶装水一桶价值7～10元不等，成本较高，而且这种水多数都是用大型净水器或者纯水机加工的自来水，很少有天然井水面市。同时桶装水存放时间短，易变质，与饮水机连接使用后处于开放状态，会被空气中的污染物污染，因此不是理想的饮用水解决方案。

饮水方式三——买瓶装水

瓶装水成本极高，不适合家庭日常使用。瓶装水被少数富贵家庭列为日常用水，但这种方法成本太高，且效果未必如净水器净化后的水。

饮水方式四——安装净水器

使用净水器，可有效过滤各类污染物质，达到生饮标准，且成本相对较低。净水机利用各种吸附过滤材质，可以有效分离去除各类污染物，如细菌、余氯、重金属、挥发性物质、铁锈、泥沙等水中杂质及有害物质，且成本相对桶装水来说要低很多,出水口感好,可以直接饮用,无须烧开,所以是家庭理想的饮用水解决方案。

2. 健康饮水的好处

喝水看似简单实则并非小事。水是万化之源,就人的生存而言,整个生命周期都离不开水,水和空气一样是人类生存的必需物质。水对生命健康的作用良多。主要有:

(1)帮助消化:我们吃进嘴里的食物,经牙齿咀嚼和唾液润湿后,进行从食管到胃肠、完成消化并被吸收的消化过程,这些环节都要水分来参与,加速体液对营养成分的溶解。

(2)排泄废物:食物的营养消化吸收后剩余的残渣废物,要通过出汗、呼吸及排泄的方式排出体外,这几种不同的排泄方式都需水分的帮助才能实现。

(3)润滑关节:人体关节之间需要有润滑液来避免骨头之间的损坏性摩擦,而水则是关节润滑液的主要来源。

(4)平衡体温:当环境温度低于体温时,为了维持身体温度保证正常生理活动,体内水分会因缩小的毛孔减少蒸发而保留在体内;环境温度高于体温,水分就会通过扩张的毛细血管呼吸孔排出体外,降低体温。身体通过水的流散保证生存功能。

(5)维护细胞:水能促进细胞新陈代谢,维持细胞的正常形态,保持皮肤的湿润和弹性。

(6)平衡血液:水能改善血液、组织液的循环,并有助于平衡血液的黏稠度和酸碱度。

3. 什么时候喝水合适

水是每个人每天都所需要的,它在我们的生活中占据重要的地位,不过很多人都是等口渴了再去喝水,其实在自己感觉到口渴的时候,人体正处于脱水的状态,这样对身体不好。但是人体也不是时时刻刻要补水,而要选择最佳的时刻补水,才能发挥其功效。你知道喝水的最佳时间吗?

(1)6:30 经过一整夜的睡眠,身体开始缺水,起床之际先喝250毫升的水,可帮助肾脏及肝脏解毒。

(2)9:30 清晨从起床到办公室的过程,时间总是特别紧凑,情绪也较紧张,身体无形中会出现脱水现象,所以到了办公室后,先别急着泡咖啡,给自己一杯至少250毫升的水。

(3)11:00 在冷气房里工作一段时间后,一定得趁起身动动,顺便再给自己一天里的第三杯水,补充流失的水分,有助于放松紧张的工作情绪。

（4）12:50　在中午用完午餐半小时后喝一些水，这时候喝水可以加强身体的消化功能。

（5）15:00　因为这时候是人们感到疲劳的时候，这时间以一杯健康矿泉水代替午茶与咖啡等提神饮料，能够提神醒脑。

（6）17:30　这时候为正常下班的时间，在下班离开办公室前，再喝一杯水，这样能够增加饱足感，在吃晚餐的时候自然不会有暴饮暴食的现象了。

4. 健康喝水的原则

水是生命之源，每个人都熟知这一点。但令人遗憾的是，人们仍然没有意识到人体缺水会给健康带来多大的危害。尽管人们的身体能够"理解"水在维持机体和器官功能时的作用，可是人们很少给予足够的关注。此外，喝水也要讲究方法和时机，如果喝水的方法和时机不对，可能会危害健康。那么如何健康饮水？在此提醒您应把握以下十个原则。

（1）喝水量因人而异：有人说一天要喝够八杯水才够，其实喝多少水并没有一个固定要求，比如你的水分流失的更多的话，则要多喝一点，比如说你是室外工作者的话，则要多喝点水，或者说你的工作环境轻松，平时又吃了大量的汤类，粥类，或者水分流失的较少的话，则可少喝一点。应该说水喝多少还要根据自身的身体条件进行喝。健康人可以以尿液颜色来判定何时应该多补充水分：正常尿液颜色应该是淡黄色，假如颜色太深就应该补充水分；若颜色很浅就可能是喝水太多了。

对于病人而言，喝水更需因人而异。例如，同时心脏病患者，当患者表现为冠状动脉供血不足时，天天需适当增加水的摄入量，以免血液黏稠度过高进而导致心肌梗死的发生。但当患者表现为心脏功能衰竭时，则不宜喝水过多。因为喝水太多会加重心脏负担，导致病情加重。

（2）选择"健康"的好水：好水的条件，不应含有农药、重金属、细菌等有害物质，应均匀的溶解钙等无机物成分，pH 值为 8～9 的弱碱性水为宜；水温最好低于体温，在 20～25℃左右；最好含有丰富的氢离子。要做到健康饮水首先需要选择经过家用净水设备处理过的健康、安全的水。直饮机提供的水不进去除了水中的各种污染物，还保留了对人体有益的矿物质，可直接引用，健康、方便。

（3）补水最好是白开水：白开水是最好也是最安全的补水选择。白开水进入体内后最容易吸收，可以较快进行新陈代谢、调节体温、输送养分等。白开水最好选择温开水，尽量不要喝冷开水甚至是冰水。另外，也可以根据情况，适当补充一些果汁、汤水等。

179

（4）喝温不喝凉：喝凉水会使胃肠黏膜突然遇冷，从而使原来开放的毛细血管收缩，引起肠胃不适甚至腹泻。而过烫的水进入食管，易破坏食管黏膜，诱发食管癌。因此，喝水的温度不能太热也不能太凉。

（5）慢喝不快喝：喝水时，不少人习惯"豪饮"一番，但这种饮水方法对健康并无好处。快速大量喝水会迅速稀释血液，增加心脏负担，也容易把大量空气一起吞咽下去，容易引起打嗝或腹胀。正确的喝水方式是，把一口水含在嘴里，分几次徐徐咽下，这样才能充分滋润口腔和喉咙，有效缓解口渴。

（6）拒绝"衰老"的水：如果水不经常处于运动状态，而是静止状态的"死水"，这就是衰老了的水。如果桶装或瓶装的纯净水，从出厂到饮用中间存放了相当长一段时间，会让水的品质受到影响。开启后被静止存放超过3天，就会变成衰老的老化水，最好不饮用。

（7）不宜多饮纯净水：因为纯净水在制作过程中，既除掉了一些有害病菌、有机物等杂质，也除掉了对人体健康有益的微量元素和矿物质。

（8）用餐时不宜喝水：进餐时饮水，会冲淡消化液，不利于食物的消化吸收，对胃也不好。殊不知，天气炎热，消化腺分泌已受影响，一大杯白开水，将原已不足的消化液更为稀释，从而影响消化功能。建议最好是以汤代茶，汤中咸味可刺激消化腺分泌，提高消化液的活性，水分也得以补充。或者先食半碗白粥也可。

（9）喝淡不喝甜：夏季流汗损失的不仅仅是水分，还有矿物质、维生素、氨基酸等。因此天热时应喝些淡盐水补充钠，自制绿豆汤、柠檬水等不仅消暑降温，还能补充维生素等多种营养，各种甜饮料高糖、高能量，营养素也比较单调，并不推荐大量饮用，更不能用来代替白开水。

（10）健身前后要补水：健身前30分钟可以喝100～150毫升的水，如果健身时间超过1小时，中间需要补充100～120毫升。另外，运动后要按照在运动前后体重差的150%来补充丢失的水分。

以上健康饮水原则您都了解了吗？水与我们的生命息息相关，科学、健康的饮水方式对我们的健康发挥着重要的作用。

结语：鉴于上述，我们了解到，原来健康的饮水对我们的身体竟有这么多的好处，喝水不仅可以将体内的剩余的残渣废物排出体外，还可以改善血液、组织液的循环，并有助于平衡血液的黏稠度和酸碱度。

（二） 碳酸类饮料的危害

碳酸类饮料也就是我们常说的汽水，里面通常有糖、水、柠檬酸、小苏打，或者充入二氧化碳，尤其是很多五颜六色的汽水，还添加了不同的香精和色素。从成分我们就能看出，碳酸类饮料虽然具有良好的口感和消暑效果，但除了补充水分、散热解渴外，几乎就没有什么健康价值了。

碳酸饮料尤其是孩子不宜多喝，原因如下：

（1）常喝碳酸饮料对孩子的钙的吸收不利，不信您可以将吃剩的骨头放到可乐瓶中浸泡，几天后骨钙被侵蚀殆尽。

（2）碳酸类饮料由于产生过多的气体会使胃部饱胀，食欲下降，破坏了孩子正常的进食规律。

（3）含糖分高的碳酸饮料不仅影响进食量，而且又代替不了营养丰富的正餐。这样，势必影响正常进餐，因此，最好不喝或少喝，特别是在饭前。

（4）含有咖啡因的可乐型饮料，对人体健康影响很大。

很多上班族有午后喝咖啡的习惯，因为午饭后血液流向消化系统，大脑供血不足，人体产生困意，于是为了提神醒脑，咖啡、伴侣加糖块，一喝就是一下午。但是，长期饮用含咖啡因成分饮品的人，患心脏病的危险比普通人高出一倍。

喝咖啡为什么可以提神？就是因为咖啡因在作怪。午饭后，你体内的血液流向消化系统，忙着消化食物，吸收营养。此时，大量的咖啡因进入你的体内，你的肾上腺开始分泌激素，整个人体交感神经处于警戒状态，这时，由于神经系统告急，血液开始调兵遣将，向你的肌肉、肺部和心脏输送，消化系统便自然停工罢产。

刚才还是困意十足的你高兴了，不困了，但你的肠胃可就倒霉了。当消化道里的食物停止消化后，便会长时间地停留在肠道中。试想，大夏天吃剩的饭菜能放多久？时间稍长，食物便会在你的肠道里发酵、腐败、变臭。放屁越臭，中毒越深。这时，你中午吃的不是美味珍馐，而是慢性毒药。

我们姑且不说劣质咖啡豆上的农药成分，咖啡因还可以干扰我们的血糖代谢。咖啡因能够刺激人体交感神经的反应，在交感神经的作用下你的血糖升高。我们都知道，胰腺是控制人体血糖的。胰腺一看血糖升高了，立刻尽职尽责地开始分泌胰岛素，前去扑火。

本来血糖水平正常，胰岛素分泌正常，由于咖啡因的兴风作浪，让你的血糖水平和胰岛素分泌量忽高忽低，过多地消耗了腺体和组织的能量，而消耗恰恰是疾病的前奏。

有人说没关系，因为他即便是喝咖啡也犯困，百毒不侵。实际情况恰恰相反，当遇到咖啡因时，你的肾上腺没有做出反应，这便意味着肾上腺的衰竭，你离崩溃不远了。

（三） 正确认识乳酸类饮料

通常每 100 毫升纯牛奶中含蛋白质不低于 2.5 克，但每 100 毫升乳酸（菌）饮料中，含有的蛋白质还不到 0.7 克。乳酸（菌）饮料的口味虽然好，但多数牛奶含量很少，大部分都是糖、香料和水，营养成分仅相当于纯奶的 1/3。所以大家在购买乳酸（菌）饮料时，不要只看包装精美和价格低廉，尤其要看一下成分比例。

（四） 正确认识果汁类饮品

果汁类饮品既有原果汁，也有果味型饮料两种。原果汁是鲜水果直接压榨而来，营养丰富，热量不高，含有多种维生素，含量最丰富的有维生素 C、β-胡萝卜素、维生素 E 及 B 族维生素，但来源受限，一般都是现喝现榨，难保鲜，价格高，品种少。

所以市面上大多数都是名为"果汁"的果味型果汁，由水、糖、乳化果味香精、色素及少量原果汁制成。原本营养成分就有限，加上制作运输的过程中氨基酸、维生素损失较多，营养价值就更有限了。

（五） 什么是功能类饮品

功能类饮品是未来饮品市场的必然发展趋势，为了在竞争激烈的饮料市场出奇制胜，商家们绞尽脑汁纷纷打出了"功能饮料"这张牌，于是乎一系列品牌的维生素饮料、营养素饮料、电解质饮料如雨后春笋般出现。所谓功能饮料，是指在饮料中加入一定的功能因子，使其在解渴的同时具有调节机体功能、增强免疫力的保健作用的饮料。大多数功能饮料适合各种不同人群服用的，但也有些饮料需要有针对性地选用。如运动饮料一般都加有无机盐和维生素，对运动中的能量供给和运动后的体力恢复有帮助，但并不适合在未运动的情况下饮用。再如矿物质饮料，尤其是含抗疲劳成分的矿物质饮料，适合容易疲劳的成人，儿童不宜。

总之，选择替代高营养、低热量、适合自己和家人的饮料，将成为培养健康生活方式尤为重要的环节。

第八章

适量运动是健康长寿的动力

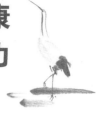

"形气安然,形不动则精不流,精不流则气郁",说明古人很早就重视运动,只有通过运动才能使人真正获得身心健康,延长寿命。生物学上有一条规律叫作"用则进,废则退",人体的各个组织、器官的发展变化也是如此。我们的祖先在创造汉字时,就已经把生命在于运动的哲理深植其中。如"人"字,躯体上肢前倾,两腿叉开,一直处在行走、奔跑的状态之中。明确告诉我们,不进则退,人是不能停下来的。

2 500多年前,医学之父、古希腊名医希波克拉底曾说:"阳光、空气、水和运动,是生命和健康的源泉。"在那个时候,人们已经把运动提高到和阳光、空气、水同等重要的位置,它们都是必不可少的。

你如果去过古代奥林匹克运动的发源地、世界文明古国之一的古希腊,你一定记得在爱琴海畔的山崖上,至今保留着的古代石刻:"您想变得健康吗?您就跑步吧;您想变得聪明吗?您就跑步吧;您想变得美丽吗?您就跑步吧。"

现代医学研究也已经证明,适量运动可有效预防高血压、冠心病、脑卒中、非胰岛素依赖性糖尿病、骨质疏松症、结肠癌、乳腺癌等主要慢性非传染性疾病;使血液循环血量增加,血管富有弹性,肺活量增加,心肌强壮,心率降低,骨骼密度增强;使体重适当,远离肥胖,体形更健美;提高机体工作能力和耐力,激发并增强机体免疫力,改善不良情绪,改善生活质量,提高人类寿命。

长期不参加运动的人,易出现心脏功能减弱,诱发心脑血管疾病、肠胃疾病、骨骼关节疾病,引起肥胖、免疫力下降、情绪低落、肤色发黄等不良反应。所以,一些世界权威医学营养专家反复告诫我们:"运动可以代替药物,但没有一样药物可以代替运动""运动是最好的安定剂,运动是最实用的营养剂"。

运动有多种形式,工作是最好的运动,活动是快乐的运动,锻炼是刻意的运动;只有工作好,活动好,锻炼好,才能身体好;只有身体好,才能工作好,活动好,锻炼好。相互之间互相依存,互为因果,既不可用此项替代彼项,也不能用彼项替代此项,只有相互之间协调运行,才能真正有一份好心情,有一个好身体。

一、科学运动的原则

科学运动是指做运动的人要根据自己的年龄、身体状况(体重、体质)、运动能力制定适合的运动量、运动强度和类型,并用之于实践的运动过程,以达到保健、强身的作用效果。科学运动应遵循以下几个原则:

1. 根据自身情况和锻炼目的选择运动方式

要结合自己的健康状况和希望达到的锻炼效果来选择运动方式。因为不同的运动方式对人体产生的作用不同,效果也不一样。同时,注意身体的全面锻炼,不但注意身体各部位的协调发展,也要同时提高力量、速度、耐力、柔性、灵敏、平衡等各项身体素质。

2. 根据自身情况选择运动负荷

运动负荷也就是运动量,运动强度大小对人身体的影响比较明显。如果运动强度太大超过自己身体体能所能耐受的界限,即使时间较短,也会使身体产生反应而引起不必要的伤害。

3. 科学安排运动频率

研究表明,一周只运动1～2次,不但容易发生肌肉酸痛和疲劳的现象,而且也达不到锻炼效果。国际医学界推荐,对健康产生积极影响的运动量为:每周3次以上,强度为中等。判断标准是:稍微感觉疲劳。

4. 慎重选择运动器械和场地

锻炼时不使用损坏的器械,在条件稍差的场地锻炼时要格外谨慎小心。应多选择在公园、绿化地锻炼的项目,不要到交通繁忙的马路上跑步,也不要到不熟悉的水域游泳。

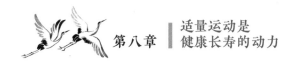

5. 运动要循序渐进

在学习运动技能和安排运动负荷时，要由小到大、由易到难、由简到繁。

二、什么是适量运动

运动量不足，起不到应有的效用，剧烈运动又会抑制人体免疫系统的功能，过量运动有时会造成猝死，很危险。所以，应当适量运动。

（1）衡量运动强度的指标，最方便常用的方法是测定心率。一个身体正常的人，运动中每分钟允许达到的心率是：

$$（180-年龄数）\pm10$$

例如，一个 52 岁的人，没有确诊出心脏方面的疾病，他在合适的运动强度时的心率是 180-52=128（次/分）。如果年纪比较大（60 岁以上）或是身体比较弱，有这样或那样的慢性病，则每分钟的心率可用 170 减年龄数相对比较合适。

如果在运动后感觉不适、疲劳或运动后 15 分钟心率仍未恢复到平稳状态，即为运动量偏大，应及时加以调整。

（2）一般每周可进行 3 次以上的运动，每次 30 分钟左右，也可以分 2 次进行（每次 15 分钟）。运动的种类可以是多样的，其中专家提倡散步是老年人最好的运动，其他如慢跑、快走、健身气功、社区健身点的大多数练习项目也都可以选用。

（3）衡量运动量是否适度的标准，可以用运动的同时是否仍能随意交谈来判断。当人们在健身房或者户外进行运动时，如果能够轻松谈话，那么人体许多重要的生理指标，如血压、心跳等就会维持在"安全锻炼"的范围内。这样，既达到了锻炼健身的目的，又不致给身体重要器官带来超负荷的运动。尤其是那些有医嘱要求运动适量的人，要想掌握分寸，又不想随时带上心脏功能监测器，不妨试一试"聊天法"。

三、最佳运动效果的时间

从医学、保健学的角度看，清晨不是锻炼身体的最佳时间。其主要原因是：夜间植物释放二氧化碳。清晨，阳光初露，植物的光合作用刚刚开始，空气中的氧气相对较少，二氧化碳的浓度较高，大中城市里，清晨大气的活动相对静止，各种废气（生活用气、工业用气）不易消散，是一天中空气污染较严重的时间。

从人体的生理变化规律来看，经过一夜的睡眠，体内的水分随着呼吸道、皮肤和便溺等丢失。这时机体的水分入不敷出，全身组织器官以及细胞都处于相对的失水状态。由于循环血量减少，血液黏滞度增加，会影响全身血液循环的速度，不能满足机体在运动时对肌肉组织的供血供气，因而运动时易出现心率加快、心慌气短、体温升高；严重时，特别是在身体有疾患的情况下，突然由静止状态转为激烈运动状态诱发血栓及心肌梗死。

从心脑血管疾病的发病时间和病人的死亡时间来看，从早晨醒来以后到上午 10 时，是心脑血管疾病的高发时间。从早晨 6 时左右，人们的血压开始升高，心率也逐渐加快，到上午 10 时左右达到最高峰，此时如果剧烈活动最易发生意外。从冠状动脉的血流量来看，早晨的血流量最少，容易导致心脏供血不足。

一天中运动的最佳时间是傍晚。一天内，人体血小板的含量是有一定的变化规律的，下午和傍晚的血小板量要比早晨低 20％左右，血液黏滞度降低 6％，早上容易造成血液循环不畅和心脏病发作等问题，而下午以后这个危险则降低很多。傍晚时分，人体已经经过一天的活动，对运动的反应最好、吸气量最大。心脏跳动和血压的调节以下午 5～6 时最为平衡，机体嗅觉、触觉、视觉在下午 5～7 时最敏感。

根据个人特点选择运动时间，不是说只能在傍晚活动，运动是人性化的活动，掺杂了人的生理、心理、习惯等多方面的因素，每个人的性情、作息习惯及工作性质有别，选择一天中固定的时间进行运动，并形成运动习惯，持之以恒坚持下去，都会对身体有益，如果条件许可，形成在傍晚锻炼的习惯，是最佳选择。

四、最好的运动方式——步行

运动的形式多种多样，人们要根据自身的身体条件、经济条件等来选择自己的运动。那么，什么样的运动最好呢？经过大量的科学研究，1992 年，世界卫生组织指出：步行是世界上最好的运动。因为人类花了 600 万年，从猿到人，整个人的身体结构是步行进化的结果，所以人体的解剖和生理结构最适合步行。20 世纪 20 年代初，美国心脏学会奠基人、著名的心脏病学家、几任美国总统的保健医生——怀特博士创造性地将步行锻炼作为心脏病人和心肌梗死后康复治疗的方法，并取得良好效果。他建议健康成人应每日步行锻炼，并作为一种规律性的终生运动方式。

通过对 1 645 名 65 岁以上老人的 4 年的前瞻性研究发现：与每周步行少

于 1 小时的老人相比,每周步行 4 小时以上者,其心血管病住院率减少 69%,病死率减少 73%。步行应成为中老年人良好的保健运动,是心血管病有效的预防措施。

在这里,我还要强调一条:动脉硬化是可预防的,动脉硬化从无到有,亦能从有到无,是可逆变化的。研究证明:只要坚持步行 1 年以上,就有助硬化斑块消退。经过步行运动锻炼,对降低血压、降低胆固醇、降低体重都很好。过量运动有时会造成猝死,很危险,步行运动最合适。

(一) 长期步行的益处

步行是有氧运动之一,被誉为 21 世纪最好的锻炼方法之一,因为它不但不受时间、空间的限制,而且行走速度可快可慢,从而达到不同的健身效果。不要以为健步行走就是简单的下肢运动,目前已有许多研究证实,规律的健走可有效锻炼身体各个部位。

1. 防治脏腑疾病

中医认为,心、肝、脾、肺、肾是五个相互联系而又各成体系的生理系统,五脏与六腑互为表里,分管四肢百骸、五官七窍以及筋、脉、皮、毛、骨等,经络系统将其连接共同构成一个整体。步行能增强五脏六腑功能,进而增强与脏腑所属的相关器官,随着步行健身效果的积累,可以使因脏腑病理所致的各种疾病得到改善乃至痊愈。

2. 疏通血管,预防中风

研究发现,经常走路的人会比走路少的人患上中风的概率低 40%。长期坚持步行能增强心脏功能,心气足则血流有力,血管壁上的淤滞也容易被清除,有助于血管恢复弹性,使血液循环恢复正常,血行自然通畅。因此,步行能有效防止或减少心脑血管病的发生。

3. 增强大脑功能

人的大脑所需的氧气是全身的 40%,所需血液更是其他器官的 30 倍,而步行能增强血液循环,进而使大脑获得充足的血液和氧气,能有效增强大脑功能,推迟大脑衰老,改变精神恍惚,使神志清楚。研究发现,步行是防止大脑萎缩、阻止老年痴呆的有效途径之一。

4. 疏通经络,保养全身

中医理论中,经络系统是由分布在全身的十二正经、奇经八脉以及任督二脉等组成,其主要作用为抵御病邪、运行气血、营养全身、连接脏腑。走路之所以能疏通经络,是因为足底有经穴,足底经穴可联系全身,牵拉整个经络系统,进而对全身健康有益。

5. 美容、减肥

气血强盛和畅、百脉通调,则面部红润有光泽。快走也一直是简单有效的减肥方式,因为减肥还是要靠长期规律的运动。

正所谓"百练不如一走,走为百练之祖",大道至简,步行乃上乘的养生功法。此法虽好,仍需适可而止,练到身体微微出汗即可,切不能过量。

(二) 走路练全身,远离"三高"和绝症

走路被誉为 21 世纪最好的锻炼方法之一,因为它不但不受时间、空间的限制,而且行走速度可快可慢,从而达到不同的健身效果。多年来已有许多研究证实,有规律的行走计划,可增进人身体所有部位的健康。不要以为健步行走就是简单的下肢运动,目前已有许多研究证实,规律的健走可有效锻炼身体各部位:

头脑:促使脑部释放内啡肽,使心情愉悦;

肺部:增加肺活量、降低嗜烟者对吸烟的渴望;

背部:加强背肌力量,且对背部伤害较小;

腿脚:行走相当于对骨骼进行力量训练,能明显增强腿脚骨骼和肌肉力量。

多项最新国际研究均明确指出,走路在防病、长寿方面功效突出,关键是怎么走,比如说:如果一周健步走 7 个小时(分日进行),可以让冠心病、心脏病的发病率降低 30%;胰腺癌患癌风险降低 50%;死亡风险能降 50%;如果一旦患癌,经常行走的人癌症恶化程度比不运动的人低 57%;可以对 2 型糖尿病有 50%的预防效果(美国《护理健康研究》);使患乳腺癌的风险降低 12%,任何年龄段的女性均适用(法国一项涉及 400 万女性的研究)。对于 60 岁以上老年人,一周有 3 天、每次 45 分钟以上的健走运动,有助于维持较好的认知功能,避免痴呆;每天走路 20 分钟,每年就能帮助远离癌症、心脏病和中风导致的过早死亡(英国《每日邮报》)。

民间有句老话"百练走为先"。长期徒步对于心、肺功能都有很大的锻炼作用。医生只能医好你的病,却医不好你的命,健康要靠自己去经营,每天走起来,走掉三高,远离绝症,还不花一分钱。但是,这里要提醒大家:走路虽然很好,但要根据自己的身体状况进行。

（三）　走路速度能预测寿命

美国匹兹堡大学的研究者曾综合9项研究做出总结：走路速度的快慢可以很好地预测寿命长短。普通人的走路速度是每秒0.9米；走路速度低于每秒0.6米的人死亡的可能性会增加；走路速度每秒超过1米的人寿命较长。步行时，人体的60％～70％的肌群参加活动，需要消耗大量的身体能量，需要包括呼吸系统、循环系统、神经系统以及肌肉、骨骼系统在内的多个器官系统的支持和配合。而步行速度慢，一方面反映老人的身体系统已经受损，另一方面也表明他步行时需要耗费较多的能量，所以步速能对寿命起到预示的作用。

（四）　每天走一走，胜过万千药

没有一种药可以治百病，运动绝不是药，运动对身体影响的全面性是所有药物不能代替的。

第一，每天流"动汗"，血管弹性好。

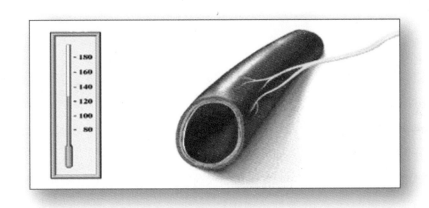

汗的成分中，98％是水，2％中有尿素、尿酸、乳酸、盐分等。出汗不仅给人体降温，更重要的是，人体内的许多垃圾（如乳酸、尿酸等废物甚至毒素）是不能完全通过大便、小便排出体外的，必须通过汗腺排出。

运动要流"动汗"，要尽可能多地到空气清新的户外进行"慢跑和快走"，跑步速度不要太快，走路的速度则不要太慢，因为慢跑和快走时，人体会吸入比平常多几倍至几十倍的氧气，使全身的脏器更好地运作，刺激免疫系统。

华佗有句话"动摇则谷气得消，血脉流通，病不得生"。人在排出"动汗"的时候，体温一升一降的过程，让血管更有弹性。

第二，防猝死，能走路就不坐车。

据统计，我国每12秒有一人死于心脑血管疾病。最令人惊叹的是高发年龄在35～45岁之间，而这些人往往没有任何征兆，比如说走着走着就倒下去了。

预防方法很简单：能走一定要走，能跑的一定要跑，能不开车的一定不开，见到楼梯一定拒绝电梯，这是原则。每天要拿出足够的时间。比如说晚上七八点到九十点都可以做有氧锻炼。

第三，保护肠胃，每天扭着走。

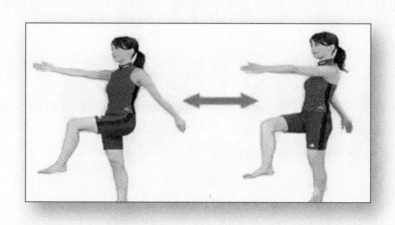

走路时最怕的就是肚子这儿不动，腹部得不到运动，就会带来很多麻烦。这类人群便秘、直肠癌和结肠癌都会高发。从今天开始，做一个练习，双手叉腰，两只脚并拢，然后用腹部力量"左右摇晃"，看电视时不要总坐着，做这个动作15分钟就可以了。

如果你每天晚上散步的时候扭着走，你会发现第二天上厕所的速度会加快，这对肠道健康起了不可替代的作用。

第四，练胸肺，边走边数一二三四。

老年人只要一咳嗽，肺肯定有麻烦。十个得了病的老年人住医院，有八到九个没有死在他确诊的疾病上，最后大部分死在肺部感染和肺功能受损上。

怎么锻炼呢？每天走路时心里数数"一二三四"，一二三四代表走四步，第一步、第二步、第三步是吸，第四步吐出去，动作夸大一点，身体挺直，不许驼背。

第五，糖尿病，多做屈步走。

"很多糖尿病患者都养成了每天大步走的习惯，如果在走的同时多做做屈步走就更好了。"屈步走的要领就是先向前迈出一大步，然后前腿弯曲，做成弓箭步的样子,让大腿与地面平行,坚持一两秒,然后再往前走换另一条腿。只要每天坚持这样走5～10分钟,你的大腿肌肉一定会越来越优秀,发达的肌肉就是"天然的控糖药",它能更好地控制血糖。

第六,减腰围,敲着走。

全身胖是种病,肚子胖才要命。女性腰围超过80厘米,男性超过85厘米,就有可能面临内脏脂肪超标的危险。走路时捎带手加些动作(比如敲带脉),能很好地帮助减腰围。带脉就相当于马路上的"环岛",四面八方的车辆,都要经过"环岛",如果环岛堵了,其他的路也不好走,走路时不妨两只手敲打左右两侧腰部,每天坚持半小时,保准腰围飞速下降。

医生只能医好你的病,却医不好你的命,健康要靠自己去经营,每天走起来,走掉"三高",远离绝症,还不花一分钱,这么好的事多好呀!

(五) 怎么走最健康

走路无法治病,但是他可以带你远离疾病。研究表明,走路多的人身体会更健康。无论是徒步旅行还是记步运动,都可以起到锻炼身体的作用。专家认为每天走6 000步才能达到健身的效果,这究竟是为什么呢?

专家认为:每天走6 000步相当于三四千米步行距离,约等于30分钟中等强度运动。中国营养学会推荐《中国居民膳食指南》,也建议成年人每天进行累计相当于6 000步以上的身体活动。因此每天6 000步,是最健康的走路步数。

换言之,步行要做到"三、五、七":"三"指最好每天步行约3公里,时间在30分钟以上。"五"指每周运动5次左右,只有有规律的健身运动才能有效。"七"指运动的适量。那么,什么叫适量呢? 就是有氧运动强度以"运动后心率＋年龄＝170左右"为宜。这相当于一般人中等强度的运动。比如说我50岁,运动后心率达到120次/分,50＋120＝170。如果身体素质好,有运动基础,可以多一些,例如可达190左右;身体差可以少一些,年龄加心率达到150次左右即可。总之,步行运动要量力而行,否则会产生无氧代谢,导致不良影响或意外。

在此提醒大家,进行步行、游泳等有氧运动时一定不能空腹运动,否则不仅会增加心脏负担,而且极易引发心律不齐,导致猝死。

五、简单方便的室内运动法

1. 赤脚原地跑

在室内或过道接待挑选一块约1平方米的空地,地上放一块浴垫(网状),坚持每天赤脚原地跑15分钟,天冷可穿厚袜子。人的脚底有成千上万的神经末梢,与大脑紧密相连,用浴垫凸出点刺激双脚底有较好的健身效果。

2. 原地抬脚跑

原地站立,双手握虚拳,双脚轮流抬起,双臂摆动,可根据自身状况,选择抬脚的高度和跑步的速度。

3. 转身慢步跑

双脚站立,原地练习顺时针和逆时针旋转,不求快速只求匀速。一般顺、逆时针各转三圈即可。在跑步过程中不时旋转,并逐步增加旋转的频度、速度及圈数。旋转慢跑可产生一种离心力,能明显改善全身血液循环。

4. 踮脚退步跑

先测量来回的步数,然后背向目标,目视前方,头正身直,双手握虚拳置于腰间,踮起双脚,小步跑着向后退去,同时摆动双臂,默数步数。这种方法对腰肌劳损、腰椎病及腰、腿、脚骨质增生等患者的益处很大。

5. 强力登楼跑

以力所能及的速度不用扶手跑步上下楼,下楼时也可退行,但每次只能跨一级台阶,这种方法可以增强人的肺活量,增大髋关节的活动幅度,使下肢肌肉得到锻炼,并且能加强腰腹的肌肉活动,有消除赘肉、强筋壮骨的作用。

六、八种运动提高免疫力

1. 健步走

作为全民健身推广的"健步走",是最安全的锻炼方式,每天最好持续走30分钟,健步走可以提高抗病能力,加快病后康复速度,不太习惯锻炼和平时很少运动的人,最初运动时要避免过量运动。

2. 骑马

骑马是运动项目中的健美运动,它是主动与被动运动的最佳结合。在骑马运动中,必须高度集中注意力,全身的所有骨骼和肌肉以及内脏各器官全部不由自主地处于运动状态,多余的脂肪能够得以消耗,各部位的肌肉得以强健。也就是说,它的神奇在于,能使该长肉的地方强健起来,使该减肥的部位消瘦下去,对胸部、腹部、臀部和大腿部位尤其明显,是最好的健美运动。

3. 呼啦圈

呼啦圈是一种全身性运动,可以帮助肠道蠕动,帮助消化和排便,更好地辅助瘦身,有效地帮助清除体内的垃圾,达到美容、瘦身的效果。不过运动的时间一定要够长,因为转呼啦圈的运动强度并不很强,只有延长运动时间而且是持续性地运动,达到有氧运动的阶段,才可消耗身体储存的脂肪及过多的热量。

4. 游泳

游泳是一种集阳光浴、空气浴、水疗为一体的综合体育锻炼项目,它既能健身心,又能培养人勇敢顽强的意志品质,被誉为“全民健身的第一运动”。游泳是在水中活动的一项运动,也是人类战胜大自然的一项基本技能。现代人追求时尚和生活品味,更追求健康的生理和心理状态,而游泳集娱乐、休闲、健身为一体,不失为一项有益身心的活动。

水的密度是空气的 800 倍,导热能力、压力和阻力都比空气大。因此对人的新陈代谢、体温调节、心血管系统、呼吸系统、肌肉系统、生长发育、延缓衰老都有积极的作用。

另外,游泳池温度一般都在 26～28℃,在水中浸泡散热快,耗能大。为尽快补充身体散发的热量,以供冷热平衡的需要,神经系统便快速做出反应,加快人体新陈代谢,增强人体对外界的适应能力,抵御寒冷。现代科学研究表明:人体免疫系统中有一种叫 T 淋巴细胞,随着年龄的增加活性降低、数量减少。因此,人到中年后容易患某些疾病,如胃病、冠心病、类风湿关节炎、支气管炎和肿瘤等。而这些疾病的产生与人体免疫力的下降是分不开的。但经常参加冬泳的人,由于体温调节功能改善,就不容易伤风感冒,还能提高人体内分泌功能,使脑垂体功能增加,从而提高人体的免疫能力。

5. 慢跑

慢跑能增强呼吸功能,可使肺活量增加,提高人体通气和换气能力,使血流增快、血管弹性增强,具有活血化瘀、促进血液循环的作用。慢跑不要太快,以能正常地呼吸为宜,注意要从鼻子吸气,用嘴呼气。

6. 跳绳

能增强人体心血管、呼吸和神经系统的功能。研究证实跳绳可以预防诸如糖尿病、关节炎、肥胖症、骨质疏松、高血压、肌肉萎缩、高血脂、失眠症、抑郁症、更年期综合征等多种病症。对哺乳期和围绝经期妇女来说,跳绳还兼有放松情绪的积极作用,因而也有利于女性的心理健康。

7. 划船

划船运动可以增强心肺功能及身体的耐力和持久力,强化全身所有重要的肌肉群,燃烧脂肪,达到健康效果。

8. 瑜伽

胸腺是身体内细胞免疫的中枢,位于胸腔纵隔内。其主要功能是调节淋巴细胞比例及分泌胸腺激素,使机体保持细胞免疫功能,杀伤外来病菌等。瑜伽的许多体式和呼吸法都有刺激胸腺的功能,通过刺激胸腺的分泌,提高身体的免疫能力。

七、锻炼时应注意的问题

(一) 初春锻炼"五不宜"

春天,许多人纷纷走出居室,到户外锻炼。在此提醒大家,初春锻炼要注意以下几点:

一是不宜起得太早 因为在初春时节,晨间气温低,湿度大,雾气重,室内外温差悬殊,如起得过早,容易患伤风感冒,使哮喘病、老年慢性支气管炎、肺心病等病情加重,应该在太阳升起外出锻炼。

二是不宜空腹锻炼 特别是老年人新陈代谢低,晨起血流相对缓慢,血压、体温偏低,且经过一夜的消化,腹中空空。因此,晨练前应该喝一些热饮料以补充水分、增加热量,增进血容量,加速血液循环,防止脑血管意外的发生。

三是不宜穿得太薄 早晨户外活动要选择避风向阳、温暖安静、空气新鲜的旷野、公园或草坪中,不要顶风跑,更不宜脱衣露体锻炼。当感到太热出汗时,运动强度可小些,速度慢些或休息一会儿,千万不可马上脱衣,让寒风直吹,以防寒气入侵而致病。

四是不宜过急 锻炼前先做些准备活动。因为人晨起后肌肉松弛,关节韧带僵硬,四肢功能不协调,所以锻炼前应轻柔地活动躯体,扭动腰肢,放松肌肉,活动关节,以提高运动的兴奋性,防止因骤然锻炼而诱发意外伤害。

五是不宜时间过久 老年人体质弱,适应性差,因此运动一定要量力而

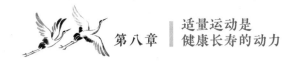

行,循序渐进,持续时间不能太久。如果身体不能适应而突然运动量过大或者过强,不仅会造成身体不适,而且还会引起一些老年性疾病的发生。

（二）夏天运动"五忌"

健身运动贵在坚持。夏季进行无可厚非,但与其他季节相比,更应注意方式方法,要牢记夏季健身禁忌,否则会适得其反。

一忌大汗后立即洗凉水澡 夏天体育锻炼时,全身新陈代谢旺盛,体内热量大大增加,通过皮肤毛细血管扩张散发体内的热量。如果马上洗凉水澡,就会使毛细血管因受冷刺激而突然收缩。不利于体内热量的散发。突然的冷刺激会使张开的汗孔突然关闭,容易着凉生病。

二忌运动后大量喝水 夏天锻炼出汗多,会感到格外口渴,但不要大量喝水,运动后人的各器官系统正需要休息,大量喝水会给消化系统、血液循环系统,特别是心脏造成沉重的负担。同时,大量喝水后人体出汗更多,会使体内丧失更多的盐分,容易引起抽筋、痉挛等现象。

三忌运动后立即摄入冰冻饮料 夏天,在进行体育运动过程中,人体的血液会重新分配,大量的血液流向运动着的肌肉和体表皮肤,而消化系统则处于相对贫血状态。冰冻饮料温度太低,饮用后容易刺激胃脏,刺激过强还会损伤胃肠功能。如果运动后大量摄入冷饮,轻者食欲减退,重者会发生肠胃疾病。

四忌在强烈日光下锻炼 夏季日光中有较强的紫外线,长时间照射,对皮肤有较大的伤害,而且容易损伤大脑,并使之发生病变,也会引起类似中暑的症状。因此,夏天体育锻炼应避免在日光直射的环境中进行,时间不宜过长,运动量不宜过大。

五忌在锻炼时穿衣过少 一般人都认为夏季穿的衣服越少越凉爽,但从科学角度分析,夏季温度高、湿度大且紫外线强,运动时,太阳晒在身上有火辣辣的感觉,过度的紫外线会导致皮肤疼痛、脱皮等皮肤灼伤的现象,甚至还可能导致皮肤的癌变。

（三）高温时节运动的"五项注意"

如果在炎热环境中剧烈或长时间的运动可导致中暑性的高热,因此高温时节运动健身的人要注意以下五点:

一是运动时间 安排在一天中气温相对较低的清晨和晚饭后,避免在上午 11 点至午后 4 点之间进行,避免上身和头部无防护地暴露于阳光照射下。

锻炼时尽可能选择阴凉通风处。

二是运动 可选择一些节奏舒缓的项目,如走步、慢跑、走跑交替、太极剑、健身操等。强度不可过大,以中小强度为宜,运动时间最好控制在1小时以内。

三是运动前要热身 运动后做放松练习,切忌全身大汗直接吹冷风或冲冷水澡,以免诱发疾病。

四是及时补水 运动前可先补水500毫升,运动进行中和结束后宜少量多次补水,一般每次100～150毫升。水的温度不低于10℃,以免对肠胃产生不良刺激。

五是高温下锻炼 饮食要增加优质蛋白质,减少油脂的摄入,增加主食在三餐中的比例,以提高肌肉中的能源储备,增强运动时的耐热能力。选用绿叶蔬菜和水果制作凉拌菜,或喝点淡盐水,以增加维生素C和钠的摄入。

(四) 秋季运动"三防"

秋令时节坚持锻炼,不仅可以调养肺气,提高肺脏器官的功能,而且有利于增强各组织器官的免疫功能和身体对外部寒冷刺激的抵御能力。然而,由于秋季早晚温差大,要想收到良好的健身效果,必须注意"三防"。

一防受凉感冒 秋日清晨气温低,应根据户外的气温变化增减衣服,锻炼时应待身体发热,方可脱下过多的衣物。锻炼后切忌穿汗湿的衣服在冷风中逗留,以防着凉。

二防运动损伤 由于人的肌肉、韧带在低温环境中会反射性地引起血管收缩,肌肉伸展度明显降低,关节生理活动度减少,神经系统对运动器官的控制能力下降,因而极易造成肌肉、肌腱、韧带及关节的运动损伤。因此,每次运动前一定要做好充分的准备工作。

三防运动过度 秋天因人体阴精阳气正处在收敛内养阶段,故运动也应顺应这一原则,即运动量不宜过大,以防出汗过多,阳气耗损。秋季运动宜选择轻松平缓、活动量不大的项目。运动量应由小到大,循序渐进。锻炼时觉得自己的身体有些发热,微微出汗,锻炼后感到轻松舒适,这就是效果好的标准。相反,如果锻炼后十分疲劳,休息后仍然感觉身体不适、头痛、头昏、胸闷、心悸、食量减少,那么您的运动量可能过了,下一次运动时要减少运动量。

(五) 冬季锻炼"四注意"

俗话说:"冬天动一动,少闹一场病;冬天懒一懒,多喝药一碗。"冬天锻炼身体,不仅能增强体质,而且还能提高机体的抗寒能力,达到预防疾病的目的,可谓是好处多多。可是,由于冬天早晚和午间温差较大,加上空气干燥,在进行锻炼时还是应该注意的,尤其是老年朋友更应引起重视。

一是防止关节创伤　冬季人体的肌肉、韧带在寒冷刺激下会出现黏滞,使肌肉的弹性和伸展性降低,各关节的活动度变小。锻炼前应做好准备活动。

二是注意呼吸方法　冬季天气寒冷,风沙大,锻炼时不宜大口呼吸,而应采用鼻腔或口鼻混合呼吸的方法,以减轻寒冷空气对呼吸道的刺激。

三是防止冻伤　冬天锻炼应根据户外气温增减衣服,对暴露在外的部位,经常搓、擦,以促进局部血液循环,也可涂抹适量的防冻膏、抗寒霜、油脂等,防止皮肤冻伤。大风、大雾天气,不宜在户外锻炼。

四是运动量要适宜　应根据天气情况和个人的身体状况合理安排运动量。应循序渐进,量力而行,运动时间不宜过长。患有心、肝、肾等疾病的患者,应在医生指导下进行锻炼。

（六）清晨锻炼前认真做好五件事

国外一些医学养生专家把清晨起床后到吃早饭前(早上6时～8时)这段时间称为"魔鬼时间"。因为早上6时开始,人体随日出而进入生发阶段,人体交感神经兴奋性开始升高,心跳加快,血压上升,心肌耗氧量增多。而人通过一夜的睡眠,体内水分已大量损失,血黏度到起床时达到最高值。所以,在这一时间段内,心脑血管的发病率比其他时段高出50%以上,如果清晨起来马上运动,极易出现问题。为此清晨锻炼前要认真做好五件事:

一是清晨醒来起床前　在床上第一步先用左手顺时针方向以画圆的方式按摩右侧乳房处90圈,然后用右手顺时针方向画圆的方式按摩左侧乳房处90圈,然后用左手以右侧乳房为中心,从上到下推拿90下;第二步,按上述办法,按摩推拿中庭穴(上腹处);第三步,按上述办法按摩推拿气海穴(肚脐处)。

二是缓缓起床三部曲　按摩推拿结束后,第一步,从床上坐起身穿上上衣,不马上起床,而是背靠床头柜坐半分钟到1分钟;第二步,穿上裤子不马上站直身,而是让下肢紧贴床沿,再在床沿前坐半分钟到1分钟;第三步,缓缓站起身,原地稍停约1分钟再开始做其他事情,使自己内部机能逐渐恢复正常。

三是先喝一杯白开水　最好是头天临睡前在一般保温杯里倒一杯白开水,一般的保温杯保温,但效果不十分好,起床时水温已降到20℃左右,不烫嘴,也不太凉,喝下去正好。

四是自我感觉预警　喝过凉开水后有意识地自我感觉一下,如无心慌、气短、胸闷、头痛、头昏等不良症状，说明正常，可进行下一步活动，如感觉异常，就要找出原因，对症施治，当天不活动至少恢复正常后再活动。

五是热身 先在室内看一下室外的天气，根据季节、气温情况选择穿好外出的衣服、鞋子，在室内走几圈，伸伸胳膊，踢踢腿，再外出锻炼。

（七） 自我锻炼"六忌"

一忌锻炼不得法 有位处级干部，退休后左右邻居（两个年轻人）约他一起去跑步，他平时看他们每早起床后去跑步也有心效仿，由于事务缠身没时间，退休后无官一身轻，便如约而起，冒着晨雾同两个年轻人一起上了路，刚跑了1 000多米就感觉胸部不适，停下来怕两个年轻人说他没能耐，强撑着又跑200米便一头栽倒在地上。幸亏清晨锻炼的人多，有一位散步的人马上掏出自备的速效救心丸，在众人帮助下给他服下去20粒，随后医生赶到，才没有发生更大的意外。从此以后，两个年轻人再也不约他一起跑步了。

二忌勉强锻炼 明明已感觉身体不适，仍强打精神继续锻炼，追求持之以恒。或已患有感冒、腹泻等疾病，仍带病坚持锻炼。这样只会加重病情，并有可能引发意外，是十分有害的。更不要指望锻炼可马上改变已发的身体不适症状。

三忌攀比 看别人慢跑自己也慢跑，看邻居长跑自己也长跑，不了解自己的身体情况，不遵循循序渐进、因人因时而异的锻炼原则，常会遇到各种麻烦，往往得不偿失。

四忌运动过量 普通人一次锻炼时间以一小时左右为宜；60岁以上老人每次锻炼时间以30分钟左右为宜。锻炼强度以锻炼时微热、微汗、锻炼后自我感觉良好为宜。不宜在已经大汗淋漓时仍高强度锻炼，更不能已感觉不适时仍坚持锻炼。

五忌争强好胜 一位非常健康的老人到公园锻炼时，见许多人围观一个小伙子练俯卧撑，练到100个时，都为小伙子鼓掌叫好。老人家不服气，说："我这么大年纪都可以做100个，他这么年轻做100个有啥稀奇？"小伙子就说："你要是能做100个，我再陪你做100个。"老人一赌气真的就地练起来，做到30个时，老人已满头大汗，本应该歇歇，但在大家掌声的鼓励下，强打精神继续做到60个，身体向下一扑，从此再也没有起来。

六忌单独锻炼 一个人独自锻炼，万一发生意外，必然耽误抢救时间，发生不可想象的意外事故。最好两人以上结伴锻炼，或在锻炼人员集中的地方锻炼。

（八） 运动后不要立即洗热水澡

医学专家研究表明:人在运动时流向肌肉的血液增多,心率加快,当运动停止后,血液的流动和心率虽有所缓解,但仍会持续一段时间,此时如果立即洗热水澡,又会增加血液向皮肤及肌肉内的流量,极易导致供应心脏和大脑的血液量不足,诱发心脑血管疾病。所以,应在运动结束 20 分钟后再去洗澡。

（九） 运动后吸烟危害大

运动后人体新陈代谢加快,体内各器官处于高水平工作状态,此时吸烟会使烟雾大量进入体内,身体因运动后需要大量氧气又得不到满足而更易受一氧化碳、尼古丁等物质的危害,比平时吸烟对身体的危害更大。同时氧气吸收不畅反过来又影响机体运动后的恢复过程,会使人更易感到疲劳。所以利用吸烟来使自己运动后解乏是非常不可取的,而且会使身体受到更大的伤害。

（十） 风雨大雾天气不要在户外锻炼

雷雨及大雾天气时,垃圾场和工厂排出来的臭气、工业废气、尘埃及浓烟中含有的大量一氧化碳不易扩散。一氧化碳与血红蛋白结合的亲和力是氧气的 300 倍,一氧化碳与人体血液中的血红蛋白结合,会使它们失去在血液中送氧的能力,人体产生缺氧现象,容易感到疲倦、体力不支,严重的还会中毒,对人的生命造成很大威胁。因此,在有雾或者空气污染比较严重的天气里不要进行运动。另外,雷雨等恶劣天气也不适合外出锻炼,以免受到雷电袭击,引起不测。

（十一） 要重视运动中身体危害的告急信号

运动中一旦出现如下信号,应引起足够重视:

运动时心率不增 人在运动时心跳会加快,运动量越大,心率越快。若是心率增加不明显,则可能是心脏病的早期信号,预示着今后有心绞痛、心肌梗死和猝死的危险。

运动性过敏休克 如果因运动量加大而出现全身发热、呼吸急促、胃肠绞痛等不良症状,都是运动性过敏性休克的征兆,应停止运动,及时到医院就诊。

运动中头痛 英国学者研究发现,少数心脏病患者在发病时,不会感到胸部有异常，却出现各种头部不适。特别是运动时的头痛与此有关。

运动性腹痛　在各种体育运动中，有些人常出现不同程度的腹痛，医学上称运动性腹痛。由于人体素质和适应能力的差异，出现腹痛的原因各异，其防治方法也有所不同。出现这种情况应及时找医生就诊。

脾胀痛　在运动时出现脾胀痛，多因运动量过大，静脉血回流缓慢，脾脏及血肿胀所致，出现脾肿胀痛应停止运动。

出现这些信号及时采取措施，就能及早发现隐性疾病，变被动为主动，清除身体隐患，度过健康人生。

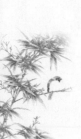

第九章

戒烟限酒是健康长寿的保证

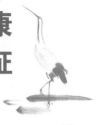

　　不良生活方式对人类健康和生命影响最直接、危害最严重、纠正最困难的。在令人感觉良好的消费和享受中，我们在不知不觉中把健康吃掉了、吸掉了、喝掉了、玩掉了，自己把生命之尺折短了、折断了。当有些人发觉是在用自己的健康和生命博一时之欢、尽一时之意时，苦果已经吞下，一切为时已晚。

一、戒烟

（一）吸烟的危害

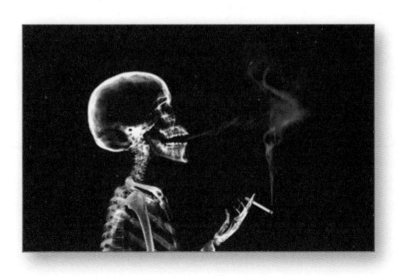

　　香烟中含有1 400多种有害成分　吸烟时产生的烟雾应有40多种致癌物质，10多种可促使癌变发展的物质。其中对人体危害最大的是尼古丁、一

氧化碳和多种金属化合物。试验表明,一支香烟所含的尼古丁量就足以杀死一只小白鼠,20支香烟所含的尼古丁可毒死一头牛。一氧化碳同血红蛋白的结合能力比氧大240～300倍,可严重削弱红细胞的携氧能力,使血液凝结加快,易引起吸食者的心肌梗死、中风、心肌缺氧等心血管疾病。烟草中的烟碱可使心跳加快,血压升高,心肺耗氧量增加。科学家对30～49岁长期吸烟人群的调查显示,吸烟者患冠心病的概率是不吸烟人群的3倍,患急性心肌梗死的概率是不吸烟人群的4.8倍。吸烟直接损害肺功能,导致气管、支气管的慢性炎症,诱发肺癌、口腔癌、喉癌、食管癌、胰腺癌、膀胱癌、胃癌和女性子宫癌。世界医学分析表明,目前,世界上的肺癌患者90%与吸烟或被动吸烟有关。吸烟影响食欲及消化功能,这就是长期吸烟者多数体形消瘦,有的人一旦戒烟身体很快变胖的原因。吸烟使高密度脂蛋白降低,低密度脂蛋白、总胆固醇、甘油三酯增高,血液黏稠度增加,诱发血管内壁破裂,致心脑血管突发性病变而猝死。吸烟还影响维生素C和胡萝卜素的吸收,使吸烟者免疫功能降低,雄性激素水平下降,睾丸萎缩,性能力降低,影响性生活水平或提前丧失性生活能力。一项针对近5 000名中国男性的调查研究结果显示,每天吸烟超过一包的人比不吸烟人的发生勃起功能障碍的可能性大60%以上,15%的吸烟者或有吸烟史的人有勃起功能障碍。

吸烟还可以加快老年痴呆症的发生　母亲吸烟可增加婴儿猝死综合征的发生,吸烟者发生老年性失明的概率比从不吸烟的人高4倍,吸烟增加年轻人患抑郁症的风险,增加患甲状腺疾病的风险。吸烟还可加速人体机能的提前老化,使人未老先衰。

吸烟的直接经济损失也不可低估　为生产烟叶浪费了大量的农田。一名吸烟者按每天吸10元一包的普通卷烟计算,每人每年至少要花掉3 600元的烟款。全国按2亿烟民计算,每年至少有7 200亿元被白白烧掉了。这项费用,无论是对个人、对家庭、对国家都是一笔不小的开支。为此,农村一直就有"三年不吸烟,买个大老犍(牛)"的说法。

吸烟对家庭和谐造成了严重的危害　吸烟者多为男性,为买烟要花费较大比例的家庭经费;吸烟又污染了家庭环境,使老人、孩子等家庭成员被动吸烟而同受其害;吸烟者因性能力下降而影响夫妻生活和谐,以妻子为代表的家庭成员必然在心理上敌视吸烟者,在行为上抵制吸烟者,抵制无效必然引发家庭矛盾的升级,轻则家庭不和,重则家庭解体。

吸烟对社会的危害也非常严重　少数人吸烟不仅破坏了公共环境,因吸烟引发的火灾事故也时有发生;吸烟不仅会引发家庭矛盾,而且还会严重危及社会的和谐与安全,在一定程度上助长了不正之风的蔓延。

英国著名流行病学家彼得教授在经过大量调查研究后指出:中国现在年龄在0~29岁的男性超过5亿人,按目前的发展趋势,15年后,其中的2亿人将成为烟民,至少有1亿人会因吸烟而提前死亡,其中有一半人的死亡将发生在中年期,平均寿命将减少20~25年。

对吸烟的直接危害,人类经过了一个极其缓慢认识的过程。1962年,英国皇家科学院发布一份报告,首先提出了"吸烟有害健康"的观点,在世界引起了很大的震动。在一次记者招待会上,有记者问当时的美国总统肯尼迪是否同意英国皇家科学院的这一观点,肯尼迪的答复是:"现在股市行情低迷,这个问题很敏感,等一个星期后我再回答你。"随后,肯尼迪立即安排有关部门在全国范围内挑选了10位最优秀的科学家组成专家组,经过两年多独立、绝密、不受任何外界干涉的研究,最后在美国最权威的华盛顿国会大厅郑重宣布:"吸烟有害健康,吸烟是导致癌症、肺气肿、冠心病的重要独立危险因素。吸烟缩短人类寿命。"

现在,吸烟对人类健康和寿命的危害,已经得到全世界的公认。美国、法国、英国等发达国家已采取了多种禁烟措施,包括不准向未成年人销售香烟;上市销售的香烟必须在烟盒的醒目位置标明吸烟的危害;不准在公共场合吸烟等等。1977年美国癌症协会首先提出设立无烟日建议;1987年世界卫生组织在第39届世界卫生大会期间做出1988年4月7日为全世界第一个无烟日的决议;1989年世界卫生组织执委会再次决定,每年的5月31日为世界无烟日。近年来,我国全国人大代表、政协委员等也相继提出了限烟、禁烟的立法建议。

(二) 禁烟工作进展缓慢的原因

严重危害人类健康和生命的烟毒不能及时戒除的主要原因,一是对吸烟的严重危害宣传不够,许多人对其致命性影响认识不足。甚至有的烟民为吸烟总结了"健脑、安神、防蚊虫叮咬、有利吐痰、可预防传染性疾病"等诸多好处。一旦吸烟者直接看到吸烟的严重危害为时已晚。有一位处级干部,20岁开始吸烟,随着年龄的增长每天的吸烟量逐渐增加,最后发展到每晚小解后若不吸一支烟便睡不着觉,清晨起床时的第一件事,就是披上衣服先点燃一支烟。有人说他抽烟每天只用两根火柴,一根是夜间吸烟,一根是清晨,清晨起床点燃一支香烟后一支接一支,直到晚上睡觉前烟火是不熄的。他坐的车里内饰都是微黄色的。为劝他戒烟,爱人同他打过赌,吵过架,干过仗,也曾离家出走以示抗议,但都没有用,他自己的说法是:"不吸烟,不喝酒,我还是男人吗?"49岁那年他被确诊为晚期肺癌,在医院的病床上,主治医师对他说:"你这病主要是抽烟造成的",并拿出X光片让他看,不仅肺部多个病灶,他的食管内也已被多年烟雾熏黑。听了医生的解释后,他不仅自己不再抽烟,来访的亲友谁若想吸烟他都让人家到室外去吸。可惜他觉悟得太晚了,在病床上躺了不到3个月,就永远地走了。临去世前的几天,他曾抓住主治医生的手,眼里充满后悔、绝望和乞求,以近似哀求的口气说:"我上有老母亲没送走,下有儿子没有安排好,求求您,救救我吧,哪怕让我长期睡在病床上,我也可以为家人出出主意呀!"

二是吸烟成瘾后,烟民对烟的依赖性很强。不吸烟身体无力,精神不振,浑身难受,这也正是烟毒危害的结果。有的烟民也知道吸烟的危害,也想戒烟,有的甚至主动联合其他烟民成立戒烟会,互相监督,谁先吸烟就罚谁。但许多人是当面不吸背后吸,有的甚至躲在厕所内吸。有个人为吸烟和爱人分床而居,半夜里躲在被窝里吸烟。一天爱人被异味惊醒,一看是丈夫床上的被子、褥子着火了,灭了火才知道,是丈夫夜间偷吸烟时睡着了,烟火燃了被子。

三是在长期的发展过程中,烟草从种植、加工、运输到销售,都已形成了一套完整的体系,许多人是依赖烟草的生产销售谋生的。戒烟不仅断了一部分人的财路,甚至断了一些人的生路,这部分香烟的依赖者、生产者、既得利益者,是不赞成戒烟的。

四是有的人、有的地方政府把烟草的生产、加工、销售视为一条重要的财源,极欲培植壮大,不忍心毁于一旦。这类人员实质上是算了小账,忘了大账,只看到一地一时的局部利益,忽视了人类健康持续发展的长远利益。根据有关专家的调查研究,香烟生产、销售中每增加1元的财政收入,至少因医药费、火灾等因素造成1.2~1.4元的直接社会损失。由吸烟而引起的疾病、病人的痛苦、精神折磨、早死、亲人的生离死别等损失更是无法用简单的数字统计和表述的。

(三) 戒烟的方法

要减少直至最终根本消除烟毒对人类的危害,必须通过个人努力、行政干预、立法限制等多种途径才能奏效。

第一是要加大宣传力度。让全民充分了解吸烟的严重危害性,从孩子抓起,从基层抓起,培养健康向上的生活情趣,使孩子从小养成积极健康的远大

人体使用说明书

健康长寿 的钥匙

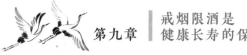

志向和健康有益的个人爱好，远离烟草，不吸烟。

第二是积极研究开发香烟的消费替代品。在培养已吸烟人群戒烟毅力的同时，循序渐进地引导烟民慢慢向香烟告别。实际上，只要引导得当，戒烟并不是那么难。列宁青年时也是一个烟民，一天他妈妈对他说："孩子，你知道我挣钱多不容易吗？你知道你抽一支烟的钱妈妈需要为别人洗几件衣服才能挣来吗？"列宁听着妈妈的话，看看妈妈慈祥、善良、企盼的眼神，随即把正在抽的烟扔在地上，一脚把它踩灭，说："妈妈，我不再抽烟了。"此后，列宁再没有抽过烟。

第三是通过行政干预帮助烟民戒烟。要进一步强化烟草专卖管理；不准在公共场所吸烟；不准在有未成年人的场所吸烟；不准用香烟搞公务招待；不准以任何形式搞香烟的促销广告等。

第四是运用经济手段促使烟民戒烟。如大幅度提高烟草生产消费税；设立戒烟奖，对戒烟成功者给予政治经济奖励；对长期不吸烟者发戒烟津贴；家庭实行成员消费预算制，无论吸烟的还是不吸烟的，每月消费资金统一标准，统一发放，超支不补，千方百计限制并逐渐减少烟民的吸烟量。

第五是引导烟民科学戒烟：

（1）削减吸烟频率　想要几天就把烟瘾戒掉是不可能的，咱们可以逐步削减吸烟的频率，比方一天要抽 10 支烟的，改为每天抽 5 支，习惯后再改为两支，按部就班，一般 3～4 个月就可以成功。

（2）丢掉吸烟用具　比如打火机、烟灰缸、卷烟，削减你的"条件反射"，许多人在没有带打火机的情况下，能克制住烟瘾。

（3）抵抗卷烟引诱　当你想要抽烟的时候，应该给自己一个提醒，并且多参加一些不吸烟的活动来缓解心情。

（4）改变饮食习惯　饭后多喝水，吃水果或散步，脱离饭后一支烟的习惯，在戒烟前期多喝一些果汁可以协助改掉尼古丁的成瘾。

（5）用口香糖替代卷烟　烟瘾来时，要当即做深呼吸活动，或咀嚼不含糖的口香糖。防止用零食替代卷烟，不然会引起血糖升高、身体过胖。

（6）写下戒烟理由　如为了自己的安康、为家人考虑、为省钱等等，随身携带，当你烟瘾犯了时可以拿出来劝诫自己。

（7）打赌　打赌戒烟是个好办法，公开戒烟，并争取得到兄弟和搭档们的支持。如果戒烟者自己想吸烟时，同伴也会发出提醒，帮助戒烟者抵制诱惑，而且戒烟者碍于面子也多会选择坚持下去。

（8）多做运动　如果想吸烟的话，则可以做一些运动，如游泳、跑步等，这样可以转移注意力,并且可以缓解精神压力。

(9) 多喝水 当你有想吸烟的冲动时,可以用喝水来避免。事实证明水是戒烟的妙药,当你感到空腹或想吸烟时,就先慢慢地喝上一杯水。

(10) 尼古丁替代疗法 若独自运用行动疗法难以促进戒烟,尼古丁替代疗法或非尼古丁药物疗法常会协助吸烟者戒烟成功。尼古丁替代疗法即用含微量尼古丁的商品,如口香糖、鼻腔喷雾剂或贴在皮肤上的膏药等,来协助戒烟者减轻戒烟过程中的易怒、失眠、焦虑等"戒断"表现。

(11) 转移戒烟法 一是做一个详尽的日程安排表,把时间安排得紧张而有意义,用工作把烟瘾挤掉;二是把所有的香烟扔掉;三是学一套健身操,想抽烟时蹦蹦跳跳,出一身大汗;四是培养写作、养花、养鱼等爱好,以转移注意力;五是身上常带些休闲食品,想吸烟时吃一点;六是邀朋友打牌,或结伴去游泳、爬山等。

(12) 自我强制性戒烟 一是和同有戒烟意向的烟民联合成立戒烟互助会,共订奖惩方案,互相监督;二是向自己的同事、同学等接触紧密的人员表态,"从今天开始我不再吸烟啦,如谁再发现我吸烟,我就请大家聚餐",并遵守诺言;三是和妻子约定,"从现在开始,我每买一包烟,就给你买烟支出的10倍资金用于买衣服",动员家人监督。

第六是利用司法手段戒烟。在条件成熟时,可以试行小范围禁烟,然后再推而广之。实践证明,人的依赖性通过强制性手段可以改变。新中国成立前,我国各地贩毒、吸毒之风盛行,瘾君子很多;新中国成立后,党中央、国务院果断决策,缉毒、禁毒,严厉打击毒品犯罪,在短短数年时间内,就取得了全国性戒毒工作的决定性胜利。只要条件成熟,全民禁烟是完全可以做到的。

二、限酒

(一) 酒的双重作用

自古以来,我国就有着悠久的酒文化。中医学认为,酒本身是一种好东西,特别是用传统方法用粮食自然发酵酿制的酒,对人体具有通行经脉、舒肝行气的功能。少量饮用,可以起到养脾扶肝、通血脉、厚肠胃、御风寒、明智壮胆的作用,我国民间"酒是粮中精,越喝越年轻"的说法有一定道理。我国自古就有喝酒御寒,以酒壮行,用酒做某些中药的药引,生产药酒治病的传统。在日常生活中,人有喜事要喝喜酒,人有烦恼事以酒消愁,战士出征要喝壮行酒,打仗胜利归来要喝接风酒、庆功酒。《红灯记》中的李玉和临赴刑场慷慨就义前也唱:"临行喝妈一碗酒,浑身是胆雄赳赳"。现代流行病学研究也表明,每日饮少量的酒,能有效地降低高血压病及冠心病的患病率、发病率和病死率。少量饮酒还可以改善情绪,振奋精神,有利于人际交往。在全世界心脑血管发病情况的调查中,法国人的患病率最低,这同法国人长期适量饮用葡萄酒有直接关系。在对我国百岁以上老人的调查中,也发现有许多长寿老人多年保持着有规律适量饮酒的习惯。

有人认为,过量饮酒对人类的危害是十分严重的。事实是这样的吗? 近年来,为了让人们更加清楚地了解酒精的危害,多个科学研究所都发布了酒精调查与测试专项报告。早前发布在《柳叶刀》内的一篇文章提到,不同人酒量不同,若超过推荐饮酒量,每多饮一杯酒,人体寿命便会缩短约 30 分钟,人体患上心脑血管疾病的可能性也会增加许多。于是许多人便认为酒精对人体的危害,只存在于人体过度摄入的情况下。他们依旧秉持着原来观点:只要不过量饮酒,便不会有害,适量饮酒反而有益于身心健康。不久后,医学杂志《柳叶刀》再次更新补充了关于饮酒的相关害处。杂志内发布了一项涉及 195 个国家 2 800 万饮酒者的健康研究报告。该报告明确指出,并不是说饮酒量在"推荐酒精摄入量"内就不会给身体带来伤害,只要摄入酒精,不论多少,都会对身体造成伤害,只是摄入少,酒精对身体的伤害便相对较轻。同时,另一项数据显示,2016 年,全球内因酒精死亡人数约为 280 万,酒精已成了全球七大致早死、致残的危险因素之一。研究人员表示,饮酒所带来的健康问题,在青少年及中年群体中表现得尤为突出,在受访者中,有约 15% 的年龄处于 15~50 岁之间男性的死亡与摄入酒精有直接关系,摄入酒精已经成为威胁中青年群体生命的"头号杀手"。此外,研究人员表示,在另一项酒精调查结果显示,与完全不饮酒的人相比,每日饮一杯酒,即约摄入 10 克酒精的人,其患病的可能性上升 0.5%,而当每日饮酒量为 2~5 杯时,人体出现健康问题的风险相应上升至 7%~37%。由此可见,只要饮酒,便会增加身体患疾的风险,饮酒量越多,后果越严重。尤其是过量饮酒对身体的危害会更大。主要表现类型如下:

(1) 对肝脏的危害 酒喝多了受伤最大的身体器官就是肝脏。因为喝酒所摄入的酒精在进入我们的身体之后,绝大部分都需要通过肝脏来进行代谢;肝脏是负责身体排毒的器官,绝大部分的酒精都是在肝脏当中新陈代谢,所以,长期过量地喝酒的话,则会导致肝脏的负担过重,会使肝脏的正常功能受到威胁。长期喝酒会导致酒精肝、脂肪肝的发生,如若在患有肝病之后还继续喝酒,还可能会导致肝癌。

（2）对心脏的危害　酒精的一些反应产物,比如说乙醛和醋盐酸对心脏的危害很大,会直接毒害人体的心肌。所以人们大量饮酒会导致心脏扩大、心悸甚至是心力衰竭的情况。

（3）对男性生殖系统的危害　长期过量喝酒,会给男性的生殖系统带来较大的威胁,会导致男性的精子质量大幅度下降,易引起男性精子成活率低。有些严重的甚至会因为喝酒而出现死精症,导致男性丧失了生育的能力。

（4）酒精中毒　在医院的急诊科内,经常会见到因为大量喝酒而酒精中毒的人群。这主要是因为喝酒过量会使肝脏的分解能力变差,导致身体昏迷进入休克状态,从而出现酒精中毒的现象。酒精中毒如果没有及时处理,还可能会威胁到患者的生命安全。

（5）对神经系统的危害　经常喝酒会让我们的大脑对于酒精产生一种依赖感,在没有喝酒的时候会觉得整个人都很不舒适。长期喝酒的人多数都脾气比较暴躁,在生活中很少会有安静的时候,这都是因为酒精给大脑神经带来伤害而导致的。

（6）对慢性疾病的危害　患有慢性疾病的人群喝酒的话,对病情的影响比较大,糖尿病人喝酒会导致身体当中的血糖波动过大,从而增加各种并发症。患有心脑血管疾病的人群喝酒会导致各种突发事故比如心肌梗死等。

（7）对皮肤的危害　人们喝酒之后会让血管中的毛细血管扩张,让人看起来脸红红的,这样会让人体的组织散热过多从而导致体温过低,而且对皮肤有很大的副作用,会破坏皮肤细胞的完整性,严重的时候还会导致人体出现过敏等情况。

（8）对消化道的危害　酒精会对人体的消化道上面的黏膜造成灼伤,从而使肠胃功能损坏,导致胃炎甚至是胃出血等情况。不少人在喝酒的时候感觉到恶心想吐,这都是酒精伤害消化系统的表现。

（9）对大脑的危害　当人们喝少量酒的时候会发现自己的精神特别亢奋,但是如果饮酒过多会让人们出现意识模糊,甚至是口齿不清的情况,而且会降低人们的判断能力,影响身体的平衡能力,甚至会影响人们的记忆力。

酗酒除对饮酒者的身体和前程带来一系列的严重伤害外,还可带来道德沦丧、家庭不和、破坏稳定等诸多社会问题。有调查显示,全世界40%的交通肇事与酗酒有关。

（二）过量饮酒的原因

很多人并不想过量饮酒,相当一部分人还害怕进酒场,但由于各种各样的原因,有的人不想以酒招待也不得不违心地招待;有的人不想赴酒宴又不得不赴;有的人本不想喝酒,特别是不想多喝酒也难以自控。这些原因归纳起来大致有以下九种:

一是兴致难尽　人逢结婚、生子、晋职晋级、儿女考上大学等喜庆事宜,一方面本人为告知亲友同喜同乐,真心实意请亲戚、朋友、同事聚聚;有人因为过去别人有同类事情时,自己已经随了份子,也想借机在经济上找点平衡;还有人为显示自己或借机敛点钱财而主动设宴邀聚。聚则必用烟酒招待。另一方面,入乡随俗,其他人有同类事情时都设酒宴招待,有的地方甚至以酒宴的多少评价一个人的身份、人缘、实力等等,个别人不效仿大家,轻则怕别人指责抠门,重则怕伤了亲戚朋友的感情,更何况你即使有事时不通知不招待,事后一些关系户仍会三三两两登门要吃要喝,使主家更被动,反而更麻烦。为应付人情,少找麻烦,即使不乐意常违心而为之。

在这类招待中,少则十桌八桌,多则一百多桌,有的人从事前商量事,事中接待,到事后感谢"扫场",前前后后十天半月,天天考虑请哪些人,在哪里请,谁去请,喝什么酒,安排什么样档次的菜,要哪些人作陪等等事宜,天天陪说话,陪吃饭,陪喝酒,有的一顿饭要陪十几桌甚至几十桌,虽筋疲力尽,仍不得不强撑精神,对不同的人说着不同的虚话套话,揣摩着不同心思,笑脸相迎,左右逢源。体力不支者轻则事未结束人不得不住进医院,重则突发不测,给亲人留下永远的遗憾。一名乡干部因娶儿媳在家中招待,前后设宴六天,第六天他把最后一批客人送走后,回到家里在沙发上一坐便再也没有起来,家里人刚办完喜事又不得不办丧事。

二是人情难全　家里来了客人,如简单安排几个菜而不劝酒,客人当面会说:"很好,很好。"转过身去就会说:"很差,很差""很抠,很抠"。特别是在公务活动中,无论是上级到基层指导工作或同级间相互走动沟通,还是下级到上级机关汇报工作,来访者在来之前或前来的路上,已经想好对方会上哪里接待,哪位领导会出面作陪等。如果接待时烟酒档次过低,陪酒人员规格过低,轻则扫了客人的兴,重则影响双方的关系,甚至会影响到今后工作的正常开展。为避免此类事情的发生,接待者不得不使出浑身解数,尽自己最大的努力把客人招待好、陪好。特别是基层单位,来的不是直接管着自己的人,就是工作生活中一举一动都用得上的人,接待中更不敢有半点马虎。有人曾作过一次调查,2006年前,一个县的30个乡镇,每个乡镇的镇政府平均每天5.2场次,一个镇的党委书记,陪酒最多的一天串了19场,先后喝了6种不同的酒,当天早6时离家,次日零时才回到家,到家往沙发上一躺,洗脚、脱衣服等事全由家人代劳,他自己几乎成为植物人,什么也不知道。第二天一早又照例要爬起来,坐车、点名、训话、陪酒。这个县82名在乡镇任过乡镇长、党委书记的人,先后有3人因饮酒而早死;76人患有不同程度的高血压、脑梗死、心脏病等疾病。为此,一名北京来的老领导在乡镇调研后曾感慨地说:"乡镇饮酒猛如虎呀!"

　　三是邀约难辞　请人喝酒难,被人请喝酒也难。别人邀请你赴宴你不去,邀请人会认为你不给面子,其他人会认为你傲气,时间长了,无论是同事、同学,还是其他朋友的圈子里有事,大家就会举出许多你在某某地方同某某人在一起喝多少酒的例子,让你不喝不行,不喝多也不行。

　　在这方面,有人还总结了一套理论:"感情浅,舔一舔;感情深,一口闷;感情铁,喝出血""宁让胃里穿个洞,不叫感情裂条缝"。为应付这种场面,有的人妻子或秘书在场,又了解其身体不宜饮酒时,便舍身代劳。为此,又有了新的说法:"酒场有三怕:一怕红脸蛋的,二怕扎小辫的,三怕带药片的"。多数人经不起如此的刺激和折腾,只有横下一条心,今日有酒今日醉,宁伤身体,不伤感情,宁毁脾胃,不毁面子。某县老战友春节相聚,为保护身体,每人先喝一碗炖鸡蛋,接下来先开"三中全会"(每人饮三大杯),再搞个别对话(相互交叉对饮),最后又开展擂台大赛(猜拳行令),结果,2个小时下来,10个人喝下13斤49度烈性白酒,在吆五喝六的"热闹"气氛中,其中的3个人当场瘫倒在桌子下,后经医院抢救,有两人第二天脱离危险,但另外一个却永远同战友告别了。

　　四是盛情难却　别人真心实意设宴招待,千方百计地劝你饮酒,千言万语地对你说着奉承话、客气话,你再不客随主便喝几杯,实在有点不近人情。但一旦你喝下第一杯,防线就已经攻破,能喝第一杯就能喝第二杯,喝了张三敬的酒怎好意思不喝李四敬的酒?喝了领导敬的酒怎好意思不喝一般同志敬的酒?大家敬的酒都喝,张三走了李四来,会计走了科长来,科长走了局长来,局长走了县长来,无论你有多么大的酒量,一定要让你喝到"尽兴"。

　　豫东有一县城,民风朴实,热情好客,在农村来了亲戚如果一时买不到菜的话,主人会毫不犹豫地把正在下蛋的母鸡杀掉待客。机关对上级的接待更是热情有加,只要上面有领导来检查指导工作,一定选本县最好的宾馆接待,安排丰盛的菜,喝当地最高档的酒,请能够请到的最高级别的领导作陪。酒席间什么开场前三盅,领导带着同志敬,劝酒的办法五花八门,轮番轰炸,客人不醉不尽兴。以至于许多上级领导因害怕喝酒而不敢到这个地方去。2006年后,随着当地文明水平的不断提升,这种状况才逐渐得以改善。

五是上意难违　酒场也是小社会,喝酒也是不同身份的人,不同性格淋漓尽致充分表现的时候。有的领导更希望借喝酒机会试探一下基层的信任度,显示一下自己至高无上的权威。有的领导自己不喝酒却要别人多喝酒,有的领导明明知道别人不喝酒却偏偏要别人破例。有的地方在酒场上主要领导是想喝多少喝多少,不喝别人也不敢劝;一般领导是叫喝多少喝多少,主要领导劝酒就要喝;其他同志是给喝多少喝多少,别人劝酒必须喝。还有一个说法:"叫喝一斤喝九两,提拔重用别再想;能喝八两喝一斤,领导同志都放心"。在这种情况下,一般同志陪着领导喝酒就是不喝多不正常,喝多了才正常。

六是陋俗难纠　在长期饮酒的过程中,许多地方逐渐形成了独具地方特色的风情民俗。较为典型的有:"温州人陪,河南人带,山西人真枪实弹,上海人多喝少咽""北京人算着喝,河南人喝了算,上海人算喝了"。围绕这些饮酒特色而进一步扩展充实,就形成了不同地区的酒文化。

不同酒文化熏陶的不同区域内,饮酒的数量,劝酒的方法,对饮酒、酗酒的认识等也各有不同。中原某地有一个县,20世纪80年代大家公认的一个怪现象——喝酒不醉不痛快。请客喝酒的人,如果没有办法把参加酒宴的人陪醉三五个,就感到自己无能,认为没让来人尽兴。为了让客人尽兴,主人必使出浑身解数,平时不喝酒也强撑着喝,平时能喝二两,此时敢喝半斤。男主人陪不醉客人就动员女主人上阵,女主人还陪不醉就动员三五岁、七八岁的小孩劝酒,小孩子劝酒时站着不喝就跪向客人,客人不喝小孩子就长跪不起,由此形成有事必喝酒,喝酒必喝醉的现象。进入90年代后,又发展为逢聚必饮,有饮必喊(猜拳行令),有喊必多,十饮十醉。大家聚在一起,议论最多的就是昨天喝了多少酒,谁喝的酒多谁牛气。进入21世纪后大概是嫌猜拳行令太麻烦,进度慢,不过瘾,又兴起了饮酒轮流担任酒司令,大杯灌酒的习惯。每次聚饮用餐前,每人先喝三大杯,用喝开水的大玻璃杯,以香烟盒作量尺,第一杯喝香烟盒立起来那么高,第二杯喝香烟盒横放那么高,第三杯喝香烟盒平放那么高,并美其名曰:"一高一低一稳定"等等。

七是恶习难改　一部分人在长期交往饮酒的过程中,由于受到个人思维、品格、外界环境因素等多方面的影响,已经形成了与社会文明进步不和谐、对人对自己后患无穷的恶习:有的嗜酒成瘾,有请必到,见酒必喝,没人请,家中也没有客人,自己也要独酌独饮,甚至独饮也醉;有的借酒逞能,把能饮酒、会猜拳行令作为个人的才能和资本,每同别人在一起饮酒,便大显身手,以醉为快;有的借酒伤人,把千方百计灌醉他人作为饮酒目标,只要同别人在一块饮酒,一定先选准一个主攻目标,或甜言蜜语,或花言巧语,或以身作则,或强劝硬灌,必以灌醉对方而后快;有的借酒发疯,平时对组织、对领导,或对某个人有点意见,痛饮几杯后,以酒遮面,信口开河,或指名道姓,羞辱他人,或指桑骂槐,发泄私愤。所有这些恶习,均与一个人的个人素质、修养、情操有关,人的素质不提高,改起来很难。

八是优劣难辨 在市场经济条件下,投机钻营,以次充好,以劣充优的不法分子较多,使人防不胜防。特别是那些知名度高、价格高、销路好的中高档酒,次品假货更多。一般人请客饮酒时,总是尽自己所能,用中高档酒招待。而应邀赴宴者非亲则友,都同邀请人有一定的关系,即便当场喝出假酒,也不肯当面说破,怕伤了主人的情面,搅了酒宴的气氛。明知假酒而饮,在假酒、劣酒和饮酒人不愉快心情的共同作用下,喝醉和出问题都是在所难免的。

九是多少难控 凡饮酒者都不想喝多饮醉,但常在河边走,很难不湿鞋。只要是长期饮酒的人,都有喝多的经历。有的人甚至逢饮必醉,屡喝屡醉。这除去不正常、不文明的劝酒方式外,另一个重要原因,酒是慢慢作用于人体,使人经历愉悦和兴奋后而中毒受害的。一般情况下,人从喝第一口酒到大醉要经历六个发展阶段:第一阶段为戒备期,刚开始饮酒时,饮酒者都知道喝多不好,酒多伤身,便想方设法说出各种理由不喝或少喝,酒场气氛相对不够活跃;第二阶段为愉悦期,当饮酒者血中酒精度达到20%时,血液流动加快,饮酒者精神愉快,心情舒畅,进入饮酒的最佳状态;第三阶段为兴奋期,当饮酒人血中酒精度达到40%时,饮酒者思维敏捷,神清气爽,乐而忘忧,善言健谈,言语增多,纷纷开始炫耀自己,酒场气氛活跃而欢快;第四阶段为忘情期,当饮酒者血中酒精度达到80%时,饮酒者由兴奋而转为精神亢奋,逐渐失去理智,出言傲慢,目空一切,甚至平时少言寡语的人此时也口若悬河,争相高谈阔论,酒场到了难控的高潮期;第五阶段为失控期,当饮酒人血中酒精度达到120%时,开始神志躁乱,言行失控,唯我独尊,互不服气,忘记自我,六亲不认,什么话都能说出口,什么事都能做出来,酒后失言、酒后闹事、酒后失态等多发生在这一阶段;第六阶段为昏睡期,当饮酒人血中酒精度达到160%后,逐渐由反应迟缓、思维紊乱向朦胧困倦、神志不醒、神情昏迷发展,轻则不省人事,重则突发死亡。英国王妃戴安娜因车祸身亡,就是其司机饮酒过量造成的。以上六个阶段的直观表现,还可以用细声慢语、甜言蜜语、花言巧语、豪言壮语、胡言乱语、不言不语来概括。这也正是许多酗酒者从温柔甜蜜之乡而踏上凶恶羞愧之旅的必然过程。

（三）戒酒、适量饮酒的办法

第一，要加大酗酒危害的宣传教育 使大家了解酒精的性质，认识过量饮酒的危害，倡导文明健康的生活方式，培养文明、节俭、自由、和谐的饮食文化氛围，引导全民做到不刻意饮酒，不恶意劝酒，不野蛮敬酒，不超量饮酒。这里首先要走出几个误区：一是"喝酒越多越男人"，毛泽东一生很少饮酒，却数度力挽狂澜，指点江山，是世界公认的伟大政治家、军事家、文学家和诗人。我们日常交往中，也经常接触到一些很有成就的领导干部、企业家和新闻工作者是不饮酒或很少饮酒的。二是"招待别人不尽力劝酒有失热情"。实际上，许多人在参加各种聚会前，最担心、最害怕的是多饮酒、饮多酒。有的人为了少饮酒，赴宴前就绞尽脑汁，预设了多种拒酒、躲酒的方案。如果招待客人时能主随客便，各取所需，不强行劝酒，被招待者都会卸掉包袱，在轻松愉快的气氛中进餐，既体现了招待者的风度和随和，更有利于所有聚餐人的感情沟通和信息交流。三是"别人劝酒不喝伤别人面子，影响双方感情"。在现实生活中，真正关系好、感情铁的人，不是互劝对方多饮酒，而是相互保护，努力让对方适量饮酒，不偏喝。一个地方如果能形成主动、热情、随意、尊重他人的接待风格，既体现了这个地方的文明程度，更有利于这个地方的发展。我们很少见到父子、母子、兄弟姐妹或特别要好的朋友之间互劝对方多喝酒的。同时，如果一个人已经形成了自己坚持多年、众所周知的不饮酒或少饮酒的习惯，一般情况下，其他人是不会对他强行劝酒的。

第二，饮酒者要对自己的酒量有一个科学全面的了解 饮酒时留有余地。"能喝四两喝半斤，组织家人不放心；能喝半斤喝三两，工作身体没影响"。这里所讲的能喝多少，是指饮酒后快乐、舒服的量，而不是尚未醉酒或已经醉酒的量。实际上，饮酒者只要在语言表达、精神状态、身体反应等方面有任何一点不适感，就已经酒精中毒了。一般人每天饮酒的量，以46度以内白酒为参照标准，男性应控制在100克以内，女性应控制在80克以内。

第三，尽量少喝或不喝烈性酒 可根据个人的喜好和身体状况，有目的地选饮果酒、红酒、药酒、啤酒、保健酒等酒精含量低，对身体有补益作用的酒品和饮品，并根据情况，严格控制饮用量。

第四，要逐渐形成个人的健康饮酒风格 有些人在饮酒量上忽高忽低，高兴时开怀畅饮，一醉方休；不高兴时百般躲闪，尽量少饮。还有的人为少饮酒采取不正当的办法，一抖二晃三摇四甩五掺水，这样做的结果，许多熟人一坐到一起就联合开展对其的监督和防范，其结果是法没少想，话没少说，洋相没少出，酒也没少喝。在这方面最有效、最文明的办法应该是科学定量，说明情况，做到四个"一样"，即孬酒好酒一个样，无论什么档次的酒都不嫌不弃，不挑三拣四，愉快地按自己的量饮用；领导同志一个样，不厚此薄彼，特别是不要同上级在一起时多饮，和同事在一起时少饮；家里外面一个样，许多人在外面不喝酒，而在自己家里，自己招待别人时则开怀畅饮；做主做宾一个样，自己不想多饮酒，也不要让别人多饮酒，只要心地诚恳，待客热情，很少会有人因做东没让大家喝醉而遭受指责。

第五，避免空腹饮酒　要勇于破除有些地方先饮三杯酒再吃菜的习惯，喝酒前尽量先吃点鸡蛋、豆腐、青菜一类的菜，或先喝点酸奶、鲜榨果汁一类的饮料或鸡汤、紫菜汤之类的汤，先把胃黏膜保护起来，以减轻酒精的副作用。

第六，通过行政手段限制饮酒次数　如推行禁酒令，严禁工作日饮酒；不准在公务招待活动中饮酒等。

第七，酒后保护　如果不得已饮用了超量的酒，酒后要立即大量服用绿豆汤或绿豆甘蔗水。也可以一次大剂量服用一些有清热解毒利湿作用的中成药，如黄连上清片配知柏地黄丸、防风通圣丸配保和丸等。

以上讲的是如何适量饮酒。笔者认为最好是戒酒。戒酒对于饮酒者来说特别困难，所以，戒酒的过程一定要循序渐进，千万不要着急。家人在帮助患者戒酒的时候千万不要把所有的酒都藏起来，可以适当先减少饮酒者的饮酒量。比如饮酒者每天要喝两杯酒，那么可以先给他减到一杯半，慢慢再减到一杯，最终达到戒酒的目的。

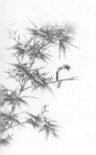

第十章

起居有常是健康长寿的法宝

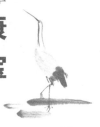

我们都知道药补不如食补，食补不如睡补，睡觉是最好的补药，被称为天下第一大补。睡眠对我们的身体健康是非常重要的，人的一生中大约有1/3的时间在睡眠中度过。而有效的睡眠使人神清气爽、精神百倍，不良的睡眠则让人头昏脑涨，更加疲倦，所以一定要养成良好的睡眠习惯，这样才能够保证身体的健康。我国古代医学家称"睡眠是养生之要务"。战国时名医文挚对齐威王说：我的养生之道就是把睡眠放在头等位置，人和动物只有睡眠才生长，睡眠帮助脾胃消化食物，所以，睡眠是养生的第一大补。现代医学家把睡眠称为"自然康复剂"。世界睡眠大师、美国西北大学精神与神经学系菲利斯·祖教授表示，睡眠对人体的影响非常大，睡眠不好，生活作息不规律，就会影响人体新陈代谢，皮肤没弹性，焦虑就会产生相关的疾病和问题，对健康产生重大的影响。

一、高质量睡眠是健康的保证

良好的睡眠是身体天然的补药。"吃人参不如睡五更"，强调的就是睡眠的重要性。没有好的睡眠就不可能有充沛的精力。睡眠的保健功效有以下四方面：

（1）消除疲劳　睡眠是消除身体疲劳的主要方式。睡眠时人的体温、心率、血压下降，呼吸及内分泌明显减少，从而使代谢率降低，体力得以恢复。

（2）保护大脑　睡眠有助于大脑休息，能起到保护大脑的作用。睡眠不足者，常表现为烦躁、激动、精神萎靡、注意力分散、记忆减退等症状，长期缺少睡眠则会导致幻觉。睡眠有利于保护大脑。此外，大脑在睡眠状态中耗氧量大大减少,利于脑细胞储存能量,恢复精力,从而提高脑的效率。

（3）增强免疫　睡眠不仅是智力和体力的再创造过程,而且还是促进疾病康复的重要手段。睡眠时能产生更多的抗体抗原,从而增强机体抵抗力。睡眠还使各组织器官自我修复的速度加快。现代医学常常把睡眠作为一种治疗手段,用来医治顽固性疼痛及精神疾病。

（4）利于美容　睡眠对皮肤健美有很大影响。熟睡可使第二天皮肤光滑、眼睛有神、面容滋润,睡眠不足或失眠则会导致面容憔悴、毛发枯槁,皮肤出现细碎皱纹。由于睡眠过程中,皮肤表面分泌和清除功能加强,毛细血管循环加快,促进了皮肤的再生,所以说,睡眠是皮肤美容的基本保证。

二、睡眠不足危害多

英国一项研究显示,不良的睡眠习惯可能导致感冒、抑郁症、糖尿病、肥胖、脑卒中、心脏病和癌症。此外,经常缺乏睡眠还会诱发精神错乱。睡眠专家一致认为:"极昼社会"、夜班、电视、网络及旅游,使人们睡得越来越少。许多成年人还因健康原因,如睡眠时呼吸暂停造成睡眠质量不高,进而导致睡眠不足。不管睡眠不足的原因是什么,结果都是一样:白天昏昏欲睡,思路不清晰,不能明确表达自己的意见,精神无法集中,动作无法协调;儿童变得易怒,在学校惹是生非。过去人们认为这种影响只是暂时的,好好睡上一觉就会恢复正常。

一项研究显示,睡眠时有呼吸暂停现象的人患脑卒中的可能性是正常人的 3 倍,患心脏病的危险也大大增加。如果两个晚上不睡觉,血压会升高。如果每晚只睡 4 个小时,胰岛素的分泌量会减少。仅一周内,就足可以令健康的年轻人出现糖尿病的前驱症状。另一项研究表明,缺乏睡眠使人难以抵抗传染病,免疫系统功能的减弱还会使抵御早期癌症的能力降低。

英国纽卡斯尔大学的研究人员发现,人体的胃和小肠在晚上会产生一种有修复作用的被称作 TFF2 蛋白质的化学物质,如果睡眠不足,就会影响这种物质的产生,从而增加患胃溃疡的概率。研究人员在北英格兰进行研究,结果发现,TFF2 蛋白质含量会伴随生物节奏而自动调整,一般在下午和傍晚降至最低,待夜晚睡眠时可达到最高。在睡眠过程中,TFF2 的水平会增加 340 倍左右,这一物质有助于修复胃和小肠的损伤。但不按时睡觉,或缺乏睡眠,就会影响 TFF2 的产生。

三、正常人每天睡几小时最好

人体经过一天的紧张生活,会消耗大量精力,到了晚上,不由地产生疲劳感,这时就需要睡眠。但是研究表明:每天睡眠超过 10 小时的人,其死亡率比那些睡眠 7 小时的人高出 80%。可见,睡眠时间并非越长越好。那么,正常人每天睡几个小时最好? 由于人的体质与年龄不同,不能统一规定。一般只要自己感觉到解除了疲劳,每天精力都很旺盛就行了。

不同年龄的人最佳睡眠时间是:

1～3 个月的婴儿为 16～18 小时;

4～8 个月的婴儿为 15～16 小时;

9～10 个月的幼儿为 14～15 小时;

11～12 个月的幼儿为 13～14 小时;

1～2 岁的幼儿为 13～14 小时;

2～3 岁的幼儿为 12～13 小时;

4～5 岁的小儿为 11～12 小时;

6～14 岁的儿童为 9～11 小时;

15～25 岁的青少年为 8～9 小时;

成年人为 7～8 小时;

老年人为 5～6 小时。

四、人的最佳睡眠时间

根据研究表明,人每天最适合睡觉的时间其实是晚上 11 点到第二天凌晨 5 点的时候。这个时候就是人身体最适合也是最健康的黄金睡觉时间。因为晚上 11 点到第二天凌晨 5 点这个时间段我们的身体会分泌出褪黑素。这种物质跟闹钟一样可以调节我们的睡眠,促进我们的睡眠质量。我国中医早就有建议,子午流注理论指出,23:00～1:00 是胆排毒的时间,1:00～3:00 是肝脏排毒时间,3:00～5:00 是肺的排毒时间,这些内脏的休息和排毒时间都是在熟睡中进行的,因此最佳的睡眠时间是 22:30,这样才能确保在 23:00 时进入睡眠。另外,一年有 24 个节气,一天就是一年的缩影,也有二十四节气的。3 点立春,4 点雨水,5 点惊蛰。惊蛰,"众蛰各潜骇,草木纵横舒","蛰"为冬眠的动物,"惊蛰"即意味着蛰伏的动物在这个节气惊醒,包括狗熊、蛇、青蛙、虫子等,不是有人挨家挨户地去叫它们起床,动物能感觉到天地之间阳气的变化，所以它们都醒了。人也是高级动物，但是人们过多地削弱了自我对客观自然的感知度。敏感的人早上5点左右会醒来，不醒也睡得不那么沉了；不敏感的人，还是呼呼大睡。

人体内蛰伏的是什么呢？就是冬眠了一晚上的阳气，也就是说在5点惊蛰时分，人体的阳气要生起来，就像完成春天的播种一样。如何生起来？只有一个途径，就是"春主醒、主动"，到5点的时候，你必须醒了，而且醒了以后必须起来活动，一动，人的阳气就生起来了。可能前一分钟还躺在床上感觉特别困，在为起或不起做思想斗争。当一分钟以后，你真正穿衣服起来活动的时候，就感觉突然不困了。为什么？阳气生起来了。活动半个小时，一会儿困了可以睡回笼觉。

所以说，睡眠是时间段的事情。按照中医理论的理解，我们人体是一个小宇宙，天地是一个大宇宙，因此人体的小宇宙要和大宇宙相适应。也就是说，我们人体的活动规律要遵循天地的规律，简单地说，"天睡了，我也睡，天醒了，我也醒"。所以我们要走出一个误区——困了就得睡，睡到自然醒，就是睡了一个饱觉，精、气、神就足，身体就健康。这是不完全正确的。我们几年来一直在给大家讲一个重要的知识点：睡眠不是时间长短问题。不是我今天睡够了八九个小时，身体就健康了。睡眠是一个时间段的问题。晚9点到凌晨3点为一天中的冬天，冬主闭藏，阳气要进入冬眠期，是金不换的睡眠时间，人在这个时间段里睡觉，就等于把自己送上了天地运行的这部车，搭上这部车，人就会健康，就会天长地久；错过这部车，你晚睡一个小时，那么你第二天多睡三个小时也补不回来。就像十年寒窗，就是为了高考的那几个小时，如果你在考试的那段时间迷糊，你其他时间再清醒也是没有用的。

很多人都有这样的感觉，从晚上睡着到早上醒来，感觉时间很短。而如果是白天睡觉的话，即便是很困了，感觉睡的时间很长了，一觉醒来才发现，不过才短短的两三个小时。这就是因为晚上睡觉的时候，太阳在地球的下面（相对中国为上，美国为下），上为阳，下为阴，升浮为阳，沉降为阴，巨大的引力是向下属阴的，人的阳气是沉降属阴的，所以人睡眠充电敛阴的时间就长，人睡得就熟、就沉。

相反，当白天的时候，太阳已经跑到我们的上面，引力是向上属阳的，同气相求，人的阳气也是升浮属阳的，人睡觉的状态就会很浅，无论从时间、质量，还是健康效果等方面都无法跟晚上睡眠相比较。

所以我们常讲"要早睡早起""睡眠是第一大补""睡眠是天补，人补不及天补""睡眠占养生的十分之七"等等。

如果条件许可,最好不要上夜班。上夜班太伤身体,这是你在和太阳的引力拔河,太阳的质量是地球的30多万倍,体积是地球的一百多万倍,你的质量和体积占地球的几分之几? 如果确实是工作需要没有办法,那么退而求其次,最好不要三班倒,今天上夜班,后天上白班,这相当于你天天往返于中美两国之间,天天在倒时差。

如果真的看懂了上面的内容,并照着做了,你就得到了健康长寿的百分之七十,心态、饮食、及时调理各占一成,唯独睡觉占七成。

五、每天中午坚持午睡

充沛的睡眠是人体修复损伤、养精蓄锐的过程,因此睡眠对于健康,就像呼吸、心跳一样重要。中医一直推崇睡好"子午觉",这是养生的法宝之一。"子午觉"是指在子时和午时入睡。子时是从23时到次日凌晨1时,是一天中阴气最重的时候,子时之前入睡有利于养阴。午时是从11时到13时,是一天中阳气最盛之时,此时午睡有利于养阳,睡20分钟即可。

(一) 睡午觉有 6 大好处

1. 消除疲劳,恢复精力

上午,人的精力比较旺盛,这是因为经过了一夜休息,内部机能获得了休整,前一天的疲劳消失了。但是一个上午工作或学习以后,由于体力和脑力的高度集中和紧张,新的疲劳又产生了,并且人体内的热量也有很大的消耗,这时候生理功能除了要求补偿消耗掉的热量外,还要求能够适当地消除疲劳,恢复精力,在下午拥有一个相对良好的精神状态来应对工作。

2. 降血压

美国研究人员的最新研究发现,如果工作压力大使人血压升高,不妨午睡片刻,这样会有助于降低血压。

3. 保护心脏

希腊学者的一项研究显示,每周至少3次,每次午睡30分钟,可使因心脏病猝死的风险降低37%;另有资料证明,在有午休习惯的国家和地区,冠心病的发病率要比不午睡的国家和地区低得多。研究人员认为,这可能得益于午休能舒缓心血管系统,并降低人体紧张度。

4. 振奋情绪,赶走抑郁

美国哈佛大学心理学家发现,午后打盹可改善心情,降低紧张度,缓解压力;美国斯坦福大学医学院的一项研究更是发现,每天午睡还可有效赶走抑郁情绪。

5. 增强记忆力

美国研究人员发现,午睡可以令人的精力和警觉性得到大幅度提高;德国研究则显示,午睡不但可以消除疲劳,还能增强记忆力。

6. 提高免疫力

德国精神病研究所的睡眠专家发现,中午 1 点是人在白天一个明显的睡眠高峰。这时睡个短觉,可有效刺激体内淋巴细胞,增强免疫细胞的活跃性。

(二) 如何正确睡午觉

戴上眼罩,可以阻绝光线,帮助自己更快入睡;

每次午睡时间不要太长,否则会越睡越累;

午睡时如果不能躺在床上,就采用躺在椅子上的方式,最好不要趴在桌上入睡;

睡完之后,要马上起身洗脸,活动活动身体,再喝上一杯热饮,就可以生龙活虎地继续下午的工作。但要注意的是,不要喝含糖饮料,因为那会让你更容易疲劳。

晚餐、睡眠间隔宜长

晚餐与入睡的时间间隔,可直接影响人的健康。临床资料显示,泌尿系结石、胃及十二指肠溃疡出血、结肠癌、冠心病、高血压、神经衰弱等疾病的发生,与这一时间间隔有一定关系。

晚餐与睡眠间隔短,无异于"以睡等病"。因为晚餐后不久就入睡,会造成胃肠蠕动减慢,食物在肠道停留时间延长,在厌氧菌的作用下,产生胺类、氮、吲哚等有毒物质,增加肝肾的负担和对大脑的毒性刺激。

食物中的钙质,在新陈代谢过程中,有一部分经肾小球过滤随尿排出体外。人体的排钙高峰期为饭后 4～5 小时,所以如果晚饭太迟,排钙高峰期正值睡眠期,尿液形成的速度也减慢,尿在膀胱储存的时间长,尿液中的钙质就会蓄积于输尿管和膀胱,继而沉淀下来。长期如此,积聚的钙质将形成泌尿系结石。

晚餐不久就入睡,还可引起血胆固醇特别是低密度和极低密度脂蛋白胆固醇增高,这类胆固醇容易在动脉壁上沉积,引起动脉粥样硬化,易导致冠心病、高血压。

六、睡眠要保持黑暗环境

科学家们对美国、芬兰、丹麦地区空姐所做的流行病学调查显示,空姐在飞机上工作 15 年后,乳腺癌发生概率提高 2 倍,约百名资深空姐中就有 1 人患乳腺癌。另有学者以 200 多位成年人来做调查,发现只要 1 次在凌晨 3:00～7:00时坐在灯光下不睡觉,便会让这些成年人的免疫能力显著下降。

人的大脑中有个叫松果体的内分泌器官,松果体的功能之一就是夜间当人体进入睡眠状态时,分泌大量的褪黑激素,这种激素在23:00 至次日凌晨分泌最旺盛,天亮之后有光源便停止分泌。褪黑激素的分泌,可以抑制人体交感神经的兴奋性,使得血压下降,心跳速率减慢,心脏得以休息,使机体的免疫功能得到加强,疲劳得以消除,甚至还有杀灭癌细胞的功效。但是,松果体有一个最大的特点,即只要眼球一见到光源,就会抑制褪黑激素分泌。我们知道,人的眼皮有部分遮住光源的作用,如果戴上眼罩睡觉,让眼球夜间不触光,即使开灯入睡也不会影响褪黑激素的分泌。可是,一旦灯光大开,加上夜间起夜频繁,那么褪黑激素的分泌或多或少都会被抑制而间接影响人体免疫功能,这就是为什么夜班工作者免疫功能下降、较易患癌的原因之一。

经常听到一些人抱怨光线太强久久不能入睡,而蒙头大睡才觉得睡得香甜,疲劳才得以恢复。从这个意义来讲,蒙头大睡是科学睡眠的一种方式。如果人们长期生活在日夜颠倒的环境条件下,免疫功能自然下降。而夜班工作者,要在下班之后入睡时,尽量将室内的光线调整到最低,使大脑中的松果体分泌足够的褪黑激素,以保证人体正常的需要,使疲劳的机体尽快得到恢复。

七、选择健康的睡向

现代科学证明,地球是一个大磁场,人和一切生命都在这个大磁场中生活着。候鸟之所以按季节迁徙、信鸽之所以能准确归巢、人之所以善于思考各种复杂的问题,辨别各种不同的方位,都与大脑中存在大量的含铁化合物有关,它构成了生物体内的"指南针",能够按照地球的南北极磁场来辨别和调整方向。

我国处于北半球,因此人们睡眠时的最佳方向是使身体和地球磁场的磁力线保持平行。地球磁力线的方向从南至北,人们的睡眠方向最好也是南北向。具体说来,就是睡眠时应按南北方向躺下,头朝北,脚朝南,这样的睡眠质量会更好些。因为人与地球磁场的方向一致,人体内某些含铁组织受到地球磁场干扰最小,因而有益于正常调整人体组织。

睡眠时,如果按东西方向而卧,人与地球磁场方向交叉,在睡眠中往往易多梦或惊悸不安,大脑会难以得到充分的休息。因此,若想取得更高质量的睡眠效果,最好是头朝北,脚朝南。

八、影响正常睡眠的主要因素

(1) 心理因素:因各种原因造成的郁闷、忧愁、惊恐、焦躁、烦恼等不良情绪都可能直接影响睡眠质量。

(2) 身体因素:患有高血压、心脏病、糖尿病、癌症、甲状腺疾病及各种使患者有疼痛感的外伤、关节炎、呼吸道疾病等都会直接影响人的睡眠质量。

(3) 环境因素:住所周围噪音干扰严重,气体污染严重的环境都会使人睡眠不佳。譬如一向睡眠不错的人,一旦生病住院,虽然身心疲惫,也会因其他病人的呻吟、护士每隔数小时量一次血压和点滴的不便等,而开始失眠。

(4) 气候因素:温度过高、过低,人在睡眠时防寒保暖措施跟不上等也直接影响睡眠。

(5) 卧室透风、滴水、潮湿、异味较重等室内环境因素:既影响人的睡眠质量,也会对人体健康造成很大的危害。

(6) 卧床不稳、过短、过窄:人在睡梦中稍有动作都有可能形成不适或落床的危险,也直接影响人的睡眠质量。

(7) 枕头过硬、过软、过高、过低:也会影响睡眠质量。

(8) 睡姿不正确:仰睡、俯卧,两个人面对面睡,夫妇夹着婴儿睡等,也会影响睡眠质量。

(9) 睡前饮食:睡觉前喝咖啡、浓茶,或喝大量的白开水,晚饭吃得过腻过饱等。

(10) 睡觉时穿内裤:睡裤紧,或穿对人体有刺激、易过敏的化纤织成的衣物等。

(11) 对新环境不适应:环境会促进或干扰睡眠。有的人每到一个新地方前几天总睡不好,有的人因长期同妻子、丈夫、儿女或其他亲人同室、同床休息,当这些亲人不在家时,便睡不踏实。

(12) 睡前活动:有的人晚上酗酒、打牌、娱乐等时间长,过度兴奋,久久不能入睡或睡眠质量差。

九、八大伤身睡眠方式不能有

睡眠能解除疲劳,使身体精力恢复。但若是方式不当,则对健康不利,对健康不利的睡眠方式主要有以下几种:

(1)夹睡:睡觉时,父母把孩子夹在中间,这种睡眠方式是不科学的,因为父母呼出的二氧化碳及体内的其他废气就会汇聚到孩子身边,容易使孩子吸氧不足,出现睡不稳、做噩梦或半夜惊醒、突然哭闹的现象,对身体极为不利。

(2)仰睡:在仰卧睡觉时,如果盖得过厚、过重或把双手压在胸部都不好,因为这样睡眠容易做梦,会感到昏昏沉沉喘不过气来,或梦见被什么重物压住,动弹不得,想喊又喊不出,所以会严重影响睡眠质量,醒来后就会觉得头昏脑涨,精神不佳。

(3)面对面睡:如果一对夫妻长期面对面睡觉,慢慢身体就会出现一些不良状况。因为面对面休息,会使双方相互吸入对方呼出的废气。时间长了,就会由于氧气吸入不足,而影响大脑的正常生理功能,使第二天起床后精神不振,甚至出现头痛、头晕等现象。

(4)张口呼吸:如果在睡觉时张着口,对身体是有害的。因为闭口夜卧是保养元气的最好办法,而张着嘴就会吸进灰尘,使气管、肺及肋部受到冷空气的刺激,对健康不利。

(5)坐着睡:也会伤害身体,因为坐着睡会使心率减慢,血管扩张,还会使流到各脏器的血液减速,就会使脑部缺氧,导致头晕、耳鸣等症。

(6)枕头过高:从生理角度上讲,枕头高度以6～12厘米为宜。如果超过这个标准,就会影响呼吸道畅通,容易打呼噜,而且长期高枕,易导致颈部不适或驼背。

(7)枕着手睡:睡时两手枕于头下也不是健康的睡眠方式,因为这样会影响血液循环,引起上肢麻木酸痛,使腹内压力升高,久而久之可能会产生"反流性食管炎"。

(8)俯卧:因为身体俯卧会压迫心、肺,影响其功能的正常运行,尤其对婴幼儿影响更大,所以不要采用俯卧方式。

十、提高睡眠质量的有效方法

(1)生活有规律:工作、学习、生活要有规律,人体像"钟表"那样,有一定规律,不要随意打乱。人在日常生活中应做到按时作息,按时就寝。

（2）精神愉快：精神支配一切，保持愉快乐观的情绪，就能保持神经系统的稳定。避免过多的忧愁、焦虑，尽量减轻思想负担，使心情舒畅，全身松弛，有利于入睡。

（3）运动锻炼：提高人体素质是非常重要的，因为睡眠对大脑的抑制性首先在疲劳中形成，身体疲劳有助于这个抑制性的产生。经常参加运动锻炼，适当参加一些体力劳动，如慢跑、散步、游泳、登山、骑自行车等，均能促进血液循环及新陈代谢，减轻精神压力，使精神处于松弛状态，有利于入睡。

（4）饮食合理：晚餐绝不过饱，最好吃六七分饱，不宜多喝酒及咖啡、浓茶，更不宜吃油腻或煎炸的不易消化及辛辣刺激的食物。

（5）环境舒适：卧室整洁美观，空气新鲜流通，环境安静，无喧闹杂音，这对良好的睡眠十分重要。在喧闹嘈杂、阴暗潮湿、空气混浊、气味难闻、温度过热或过冷的环境里是睡不好的。

（6）选择适合自己的睡姿：中国自古以来就流行"卧如弓"的说法，意思是睡觉的姿势要取侧卧。侧卧时，身体的脊柱略向前弯曲，好像一张弓。四肢放置舒适，全身的肌肉能够彻底放松。尤其是向右侧卧，比向左侧卧更科学。这是因为我们的心脏是在胸部偏左的位置上，而胃肠道的开口都在右侧，肝脏也位于右侧的低位上。采用右侧卧的姿势，会使心脏的压力减小到最低值，也最有利于血液的输入循环，并且胃肠道内的食物也会畅通无阻，肝脏也可以得到丰富的血液。因此，采用右侧卧能放松全身、促进身体健康，是最佳睡眠姿态。

老年人及有心脏病的人，就更不宜采用左侧卧的睡姿。这是因为心脏在左边，如果左侧卧睡会使心脏受的压迫加大，严重妨碍心脏的正常活动，并且容易做噩梦。

还有那些患有肺结核病的人，要更加注意睡姿，并要根据病情选择最佳睡姿。如果是两肺都有病的人，采用仰卧睡姿最好；如果是左肺有病，则宜左侧睡；若右肺有病，则宜右侧睡。如此就可使有病的肺受压迫而减少活动，增加休息的机会，有利于疾病的治疗和康复。

对婴儿来说，由于其骨骼还没有发育成熟，而且自己还不会翻身，因此做父母的应及时帮助孩子变换左右侧睡及仰睡的姿势，以免孩子的骨骼畸形而影响健康成长。

十一、解决失眠问题的有效办法

医学上对于失眠的判定有严格的定义,依据世界卫生组织(WHO)标准:① 连续一个月每周至少有 3 天出现上床 30 分钟无法入睡;② 每天睡眠时间不足 6 小时;③ 在睡眠过程中夜间醒来次数超过 3 次,醒后难以入睡;④ 多梦,噩梦的情节如同电视连续剧一样;⑤ 次日起床后伴有嗜睡、疲劳、精神状态不佳、认知能力下降等。若上述表现出现其中一项或几项同时存在时,即可判定为失眠。如今人们的各种压力大,生活节奏快,所以很多人都患上了失眠。长期失眠是一种疾病,其危险性也是极大的,它对人的身心健康都有极大的损害。一旦出现失眠症状,应及时找准原因,对症施治。防治失眠较为有效的方法有 9 种。

1. 精神放松

上床以后,四肢平伸,身体上均匀地盖好衣被,以感觉舒服、无受压感为宜。然后闭上双眼,想象着自己走进一处空气清新的树林,轻松地躺卧在绿茸茸的草地上,四周可听到轻轻的流水声,你尽情地去享受森林内的幽静,闭目欣赏水流声的甜蜜,慢慢地进入梦乡。

2. 器官放松法

睡下以后,排除一切杂念,心里默想着:头脑已经放松,进一步放松;脖子开始放松,进一步放松,放松;两肩开始放松,进一步放松,放松;心脏放松,放松;胃部放松,放松……每一部位反复念想 6～9 遍,心里配合这种意念各器官进入充分放松状态,然后由上到下,依次下行。一般情况下,轻度失眠者意念到心脏部位就已经入睡了。

3. 深呼吸放松法

仰卧在床上,先晃动、放松一条腿,进行 3～6 次慢速的腹式深呼吸;然后放松另一条腿,再如前进行 3～6 次腹式深呼吸;接着再用同样办法,依次放松手臂、肩、颈部、面部肌肉、腿部骨肉,逐渐就进入梦乡。

4. 甜梦转移法

躺下后,排除各种干扰,想你经过的你认为最有趣、最轻松、最幸福的事,从这件事如何引起、如何发展想起,努力回忆每一个有趣、幸福的细节,在甜蜜的回忆中慢慢进入梦境。

5. 数数转移法

躺下后,排除各种杂念,心里慢慢地、专注地从 1 数起,1、2、3、4、5、6、7、8、9……一直往下数,直数到入睡为止。

6. 体力消耗催眠法

如属于偶尔或初次失眠,可在吃晚饭半小时后,放松心情到户外步行,步行时尽量大跨步,每次按脚后跟先着地,再脚心着地连续步行 1 小时左右,直到浑身微热,背脊有微汗时为止。步行结束后回家停 10 分钟,然后再用热水泡脚 10 分钟后上床睡觉。也可以上床后,先排除各种杂念,放松身体,轻缓而成功地同爱人过一次性生活,都有利于正常入睡。

7. 饮食助眠法

由于小米营养丰富,色氨酸含量高,具有"健脾和胃及催眠的作用";牛奶中的色氨酸可合成血清素,有助眠作用;桂圆、百合、大枣、莲子等都具有一定的助眠作用,可以在每晚有目的地喝一点牛奶、小米莲子粥、大枣小米汤等,以帮助睡眠。

也可以采取如下食疗的办法医治失眠:

(1)神经衰弱的失眠患者,可取莴笋浆液一汤匙,溶于一杯水中。莴笋液具有镇静安神功能,所以有一定的催眠疗效。

(2)临睡前吃一个苹果,或在床头柜上放上一个剥开皮或切开的柑橘,让失眠者吸闻其芳香气味,可以镇静中枢神经,帮助入睡。

(3)将一汤匙食醋倒入一杯冷开水中饮用,可以催眠,并让人睡得香甜。

(4)经常失眠者,用莲子、龙眼、百合配粟米熬粥,有令人入睡的疗效。

(5)怔忡不安而失眠的病人,取芭蕉根 50 克、猪瘦肉 100 克,同煮服用,能催眠入睡,有高血压的失眠患者也可采用此方。

(6)洋葱适量捣烂,装入瓶内盖好,临睡前放在枕边吸闻其气,可助人入睡。

(7)血虚失眠者,可常服藕粉,或用小火煨藕加适量蜂蜜吃;也可用龙眼肉 10 克、红枣 5 个去核、蒸鸡蛋一个食用,每日一次。

(8)心虚、多汗的失眠者,用猪心一个切开,装入党参、当归各 25 克,一同蒸熟,去药,吃猪心并喝汤。

8. 按摩催眠法

在入睡前,按如下办法自我按摩,或请家人帮助按摩,均可起到帮助睡眠的作用。

（1）直推前额：两手中指自两眉之间的印堂穴至发际的神庭穴做直推法，拇指置于头顶相对固定。中指力量可稍大，并可先点按印堂穴。

（2）分推前额：两手拇指桡侧缘，自前额中线向两侧分推至太阳穴。分推从两眉弓开始，逐渐移至前发际。

（3）点揉太阳穴及颅侧骨缝：在每次分推前额结束时，用拇指点揉太阳穴，并可用拇指向后及后上方沿骨缝进行点揉，相当于少阳经的颔厌、悬厘、曲鬓、角孙五穴。

（4）点按头顶：两手拇指自前发际向后，交替点按头部前后正中线即督脉，然后两手同时点按距督脉 1.5 寸、2 寸的侧线，即膀胱经、胆经经线。每条线点按 3～5 遍。

（5）点揉枕后风池穴及周围：以拇指、食指两指分别点揉枕后的风池穴及其周围。

（6）扫散少阳：将五指屈曲后，用指端在头侧的少阳胆经部位滑动，即扫散头侧及颞部。

（7）摩掌熨目：先把双掌摩擦发热后，趁热把掌心贴于双目，使双目有舒适之感。

（8）远端取穴：可点揉内关、神门、三阴交，各点揉 1～2 分钟。

（9）擦涌泉穴：睡前用温热水泡足 10 分钟，用手掌侧面小鱼际肌紧贴足底涌泉穴，左手擦右侧足底，右手擦左侧足底，至足底心发热。

（10）按揉印堂穴：用中指螺纹面紧贴在眉心印堂穴，做顺时针方向按揉，左右手各做 36 次。

（11）按揉中脘：将两手叠放在腹部，然后用手掌大鱼际徐徐揉按中脘穴。

（12）按揉丹田：将两手移至下腹部，然后用手掌大鱼际徐徐揉按丹田。

（13）推按脊椎：双手握拳，用拇指关节沿脊柱旁两横指处，自上而下慢慢推按。

9. 对症施治法

如因自身疾病引起的失眠，或在疾病治疗过程中，服用了高效止痛剂、平喘药、抗抑郁药、抗高血压药、糖皮质激素、利尿药、抗心律失常药等药物引起的失眠，就要查准病情，弄清原因，对症施治，方能收到理想的治疗效果。

十二、休息是一位天然"保姆"

首先举一个真实的例子：美国一位铁路局长贾维罗先生的办公室里，总有 60 只以铜和瓷制作的小象，散乱地摆放在桌子上，他每天工作到疲乏的时候，就起身将这些小象排列成这样或那样的"象兵大阵"，自得其乐。还有一位大公司的总裁，经常在紧张工作的间隙把房门紧锁，在办公室内跳椅子，且美其名曰"室内跨栏"，用于自我调节。爱迪生在枯燥的重复试验中，常常用两三句诙谐的话语将大家逗得开怀大笑，而笑过之后，试验进展得会更顺利。事实上，许多取得成就的人都是忙里偷闲的高手，都是懂得休息的人。他们每天至少抽出几分钟的时间沉思冥想，或者亲近一下大自然，或者干脆躲进茶馆坐上一会儿，以使紧张的大脑放松一下来积聚更多的精力，产生更多的灵感。

一个英国诗人曾说过："当我脱下外套的时候，我的全部重担也就一起卸下来了"。在紧张的工作之余，在急促的人生旅程的间隙，不妨暂时忘掉工作、忘掉使命，将自己的心放慢。忙里偷闲，哪怕几分钟，什么事都不做，或只做些想做的事，你会发现你的心情会奇迹般地变好，你的精力也会恢复到最好。

现代上班族被人形象地称作"奔奔族"，顾名思义，就是奔跑着上班、下班，连上厕所也是一溜儿小跑。奔波劳碌、患得患失，身体处于亚健康状态。家也成为一个有床的办公场所，一家人在一起轻松地度个周末都成了奢望。而且，一个工作狂就像一架机器，他自己能有乐趣吗？更别提享受工作了。

当然，这种情况也有不得已的苦衷。例如市场竞争的日益激烈，就业难度的日益增大，无论是老板还是打工族，危机感时时陪伴。眼下不只是大学本科生就业困难，就连硕士生也不容易找到理想的工作。不过，我们不妨问一声，这就是你生活的全部吗？如果你是个聪明人，就应该学会在忙里偷闲中有个良好的休息。

美国陆军曾经进行过好几次实验，证明经过多年军事训练、体格健壮的士兵，如果不带背包，每一小时休息 10 分钟，他们行军的速度就会明显加快，坚持的时间也更长，所以陆军一般都强迫士兵坚持这样做。

历史上许多的成功人士也都是讲究劳逸结合、休养生息之道的。

第二次世界大战期间，古稀之年的丘吉尔能够每天工作 16 个小时，指挥英国作战，确实是一件令人佩服的事情。他的秘诀在哪里？据说他每天在床上工作，看报告、口述命令、打电话，甚至在床上举行重要的会议。他并不是要消除疲劳，因为他根本不必去消除，他通过事先休息的方法就防止了。因为他经常休息，所以可以精神饱满地工作。石油大王洛克菲勒也创造过两项惊人的纪录：他创造了当时全世界为数最多的财富，并且他活到 98 岁。他如何做到这两点呢？有一个原因是，他每天中午在办公室里睡半个小时午觉，以养精蓄锐。在这期间，即使美国总统打来电话，他也不接。

我说的休息，并不是绝对什么事都不做，休息就是修补。在短短的一点休息时间里，就能有很强的修补功能，即使只打 5 分钟的瞌睡，也能做到防"疲"于未然。作为普通的上班族，我们还普遍缺乏自身的定力，还不习惯松弛大脑，总是在考虑着"下一步该怎么办"：吃午饭时想着下午的工作，快下班时又想着晚上要做什么，晚上躺在床上又要思索未来的路怎么走。总之，一个人的神经总是绷得紧紧的。这样的日子久了，就会觉得生活索然无味，并且容易产生心理、生理方面的疾病。

休息并不是浪费时间，其目的是让疲惫的自己得以恢复和补充，"磨刀不误砍柴工"，学习不是停止，而是积蓄继续前进的力量；放松不是浪费工作时间，而是为了使工作做得更好。没有补充，哪里会有进步，没有好的筹备，哪会有完美的执行过程，学会给自己准备时间和机会，这样生活才会慢而有效而不是忙而无功。

我们每天要做的是：

（1）工作之余，适当休息。人在工作一段时间后就会感到疲劳，这时要休息一下，等精力恢复之后再工作，这样往往能收到事半功倍的效果。

（2）让自己偶尔不做事。终于忙完手头的一件工作，如果下面还有许多工作等着你，那么也不要急，就当做什么工作都没有，然后什么事也不做，就那么静静地坐着。沉思、冥想，随你便，或者干脆什么也不想，发一会儿呆。

（3）学会放松。工作中要尽量松弛，放松自己。如果不顾疲劳而继续工作，人体就会吃不消，久而久之，便会引发疾病。

（4）周末和全家人去郊游。现代上班族几乎没有大量时间用于休假，那么就在周末带上全家人去郊游吧。感受大自然的清新，体验"农家乐"的趣味。对于整日待在写字楼里的上班族，这也许会带你回到一种原始状态，就如同儿童眼中的世界，一切又变得有趣起来，在不知不觉中清理了自己的内心，回去后以更饱满的精神投入到工作中去。

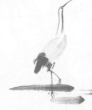

第十一章

激活机体自愈力是
健康长寿的法门

　　自愈力是人体与生俱来的潜能,具有巨大的神奇力量,不会因为年龄增大而消失。人体有你想象不到的强大自愈力。中医认为,人的身体里存在着一个天然而神奇的自愈系统,它是每个人自己的"神医"和"药铺"。中医把这种人体天然的自愈力称之为"真气""元气""正气"等,而把破坏人体平衡的力叫"邪气""阴气"等。"正气充盈,百病不侵""正气存内,邪不可干",中医在"扶正培本"的治疗过程中,注重维护人体与生俱来、自发作用的和谐机制,促进人体达到平衡状态,把治病重点放在提高人本身自愈能力上。中医常说"三分治,七分养",也说明了中医治病不过分依赖药物,重在调动人体的自愈力。近年来,西方科学家经过研究指出,人体每天都有成千上万的细微损伤是在不知不觉中自愈的。美国家庭医生学会主席泰德表示:"如果大家耐心一点,大多数人的身体和免疫系统在应对疾病时都会表现良好。"神奇的自愈现象,引起了人们的广泛注意。所以民间流传着的谚语说:"请医生治感冒,5~7 天就好了;不请医生治,要一周才行(指普通感冒)。"在中医看来,感冒是受到风寒或风热侵袭所致,采取解表驱邪的方法便可自愈。在西医看来,感冒是病毒感染所致,抗生素类药物无法减轻病毒感染的症状,反而会增强抗生素的抗体,所以最好是依靠人体自身的自愈力。发烧时宜多休息、多喝水,注意补充营养,只要体温不超过 38.5℃,一般不必急着求医问药。

　　不仅是感冒,许多医疗专家指出,部队训练中常见的肌肉疼痛、轻微创伤、扭伤和拉伤等轻病伤痛,通常也不需要医生治疗,身体会立刻产生再生作用,分化出新的细胞,使受伤的细胞结痂脱落,转变成新的肉芽组织,达到自疗效果;反胃、呕吐和腹泻,通常都有时间限制,两三天后症状就开始有所缓解。几乎所有病毒感染都会自行痊愈,除非身体免疫系统有问题。2020 年新型冠状病毒肺炎暴发,据主流媒体统计显示,感染患者中死亡的多数是 70 岁并且在感染的基础上还患有高血压和心脏病的人。而年轻患者死亡的人数很少,因为年轻人的免疫力和自愈能力比老年人强,对病毒本身有一定的免疫力。当然,尽管机体有神奇的自愈本领,但也并不能对付所有的病痛,即使能自愈的疾病,如果出现持续不断的疼痛,或其他不同寻常的症状,一定要及时就医。

如何挖掘、调动、激活我们身体的自愈力呢?综合起来,应该注意从以下几个方面入手:

借助大自然的力量 自然界中拥有大量具有医疗保健作用的物理、化学、生物因子,如日光、天气、海水、矿泥、景观、森林、花卉等,这些自然疗养因子与人类的生命活动密切相关,在维持机体平衡中具有极其重要的作用,科学有效地综合运用,可有效促进伤病后机体功能康复。

保持良好心态 社会心理因素是影响人类健康的必备要素,人体健康水平的提高或疾病的发生、发展及转归,都受到社会心理因素的制约与调节。战争中,高强度对抗会产生紧张、焦虑等心理压力,其有效的精神天然解药是勇敢的精神、正确的思想、自信的观念和乐观的态度。

加强机体能量储备 增强保健意识,坚持合理营养、充足睡眠、科学运动、戒烟限酒,改变不良的生活方式,保持内环境的良好稳态,提高预防和抵抗疾病的能力。

中医认为,人体只要注意调养和改善不良生活习惯,所有的疾病都能够自愈。医生治病,其本质是将人体的自愈力进行激活。也就是说,最终治好疾病的,并非药物,而是我们与生俱来的自愈力。药物的作用仅仅是将自愈力激活而已。如果人体的"自愈力"系统由于某种原因遭到了严重的破坏,那么即使扁鹊、华佗等神医也不可能挽救其生命。有些疾病最终被判定为"不治之症",其根本原因就是其自愈力系统遭到了灭顶之灾。

在日常生活中,我们往往能够听到不少各种各样的医学奇迹,每每有被医生判定为不治之症或者绝症的人,绝处逢生,奇迹般地痊愈。在宗教信仰人士那里,是"神迹"的确凿的见证,在医学专家眼里,是不可思议的,是现在医学知识不能解释的"生命的奇迹"。一直以来,人们都认为人体抗病防病的能力就是免疫力,免疫力强,就不会得病,这种观点当然有它的道理,但是并不完整。免疫力只是自愈力的一个部分,需要与身体的修复系统、排毒系统、神经系统、抗氧化系统、抗压力的应急系统合作,才能够完成保卫健康的任务。现实当中,很多事实告诉我们,通常认为的免疫力就是人体抵御致病微生物(真菌、细菌、病毒)侵袭,免于出现传染性疾病的能力,并不包括针对中毒、肿瘤、创伤、血压异常、内分泌异常等方面病症的直接防病治病作用。打个比方:我们的肉体某个部位遭到创伤,神经系统第一时间告诉大脑,让人体在主观上立即防止创伤扩大,并寻求其他自愈力的帮助;血液系统立即动员血小板向创伤部位聚集,阻止更多血液流失;免疫系统立即动员 T 细胞、NK 细胞、T4 细胞、巨噬细胞等向创口聚集,防止飘浮在空气中的微生物侵入人体,并阻滞造成创伤的物体携带的其他物质从创口进入人体;修复系统立即动员创口两侧的细胞增殖,修复被破坏的各种人体组织——其中免疫力既不能帮助止血、也不能帮助愈合,仅仅是防止出现感染和破伤风而已……

一、什么是自愈系统

　　自愈系统是生物储存、补充和调动自愈力以维持机体健康的协同性动态系统。动态这个词非常重要,那代表了一切疾病的发生以及身体对抗一切疾病的反应,即症状。对于包括人类在内的高等级生物,自愈系统包含免疫系统、应激系统、修复系统(愈合和再生系统)、内分泌系统等若干个子系统,当其中任何一个子系统产生功能性、协调性障碍或者遭遇外来因素破坏,其他子系统的代偿能力都不足以完全弥补,自愈系统所产生的自愈能力必然降低,从而在生物体征上显现为病态或者亚健康状态。自然疗法的任务,就是修正和维护人体的自愈系统,并以这个系统为核心,来设计包括各种技术在内的健康管理计划,以人体的自愈系统为基础和根本,以各种技术为辅助,而不是越过自愈系统随意介入、干扰人体系统。

　　这需要动态地理解人体为自愈所做的一切调度,而不是去阻止、干扰和破坏,因为,许多疾病的症状,都是人体自愈系统的调度所引起的,这种调度,是一种折中技术,需要从身体的资源里,进行重新分配,待病症消除后,再恢复正常。

　　自愈系统在运转时,是身体从常态进入病态的过程。这个过程本身,有可能以减低身体某些机能为代价,甚至暂时关闭某些机能,以减少养分的消耗,而将养分分配给身体急需的部位。因此,这个过程会使人体某些局部表现出一些症状,这其实是一种身体警告,提醒人体出现了不平衡。例如人体的发烧,可能是提醒人体某些地方有炎症,而发热则是自愈系统为了医治人体而做的有益调节。这些调度极其复杂和精密,许多还不为人所知,可能会涉及整个人体。如果你还没有完全理解身体的语言,你就不要轻易干涉身体的策略。

很多人可能有过这样的体验:不小心碰破了手脚,一段时间自己就能长好;普通的感冒休息几天不治也可康复。什么原因? 这都是身体自愈力的神奇力量。中医最大的优点,就在于非常注重人体的自我修复力,几千年前《黄帝内经》中就倡导养生防病,提倡医生"治未病"。有病先调理,优先使用副作用小的针灸、砭石、按摩等治疗方法。实在不行,再用少量药物辅助治疗。

其实医疗的目的并不是纠正人体的错误、中止病痛症状,而是协助人体完成它应有的功能。比如呼吸系统的抵抗力降低就会感冒,所以有经验的中医通常不会过多给患者开药打针以降温止咳,而是叮嘱病人多喝水,多休息,禁食大鱼大肉等肥甘厚味,多吃富含维生素的水果和蔬菜。这样可以避免加重肠胃的负担,给身体一个修复的机会,从而促进机体自愈系统的恢复,感冒也就不治自愈了。

二、自愈力能让 70％的疾病自己好

据德国健康杂志《生机》报道,人体自身有能力治愈 60％～70％的不适和疾病。研究显示,当人们有不适或是生病时,身体可以自动从自身的"药铺"中找到 30～40 种"特效药"来对症治疗。这些"特效药"是由人体分泌的激素、免疫抗体等物质共同组成并发挥作用的。人的身体其实并不脆弱,如你的手指出血,伤得不严重(没有伤到大血管),血是会自己止住。因为人体内有凝血因子,血管出血时凝血因子就会被激活,和血小板黏在一起,并且把血管上的伤口堵住,从而实现止血的目的。再比如您感冒了,如果您只是单纯的感冒,没有引发其他并发症,一般 5～7 天就会痊愈。因为感冒是一种自愈性疾病,靠人体自身免疫就可痊愈。由此可见,其实人体本身是有自愈力的(自愈力,就是生物依靠自身的内在生命力修复机体缺损以及摆脱疾病与亚健康状态,是一种依靠遗传获得的维持生命健康的能力)。

人类在漫长的进化过程中,正是靠着身体的治愈能力,才能生存下来。因此,当出现出血、咳嗽、发热、喷嚏、腹泻等情况时,不要过于紧张,因为身体是有自愈本能的。人体凭借自愈力能击退哪些症状及疾病?

1. 发热是通过升温杀死细菌

通常人的体温保持在 37℃ 上下,即使有波动,范围也很小,这是因为人体有一个体温调节中枢。当人体实际温度低于或者高于 37℃ 时,人体中枢神经系统就会加强产热或散热来保持正常体温。发热是日常生活中一种很正常的现象,它是人体的一种保护性反应,当细菌、病毒入侵人体后导致体温调节失去平衡,机体就会通过发热来使体内的抗体增多,白细胞的吞噬作用和肝脏的解毒功能增强,从而协助人体来消灭病原体。所以,体温在 38℃ 左右时,应多喝水,多摄入营养物质,运用物理退烧法即可;但体温若高达 39℃ 及以上时,就要去及时就医了。

2. 咳嗽是在排出体内垃圾

咳嗽是人体的一种防御反射,通过咳嗽来排出体内垃圾。身体内的肺泡就如同纱窗一样,肺泡的薄膜每隔一段时间就会布满灰尘、污物,每当这时,身体就会做出保护性反应,通过咳嗽来震动肺部,使薄膜上的灰尘脱落。我们的呼吸内膜表面上有很多细小的纤毛,它们也能把垃圾运送到咽喉,排出体外。如果一个人在环境非常不好的地方工作,总是无缘无故地咳嗽,如果吃了止咳药,虽然不咳嗽了,但是这样会导致大量垃圾滞留在肺部,垃圾越来越多,肺部就会受到影响。因此盲目止咳,只会火上加油。

当人感冒时,身体会通过打喷嚏来排出体内细菌和病毒,随着病情好转,打喷嚏现象也会逐渐消失;受到风寒时,身体就会通过打喷嚏的方式使体内的器官产生热量从而赶走体表的微寒;当鼻道受到花粉、霉菌的刺激,人们也会通过打喷嚏把过敏物质排出体外。所以打喷嚏时不要忍,这样会把喷嚏中的细菌吞回体内,给健康埋下隐患。

3. 拉肚子未必是坏事

吃了不干净的食物导致腹泻,是因为我们吃进去的食物不被身体接受,或者是对身体有害,身体才会自动开启防护措施,将这些有害物质排出去,这和吸入异物引起咳嗽是同样的道理。

4. 呕吐有时是减轻胃肠道负担

当我们吃得过饱或者食物不干净时,会出现呕吐状况,其实吐出来,才能减轻胃肠道的负担,使有害物质不在体内停留。呕吐状况不严重的时候,可以适当补充水分,少量进食,多吃流质食物,千万不要吃生冷、甜腻的食物。

5. 放屁帮助排出人体废气

放屁的好处是帮助人体排出废气。生活中有些人为了保全面子,脸憋得通红也不愿意放出来,这样会给身体增加负担,其实这时候可以找个没人的地方去解决。

6. 10％的癌症可以痊愈

美国癌症协会的一项研究也表明,大约有10％的癌症患者可以痊愈。原来人体内有一套完整的防卫机构——免疫系统,人体免疫系统的和谐是癌症自然消退的主要原因。人体免疫力主要依靠白细胞。每天可能会产生两三个异常细胞。这两三个"不良分子"有可能发展为癌细胞。在正常情况下,免疫系统一旦发现癌细胞,就会立即动员"正规部队"将其歼灭。

三、影响自愈力自然发挥作用的五大因素

1. 组织细胞中毒

20世纪初俄国著名免疫学家、1908年诺贝尔医学奖获得者伊拉·伊里奇·梅契尼科夫教授经过长期研究发现,人体许多传染性疾病不单是细菌和病毒入侵的结果,更重要的是由于人体内的毒素破坏了人的免疫系统,使得人体免疫力下降而导致人体感染生病,所以梅契尼科夫认为健康第一要务就是及时排出人体肠道、血液、淋巴、皮肤等系统中的毒素,这样才能提高人体自身免疫力和各系统脏器的功能,防止各种疾病的发生和发展。人体主要的排毒通道有肠道、尿道、呼吸道、皮肤汗腺等。大多数人的问题是大便不畅通,宿便没清除,皮肤不出汗,饮水少,小便少,加上不良生活方式和严重的饮食污染、环境污染,使得人体肠道、血液、淋巴、皮肤等各系统各脏器中的毒素远高于人体能够承受和清除的能力和范围,这就是为什么现在各种癌症、糖尿病、痛风、皮肤病、类风湿关节炎等发病率越来越高的主要原因。所以对现代人来说,掌握和运用有效的人体排毒方法对保证身体健康是非常重要的。

2. 组织细胞缺氧

由于空气污染,特别是室内空气污染和不畅通,诸如居室、办公室、商场、地铁等环境,空气中的氧含量低于正常值21％,而多数人一天有90％的时间是在室内度过的,加之现代人的心肺功能都较弱,使人体的组织细胞经常缺氧。德国著名医学家、1931年诺贝尔医学奖获得者奥托·海因里希·瓦尔堡教授发现,当人体组织细胞中的氧含量低于正常值的65％时,缺氧的组织细胞就容易癌变,从而创立了缺氧致病(癌)学说。

人体所需要能量的70％左右是由糖提供的。在氧供应不充足的情况下,

235

葡萄糖经无氧糖酵解,分解为乳酸和 ATP(即三磷酸腺苷),ATP 是人体贮存和释放能量的物质。1 个分子的葡萄糖,经过无氧糖酵解,在生成乳酸的同时,可合成 2 个分子 ATP,共释放能量为52 千卡热量,但是,在供氧充足的情况下,1 个分子的葡萄糖,在生成二氧化碳和水的同时,可合成 38 个分子 ATP,共释放能量为686 千卡热量。同样是 1 个分子葡萄糖,在有氧氧化条件下产生的能量是无氧糖酵解生成能量的 19 倍,差异相当大。因为在无氧条件下,葡萄糖没有得到彻底的氧化分解,其碳氢键尚未完全打开,所蕴藏的能量仅释放出 1/19。

由此可见,只有进行糖的有氧氧化,才能为人体提供大量的能量,以满足肌肉的收缩、神经兴奋的传导、各种腺体的分泌、体温的维持和细胞的生长、分裂等生命活动所需要的能量。如果葡萄糖(或者其他营养物质,如脂肪、蛋白质等)有氧氧化过程中供氧不足,上述生理活动得不到足够的能量,必然会出现人体各系统和器官功能障碍,导致各种疾病的发生。例如,当人体内葡萄糖的氧化分解发生故障时,血糖浓度升高,血糖、尿糖浓度超过正常值,就会发生糖尿病等各种慢性疾病。

3. 细胞营养不均

美国著名营养学家、两次诺贝尔奖获得者莱纳斯·鲍林研究发现,当正常细胞经常缺乏一定的营养素时,就容易患上各种疾病。如蛋白质经常摄入不足导致免疫力下降,使人容易感冒和得癌症;缺乏多不饱和脂肪酸容易产生心脑血管疾病;缺乏维生素 A 会产生干眼症;缺钙会得骨质疏松等等。所以莱纳斯·鲍林创立了正分子医学(也称为细胞分子矫正学)。该理论认为:当病变的细胞能获取到各种均衡的营养素时,病变的细胞便可逐步恢复正常;而现代营养学的原理也说明,组织细胞的正常新陈代谢除了需要充分的氧气以外,还需要均衡的人体必需七大营养素,即蛋白质、脂肪、碳水化合物、维生素、矿物质、纤维素和水。现实情况是很多人不懂得科学饮食和合理营养补充。保守一点说,许多慢性病的发生发展 50% 与饮食结构和饮食方式的不合理有关。所以原卫生部部长高强指出:中国人需要一场饮食革命。

4. 组织细胞缺水

水是生命之源,没有水就没有生命。组织细胞的一切新陈代谢都离不开水,组织细胞经常缺水,就会使组织细胞不能获得充分的营养和及时排出细胞代谢废物和毒素,从而导致组织细胞病因引起的各种疾病。所以,中国伟大的医学家和药理学家李时珍在《本草纲目》中说:"药补不如食补,食补不如水补,水是百药之王。"人体正常每天需要 2 000 毫升的饮水量,而现在许多人一天的饮水量不足1 000毫升，甚至更少。所以养成好的饮水习惯是人体健康的重要保证。

5. 微循环不畅通

微循环是指人体微动脉与微静脉、毛细血管之间的血液循环。微循环的主要功能是：向组织细胞运送氧气和养料，带走细胞代谢产生的二氧化碳和其他代谢产物。现代医学研究发现，微循环不畅通会导致局部组织细胞缺氧、缺水、缺营养，代谢产物和毒素不能及时排除，使组织细胞病变而产生各种慢性病。微循环不畅通的原因主要有高血糖、高血脂等引起血黏度高、心脏功能下降、微血管病变；另外，缺乏运动、饮水量不足等，如糖尿病高血糖也会引起肾小球微血管病变而导致肾小球病变产生蛋白尿，最后是肾衰竭。中医所谓"通则不痛，不通则痛"也表述了微循环原理。

四、人体免疫力遭遇"危机"的四大信号

当免疫力遭遇"危机"，身体就会及时发出信号，提醒我们关注健康。对照看看您有没有出现以下问题？

1. 喉咙干涩

如果您最近出现喉咙干涩症状，那就要引起重视。注意平时多喝热水，喝水太少，身体新陈代谢减慢，排毒能力会变差。另外，不爱喝水，还会导致呼吸道黏膜干涩，助长大量病毒繁殖，降低身体免疫力。

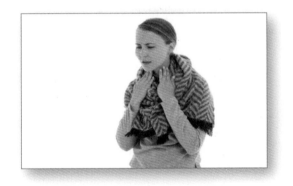

2. 肠胃不适

如果您常出现胃痛、恶心、呕吐、腹泻等症状，可能是因为不健康的饮食和生活习惯让肠胃不堪重负。肠胃出现问题，营养不能很好地被消化吸收，身体得不到及时的营养补充，久而久之，身体只会越来越差！

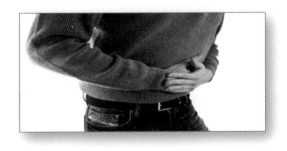

3. 鼻子发干

虽然流鼻涕不雅观，但它是人体抵抗感冒、流感的一个措施，鼻腔分泌的黏液会将病毒排出人体。如果鼻腔一直干燥，反而有利于病毒由此入侵人体，进而攻击身体免疫力。

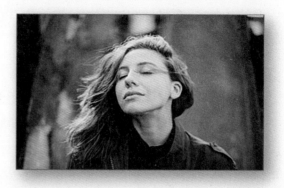

4. 情绪烦躁压力大

美国心理协会一项报告指出，上班族在完成一项重大任务后容易感冒，这是由于长期压力令免疫系统反应变得迟钝。工作焦虑，精神紧张，都容易让免疫系统"崩溃"。

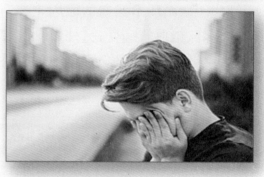

五、人既有自愈力为何还会生病

人体不可思议的自愈力与生俱来，但却有强弱之分。自愈力的强弱受以下因素影响：

1. 先天遗传禀赋

自愈力先天禀赋的不足，注定出生下来身体就"弱"，容易得病且生病后不易好转，比如有的孩子经常感冒、发烧，在传染病高发季节，稍微有点风吹草动就会被传染，而有的同龄孩子中自打出生后就不易生病，这就是自愈力的先天差异。

2. 年龄的增长

自愈力的强弱还受增龄的影响，即中医所讲的"人过四十，肾气自半"。这里的肾气泛指的就是人体的抗御疾病和自我复原修复的能力（即自愈力）。自愈力虽然先天禀赋充足，随着年龄的增长自愈力也会逐渐下降，一般

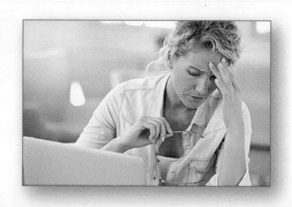

40岁是个转折点,自此自愈力自然下降,且随着年龄的增长愈来愈明显。

3. 过度消耗自愈力

人体借助自身的自愈力,即使偶尔有致病因素影响,也可以保持一种良好的状态而不生病;只有当身体的消耗和损害程度超过了个人自愈力的承受强度,身体才会生病。有的人总是浑身毛病,或者得了病不容易好转和痊愈,说明此人自愈力较低。

现实生活中,自愈力的降低是我们不知不觉地、人为地过度消耗导致的。比如,不健康的生活模式:经常熬夜、贪凉、无节制和不规律饮食、吸烟、酗酒、生气、着急、情绪波动不稳等等,都会过度消耗人体的"正气",降低人体的自愈力从而产生疾病。

4. 依赖或滥用药物

医学专家给出的结论是:过度依赖医生与药物,让我们身体的自愈力成了"软脚蟹",人体的免疫系统在外力的干扰下门户洞开。于是,健康和医学在一定程度上形成了一种恶性循环:医学越发达健康难题越多……所以,要想终止这种循环,我们应该尊重身体自己的规律,充分发挥我们自愈力的潜能,使它成为我们健康的真正保护神。

5. 不良生活习惯

睡眠不足、营养不良、缺乏运动、心情抑郁、压力过大等不良生活习惯,都会对免疫系统造成伤害。

六、如何唤醒身体的自愈力

常见的皮外伤,医生及时用药,给伤口消炎后,剩下的愈合靠的是自愈力;骨折后上夹板固定患处,剩下的恢复靠的也是自愈力;很多高血压、糖尿病、脂肪肝等慢性病,如果调整好生活方式,不吃药一样可以控制得很好,靠的还是自愈力。如何唤醒身体的自愈力,让它越来越强大,以备不时之需呢?

1. 别滥用药物

"是药三分毒",任何药物都有一定的毒副作用,往往药效越强的药物,毒副作用也越强。只有合理用药,才能将危害降至最小。另外,药物虽能缓解一时的症状,但使用不当会产生耐药性,给身体带来长久的伤害。与其这样,不如在出现小毛病时多给身体创造机会,尽量减少用药,尤其要避免过度用药,自愈力就会崛起。

2. 均衡营养

营养物质既是维持机体正常运转的能量来源,也是滋润人体生命活动运转的物质基础,更是给免疫力增砖添瓦的"原材料"。如果人体营养不足,或长期缺乏营养,就会导致免疫力下降等。因此,提升人体强大免疫力和自愈能力的营养素对于身体的健康至关重要。

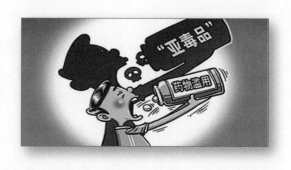

建议日常饮食要注意"四个搭配",即粗细搭配、荤素搭配、寒热搭配以及水果蔬菜搭配,保持饮食丰富和多样化。此外,补充以下营养物质能够增强免疫力。

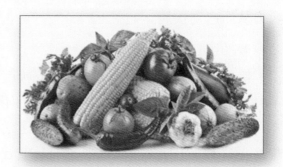

（1）富含蛋白质的食物

含有丰富蛋白质和多种氨基酸的食物能够增强人体的免疫力,因为蛋白质是人体免疫力的物质基础,人体的免疫力主要是通过白细胞、干扰素、巨噬细胞、淋巴细胞、免疫球蛋白（抗体）、补体等构成的,而当人体的蛋白质摄入充足的时候,需要这些与免疫力相关的物质时,则可以快速增加这些物质,所以补充蛋白质有助于提高免疫力。

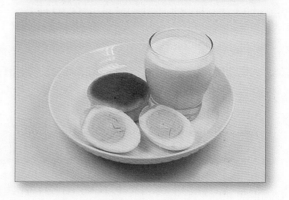

富含蛋白质的食物有:鱼类、蛋制品、奶制品、肉制品、豆制品等等。

每天适宜的摄入量:中国营养学会对于每日的蛋白质摄入量做出了建议,健康成人的每日蛋白质摄入量为每千克（公斤）体重1.2克,如果从事体力劳动的话,则可以适当增加蛋白质的摄入量。

（2）富含维生素 A 的食物

维生素 A 在人体内会参与合成糖蛋白,而免疫球蛋白也是一种糖蛋白,所以维生素 A 会促进免疫球蛋白的合成,从而提高人体的免疫能力。

富含维生素 A 的食物有：动物肝脏、辣椒、胡萝卜、芒果、西兰花等。

每天适宜的摄入量：成年男性为 800 微克，女性为 700 微克。

（3）富含维生素 C 的食物

维生素 C 能够促进合成免疫蛋白，维持人体的免疫能力，并且人体自身不能合成维生素 C，所以需要额外通过食物来补充维生素 C。

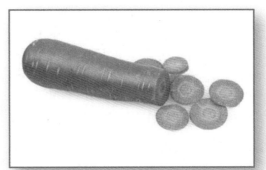

富含维生素 C 的食物主要是新鲜的蔬菜和水果，如柑橘类、猕猴桃、柠檬、百香果等。

每天适宜的摄入量：健康成人为 100 毫克。

（4）富含维生素 E 的食物

维生素 E 在人体内能够保护 T 淋巴细胞及红细胞，从而保护人体的免疫能力，而维生素 E 是一种脂溶性维生素，所以在补充维生素 E 的时候，则需要同时补充一些脂肪类物质，促进维生素 E 的吸收。

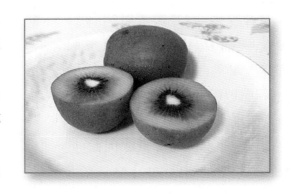

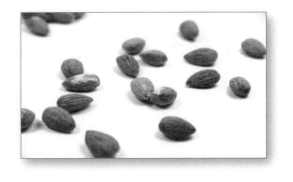

富含维生素 E 的食物有：杏仁、榛子、菠菜、牛油果等。

每天适宜的摄入量：健康成人为 14 毫克。

"药补不如食补"是一种传统认知，能够通过食物来补充就不需要通过药物补充，并且不管是什么营养物质，适量摄入有益于身体健康，而过量摄入则有害于身体健康。

3. 提高免疫力的十种食物

（1）大蒜

大蒜是目前发现的天然植物中抗菌作用最强的一种，所含的大蒜素具有消炎作用，能抑制和杀灭多种细菌和病毒。在日常炒菜做饭时加几片大蒜，是预防感冒的一个简单方法。如果已经感冒或者发烧，吃几瓣大蒜可减轻咳嗽、喉痛及鼻塞等症状。英国研究人员的实验结果表明，食用大蒜可让感冒发生概率降低 2/3。经常咀嚼大蒜的人患结肠癌和胃癌的概率也会大大降低。因此，建议每天生吃两瓣蒜，并在烹饪菜肴时加入一些大蒜末。大蒜虽然有许多好处，但不要贪吃，三四瓣为宜，多食容易上火，并对胃肠道产生刺激。

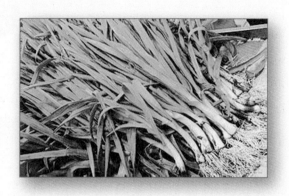

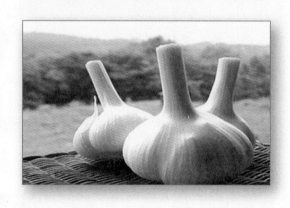

（2）蘑菇

蘑菇广泛分布于地球各处，在森林落叶地带最为丰富。食用蘑菇是理想的天然食品或多功能食品。迄今为止在全世界食用最多的食用蘑菇，学名为双孢蘑菇，通称为蘑菇。不要看蘑菇长不高就认为没有营养。蘑菇营养丰富，富

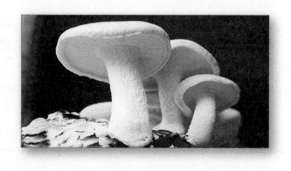

含人体必需氨基酸、矿物质、维生素和多糖等营养成分，是一种高蛋白、低脂肪的营养保健食品。经常食用蘑菇能很好地促进人体对其他食物营养的吸收。蘑菇中含有矿物质硒和抗氧化剂。体内硒水平过低常常使重感冒的加重风险增加。在蘑菇中还含有 B 族维生素核黄素和烟酸，这些维生素在维持免疫系统健康方面发挥重要作用。春季养生很适合吃蘑菇以补充身体营养。

（3）番茄

番茄具有止血、降压、利尿、健胃消食、生津止渴、清热解毒、凉血平肝的功效。由于番茄中维生素 A、维生素 C 的比例合适，所以常吃可增强小血管功能，预防血管老化。番茄中的类黄酮，既有降低毛细血管的通透性和防止其破裂的作用，还有预防血管硬化的特殊功效，可以预防宫颈

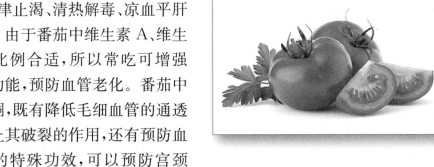

癌、膀胱癌和胰腺癌等疾病。不仅如此，番茄中还含有很多的抗氧化因子，如：番茄红素、胡萝卜素、维生素 E 和维生素 C，这些物质均可以提高人体的免疫力。有实验证明，当人连续食用两周番茄汁后，体内番茄红素会明显增加，同时 T 淋巴细胞的免疫功能得到了增强。

（4）菠菜

菠菜有"营养模范生"之称，它富含类胡萝卜素、维生素 C、维生素 K、矿物质（钙质、铁质等）、辅酶 Q10 等多种营养素，能供给人体多种营养物质。所含的胡萝卜素，在人体内转变成维生素 A，能维护正常视力和上皮细胞的健康，增加免疫力，提高预防传染病的能力，促进儿童生长发育。不仅如此，它含有

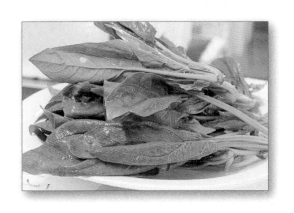

叶酸，有助于产生新的细胞并修复 DNA。同样富含纤维素、抗氧化物（如维生素 C），和其他一些营养。生吃或半熟食用最佳。

（5）卷心菜

卷心菜的营养价值与大白菜相差无几，其中维生素 C 的含量还要高出一倍左右。如今，卷心菜在冬季也很容易获得，而且不贵。把各种各样的卷心菜（白的、紫的）加到汤里，慢慢炖，可以让抗氧化物释放入汤中，从而增加食物的营养

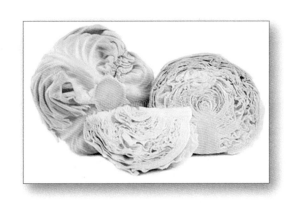

价值。此外,卷心菜富含叶酸,这是甘蓝类蔬菜的一个优点,所以,怀孕的妇女及贫血患者应当多吃些卷心菜。卷心菜是富含谷胱甘肽(具有免疫增强功能)的另一植物,能提高人体免疫力,预防感冒,保障癌症患者的生活质量。在抗癌蔬菜中,卷心菜排在第五位。值得注意的是,烹制后的卷心菜同时含有丰富的维生素C、钾和叶酸。

(6) 西兰花

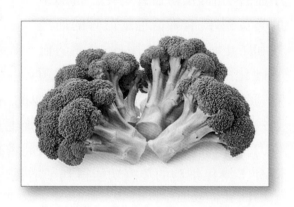

西兰花中的营养成分,不仅含量高,而且十分全面,主要包括蛋白质、碳水化合物、脂肪、矿物质、维生素C和胡萝卜素等。据分析,每100克新鲜西兰花的花球中,含蛋白质3.6克,是菜花的3倍、番茄的4倍。研究表明,患胃癌时人体血清硒的水平明显下降,胃液中的维生素C浓度也显著低于正常人,而菜花不但能给人补充一定量的硒和维生素C,同时也能供给丰富的胡萝卜素,起到阻止癌前病变细胞形成的作用,抑制癌肿胀等。

(7) 蜂蜜

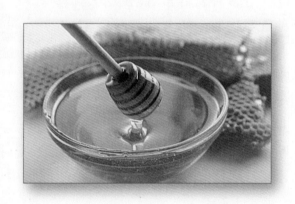

蜂蜜是一种营养丰富的天然滋养食品,也是最常用的滋补品之一。据分析,含有与人体血清浓度相近的多种无机盐和维生素、铁、钙、铜、锰、钾、磷等多种有机酸和有益人体健康的微量元素,以及果糖、葡萄糖、淀粉酶、氧化酶、还原酶等,具有滋阴润燥、增强免疫力的功效。据最新的一项研究显示,蜂蜜能够附着在咽喉部,减轻咽喉部刺激而引发的咳嗽,并可提高睡眠质量。当你因感冒而引起连续咳嗽时,喝一杯蜂蜜水是不错的选择。提醒一下,糖尿病患者以及肠胃消化功能不佳者要注意少食。

(8) 鸡汤

鸡汤特别是老母鸡汤向来以美味著称,"补虚"的功效也为人所知晓。在季节交替、气温变化大的时节里多喝鸡汤,能提高健康人的免疫功能。已经感冒的人喝些鸡汤可减少呼吸道中的黏液分泌物及咳嗽次数，缓解感冒带来的痛苦。鸡汤中含有的营养元素能帮助病患维持身体所需的能量，有助于减轻患者的嗜睡症状。但是，鸡的营养物质大部分为蛋白质和脂肪，吃多了会导致身体肥胖。鸡肉中欠缺钙、铁、胡萝

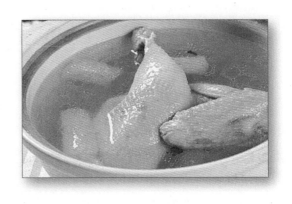

卜素、硫胺素、核黄素、烟酸以及各种维生素和粗纤维，长期食用易导致身体亚健康。鸡汤虽好，鸡肉要少吃哦。

（9）甜椒

甜椒富含维生素 C、维生素 A、维生素 B₆、叶酸和钾。每 100 克甜椒中，水分占 92.2%，含蛋白质 0.9 克、脂肪 0.2 克、碳水化合物 6.4 克，能提供 113.0 千焦（27 千卡）的热量。甜椒是非常适合生吃的蔬菜，含丰富的维生素 C 和维生素 B 及胡萝卜素，为强抗氧化

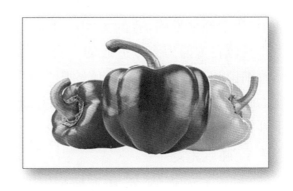

剂，可抗白内障、心脏病和癌症。越红的甜椒营养越多，所含的维生素 C 远胜于其他柑橘类水果，所以较适合生吃。甜椒还可以解热、镇痛、防癌、增加食欲、帮助消化、降脂、减肥。由于它色彩鲜艳，新培育出来的品种还有红、黄、紫等多种颜色，因此不仅能自成一菜，还被广泛用于配菜。

（10）柠檬蜂蜜茶

柠檬中含有丰富的维生素 C，抗菌能力极强，还能提高免疫力，协助骨胶原生成。感冒的时候喝 500～1 000 毫升的柠檬水，可以减轻流鼻涕，还能让感冒快点好。除了抗菌和提升免疫力，还能开

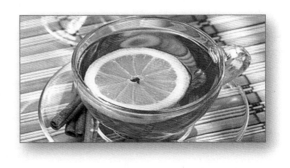

胃消食、生津止渴和解暑，也能防止和消除皮肤色素沉着，起到美白的效果。蜂蜜是天然的营养品，具有清热、解毒、润燥的效果。如果将柠檬汁和蜂蜜用温水混合，制成蜂蜜柠檬水，是一

道营养组合完美的饮品。

4. 多晒太阳

《黄帝内经·素问》曰："正气存内，邪不可干，邪之所凑，其气必虚。"人们容易生病大多是由于人体自愈力下降所致，而人体的自愈力就是抵御外邪的能力，与体内阳气密切相关。"阳者，卫外而为固也"，就是指人体阳气能抵御外邪。而每天晒太阳可以补充阳气，增强

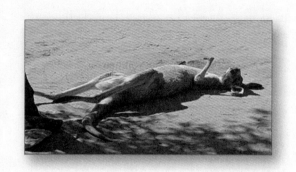

人体的自愈力，增加吞噬细胞活力，增强人体的新陈代谢能力等等。日常生活中，我们经常见到，有的人很少生病，但是有的人三天两头会生病，这就是由于身体自愈能力太差造成的。自愈力强的情况下，可以很好地抵抗外在的一些细菌和毒素，而这和身体的阳气有很大的关系。阳气充足的情况下，自愈力会更强，所以每天晒晒太阳，可以激活自愈力，加快新陈代谢，还能有助于补钙。

5. 睡眠充足

"药补不如食补，食补不如睡补。"可见，睡眠质量好坏与健康有着很大关系。睡眠占人生 1/3 的时间，是恢复体能最有效的方法之一，能促进身体各组织器官的生长发育和自我修复。研究发现，经常牺牲睡眠时间会让身体产生的免疫细胞数量锐减。成年人每晚要保证 7~8 小时处于放松状态。

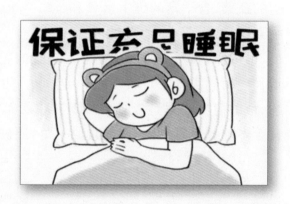
保证充足睡眠

6. 运动

运动不仅能强身健体，更是很多疾病的克星，尤其是慢性病。但是需要注意的是要选择适合自己的运动方法。针对每个人身体的不同，培养长期合理运动的良好习

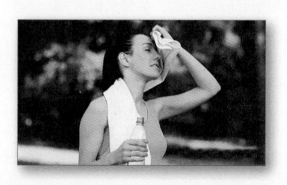

惯。比如走路、慢跑、游泳、骑车、爬山等有氧运动。《英国运动医药学期刊》指出，每周运动 5 次以上，感冒持续的天数能缩短一半。对于绝大多数人来说，建议每周运动 3～5 次，每次运动 30～45 分钟为宜，免疫细胞数目会增加，抵抗力也会相对增强。不过，运动如果太过激烈或时间超过 1 小时，身体反而会制造一些激素，抑制免疫系统的活动。

7. 心态

人是身、心、灵统一的动物，身体和心灵（心理）组成了人的整体。身体是心灵的载体，心灵是身体的指挥。如果指挥系统出现了问题，身体的各个器官就不能很好地工作。中医认为，"过喜伤心，过悲伤肺，过怒伤肝，忧思伤脾，惊恐伤肾"。任何不良的情绪都会牵连身体受伤。多项研究证实，心情愉悦可以提高免疫力，减少患病风险。可见，好心态不仅是健康的内在基

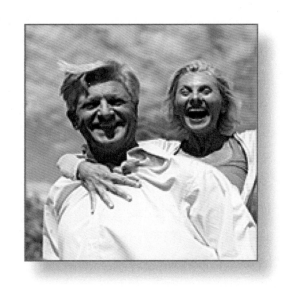

石，也是对抗各种外邪入侵的天然屏障。要学会用平和的心态对待一切。心情烦闷时不妨做运动、听音乐，或与朋友聊天，减轻压力。每天做 5 分钟的白日梦，一边深呼吸，一边做做白日梦，让愉快的画面从脑中飘过，可以增加免疫细胞的数量以及增强活动能力。

8. 调整生物钟

现代人生活压力大，很多人的生活失去了节奏，生物钟也永远"找不到北"，如此一来，身体的各个机能都会出现问题。所以，调节生物钟规划能力，让生活节奏处在一个稳定的状态，也是提高自愈能力的有效方式。现在人们每天忙于工作，睡觉时间不固定，生物钟紊乱，身体机能就容易出现异常。将生物钟调整在一个

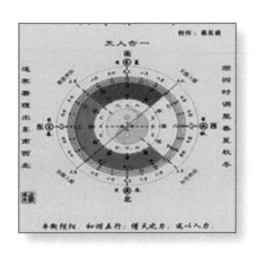

稳定的状态,也可以提高人体的自愈力。具体来说,就是睡眠时间固定、吃饭时间固定,不要忽早忽晚,让生物钟可以踩着"点儿",身体就会按照自己的时间去工作,身体的各项机能就能稳定地各司其职,身体自愈力也能达到最好的状态。

七、为宝宝的免疫力充电

婴儿从接触这个世界开始,就无时无刻不在接受各种挑战,他们的免疫系统也在这个过程中日渐发育和成熟。宝宝生病,妈妈会比宝宝更难过,那些经常生病的孩子真是让人操碎了心。于是问题来了:为何有的宝宝容易生病,有的却很结实? 排除育婴技术方面的差异,这其中最关键的就是宝宝免疫力的差异。有哪些方法可以提高宝宝的免疫力?

1. 母乳喂养

对于 6 个月以内的婴儿,母乳就是为其独家定制的最营养的天然食品,不仅含有种类齐全、数量充足、比例合适的营养物质,还含有多种免疫活性物质,包括免疫球蛋白、乳铁蛋白、溶菌酶等,能帮助宝宝抵御外来侵害。初乳中免疫活性成分的含量更高,是妈妈送给

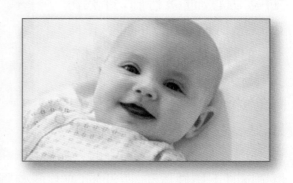

"初来乍到"的宝宝的第一份礼物,为其扫清跃跃欲试的各路"敌人"。对于妈妈而言,母乳喂养经济实惠、安全方便,有助于增进母子感情、促进身体恢复,更是产后最好的减肥方式,何乐而不为? 当然,搭配合理的膳食是产生营养均衡乳汁的前提。6 月龄之后,宝宝开始添加辅食,此时的母乳喂养还应继续,最好能喂到 2 岁。无法母乳喂养的情况下,应该以配方奶粉替代,而不能直接喂哺牛奶或普通奶粉。

2. 食物多样、合理搭配

随着宝宝的成长,为他们提供营养的任务也由母乳逐渐过渡到各式各样的食物。此时,就需要特别注意各种营养素的均衡摄入。充足、均衡的营养是宝宝免疫系统良好发育的物质基础。生命早期的营养,不仅直接影响童年期的身体和智力发育,还会影响其成年后的身体素质和健康状况。婴幼儿和儿童期生长发育旺盛,对营养素需求量大,一旦缺乏,很可能影响一生的健

康。与免疫功能关系密切的营养素有蛋白质、维生素 A、维生素 D、维生素 C、维生素 E、铁、锌和硒等。任何系统和器官的发育都离不开蛋白质,免疫系统也不例外,而且许多免疫活性成分都是蛋白质结构,因此蛋白质摄入充足是提高宝宝免疫力的重要基础。维生素 A 又被称为抗感染维生素,能够维持宝宝皮肤、呼吸道和消化道

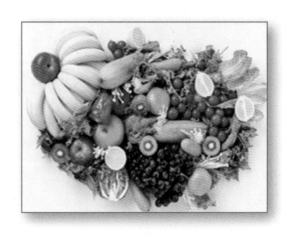

黏膜上皮的完整性,并能增强免疫细胞的活性,从而提高机体免疫力。奶类、瘦肉、海产品富含蛋白质、矿物质和维生素,动物肝脏富含维生素、矿物质等,胡萝卜等深色蔬菜、新鲜水果富含维生素 C、矿物质等营养素。

3. 户外活动、预防接种

户外活动——日光照射可促进维生素 D 合成,帮助食物中钙的吸收,从而促进骨骼发育。适当的户外活动还有助于增强体魄,提高免疫力。在天气好、日照足时,一定不要忘记带孩子出去活动一下。

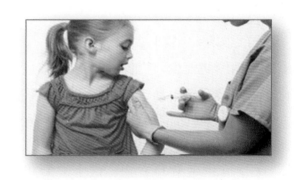

预防接种——预防接种是促进宝宝后天免疫的好方法,通过注射疫苗,可以刺激宝宝的免疫系统产生相应抗体,当遇到这些微生物入侵时,就能成功抵御。因此,科学地给宝宝做好免疫接种非常重要。

补充水分——提高宝宝免疫力,还应该让其多喝水,满足机体新陈代谢需要。白开水是最好的饮料。

饮食行为——健康的饮食行为是营养均衡的重要保证,培养孩子不挑食、常吃蔬菜水果的健康行为。

合理治疗——不要一生病就给孩子用抗生素,这样不仅不利于免疫系统的发育和成熟,还容易损害免疫功能。

所谓"授人以鱼,不如授人以渔",我们不可能在宝宝一生的成长中给予全方位保护,但宝宝自己的免疫力却可以。在生命之初,为宝宝筑起坚实的

免疫堡垒，就如同给予其受用一生的铠甲，保护其健康成长。

八、老年人提高免疫力要怎么做

老年人的健康，一直是子女最关心的话题，随着年龄的增长，人体的机能就会下降，免疫力也会下降，也就是我们常说的体质变差了，老年人免疫力低就会引发多种疾病，甚至患癌。那么，老年人怎样做才能提高自身的免疫力呢？

1. 合理膳食

以清淡而富有营养为好，每天吃些鱼类、牛奶、蛋类、豆类及豆制品、海产品、食用菌及新鲜蔬菜、水果，以补充体内优质蛋白质、维生素 D、维生素 E 和矿物质，增强机体免疫力。

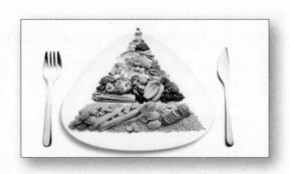

（1）肉类　多半禽肉含蛋白质较多而脂肪较少，且细嫩易于消化。鱼类较畜肉更易于消化，蛋白质含量多，海鱼中有二十碳五烯酸和二十二碳六烯酸，对防治高脂血症和动脉粥样硬化有一定作用。海鱼中含碘多，虾米皮含钙多，均宜多食用。

（2）含维生素 D 食物　维生素 D 可以增加人体对钙的吸收和利用，如果长期缺乏可能导致软骨病或骨质疏松。近年来还发现，维生素 D 对预防多种癌症、免疫系统功能障碍、多发性硬化症、抑郁症等多方面的疾病都有帮助。含维生素的食物有：动物肝脏，如鸡肝、鸭肝、猪肝、牛肝、羊肝等；各种富含油脂的鱼类，如鲱鱼、三文鱼、金枪鱼、沙丁鱼、秋刀鱼、鳗鱼、鲶鱼等；各种富含油脂的鱼类，如鲱鱼、三文鱼、金枪鱼、沙丁鱼、秋刀鱼、鳗鱼、鲶鱼等；各种蛋黄（注意，蛋白中没有维生素 D）；各种全脂奶、奶酪和奶油（注意，脱脂奶中含量甚微，而强化 AD 钙奶中含量最高）；水果蔬菜类，如樱桃、番石榴、红椒、黄椒、柿子、草莓、橘子、芥蓝、花菜、猕猴桃、蘑菇等。

（3）坚果与鲜果　酸性水果中维生素 C 较多。水果中的苹果酸、柠檬酸等有机酸，可以促进消化液分泌。猕猴桃含维生素 C 量大，有预防胃癌的作用。硬壳的坚果中蛋白质、脂肪含量都高，有的坚果如炒瓜子中钙、铁、锌的含量也较高。

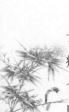

（4）卷心菜　卷心菜是富含谷胱甘肽（具有免疫增强功能）的另一植物。卷心菜价廉物美，而且各季也有。把各种各样的卷心菜（白的、紫的）加到汤里，慢慢炖，可以让抗氧化物释放入汤中，从而增加食物的营养价值。

（5）多喝酸奶　很多人的免疫力低下和他们的生活习惯有着很大的关系，如果他们经常抽烟喝酒，并且饮食不当的话，身体的免疫能力是会严重下降的。所以我们如果想要纠正这种失衡，必须依靠养生细菌，酸奶中就含有这类细菌。

（6）多饮开水　在生活当中，如果我们生病的话，经常能够听到很多人让我们多喝水。其实这不是没有道理的。因为经常喝水能够对我们的新陈代谢有着很大的帮助。并且水很容易透过细胞膜而被身体吸收，使人体器官中的乳酸脱氢酶活力增强，从而有效地提高人体的抗病能力和免疫能力。特别是晨起的第一杯凉开水，尤为重要。

2. 充足的睡眠

睡眠时，人体内会产生一种被称为胞壁酸的睡眠因子，可促使白细胞增多，促进肝脏解毒功能增强，从而将侵入的细菌或病毒消灭。因此，保质保量睡好觉，可使免疫力"更上一层楼"。

3. 补充人体微量元素

硒是人体所需的重要微量元素，通过增强体内谷胱甘肽过氧化物酶的活性，抑制过氧化物和自由基对细胞成分的氧化作用，保持细胞的完整和正常功能，提高机体免疫力。防止老年人患上糖尿病和心血管疾病，延缓血管衰老，还可降低患上癌症的概率。

硒可以通过食补，多吃一些含硒丰富的食物，如洋葱、蘑菇、西兰花、海鱼等。要是老年人消耗能力差的，吃不了那些食物，可以服用硒维康口嚼片来进行人体补硒，麦芽硒、β-胡萝卜素、维生素 E 三种元素一起补充，增强硒对老年人的作用，使提高免疫力的效果更加明显。

4. 多运动

运动可以增加组织细胞的活动量，并且促进新陈代谢，增强体魄并增强体能，身体健康自然就会有抗体，可以抵抗外来病菌侵袭。体育锻炼可使血液中的白细胞介素增多，进而增强自然杀伤细胞的活性，消灭病毒与癌细胞。

5. 保持心情愉快

人体的免疫器官，如胸腺、脾、淋巴腺和骨髓上，分布有神经纤维，所有神经又受大脑指挥，大脑活动直接影响免疫系统的功能作用。积极乐观的心态有助于促进免疫细胞数目增长，激发免疫系统的活力，从而起到充分保护机体的作用。当我们面临巨大心理压力时，会导致对人体免疫系统有抑制作用的荷尔蒙成分增多，所以容易受到感冒或其他疾病的侵袭。

6. 别滥用抗生素

不论是中药或是西药，常吃药会降低身体的抵抗力，因此，除非必要，能不吃药还是少吃为妙。近50％新的，严重不良反应由抗生素引起。抗生素滥用现状令人震惊。长期、反复不按规则佐用抗生素会导致人体菌群失调和继发感染，对人的听力、肝、肾等产生危害，还会产生过敏和毒性反应。

总的来说，免疫力对老年人来说，是非常重要的一个机能，提高免疫力，减少患病概率，健康才能过好生活。

自愈力的激发有很多种方法。求医不如求己，掌握了这些方法，我们就可以避免或者减少疾病的发生，甚至从源头上祛除疾病，达到治病固本的目的。当然，最重要的也并非这样或那样的疗法，而是生活方式、思维模式的改变和内在心灵的唤醒……总之，我们要重视挖掘人体自愈的潜能，读懂人体，灵活应对，制订出适合自己的健康方案。世界健康医学至高峰，自然医学的核心之道就是"自愈力"！

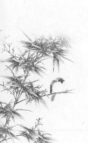

第十二章

远离生活误区是健康长寿的关键

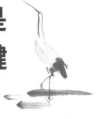

　　生活中，各种关于健康的伪科学信息正在通过手机、网络、电视、书刊等渠道不断冲击着人们的眼球，而在不知不觉中影响着我们的健康。"面对错误的健康信息传播，重塑健康观念迫在眉睫"。原来我们一直信奉的理念和方法竟然是错误的，最可怕的是你错了，而自己还不知道，我们都是在不经意的时候陷入了一些生活误区。

一、饭后一杯茶未必好

　　茶叶中含有较多的鞣酸和茶碱。鞣酸进入胃肠道后，会抑制胃液和肠液的分泌，而胃液和肠液都是消化食物所不可缺少的；鞣酸还会与肉类、蛋类、豆制品、乳制品等食物中的蛋白质产生凝固作用，形成不易被消化的鞣酸蛋白凝固物。吃的蛋白质越多，喝的茶越浓，这种情况就越严重。

　　大量的鞣酸对胃黏膜有刺激作用，会引起胃功能失常，导致消化不良，还会刺激肠道黏膜，从而阻碍肠道对营养物质的吸收。此外，茶叶中的茶碱具有抑制小肠吸收铁的作用。

　　据科学家的试验证明，饭后饮用15克茶叶冲泡的茶水，会使食物中铁的吸收量降低50%。

　　有些人正是因为看中了饭后一杯茶具有影响人体消化和吸收食物营养的作用，所以才把它当作是一种减肥美容的有效方法。但是这也有引起胃肠功能失调和营养不良恶果的可能。

　　我们还常见有些人在饭前、饭后各喝一杯茶的习惯。饭前喝茶不但和饭后喝茶一样，会影响胃肠道对食物的消化吸收，而且由于茶会刺激口腔里的味觉细胞，使味觉淡化，并减少唾液的分泌，从而使随后的饮食寡味。

长期在饭前饭后饮浓茶,会造成消化不良、便秘、营养吸收障碍和贫血等不良后果,因此,在饭前半小时和饭后一小时之内,都不宜喝茶。即使平时喝茶,也宜饮清茶,少喝浓茶。

二、浓茶解酒,火上浇油

酒精(化学名称为乙醇)进入人体内对神经系统有兴奋作用,会使心跳加快,血管扩张,血液流动加速。当人醉酒时,这种兴奋作用加剧转变为一种不良的刺激作用。而茶叶中所含有的茶碱、咖啡因同样具有兴奋心脏的作用,这对醉酒人的心脏来说,无异于火上浇油,更加速了心脏跳动,加重了心脏负担,从而增加了醉酒人的痛苦。

酒后喝茶,特别是醉酒后喝茶,茶叶中的茶碱会迅速通过肾脏产生强烈的利尿作用,这样,人体内的酒精就会在尚未被转化为乙酸、分解为二氧化碳和水之时,就以乙醛的形式过早地进入肾脏,从而对人的健康产生危害。由此可见,浓茶解酒的说法是毫无根据的,而且是极其有害的。因为茶既不能促使体内酒精的分解,也不能使醉酒的人尽快恢复常态,反而会延长和增加痛苦,加剧醉酒对身体健康的损害。

茶是一种有效的胃酸分泌刺激剂,而长期胃酸分泌过高,是胃溃疡的一个重要致病因素,所以,应适量喝茶,特别是要改掉喝浓茶的习惯,可尝试在茶中加入少量牛奶、糖,以减少胃酸分泌,降低对胃黏膜的刺激程度。

三、蛋黄里面含有大量的胆固醇,血脂高不能吃蛋黄

胆固醇是生理上非常需要的一种物质。人体里面的胆固醇绝大部分是自己合成的,只有 20% 是从体外摄入的,而胆固醇的摄入不取决于胆固醇本身的量,而是取决于食物中脂肪的含量。蛋黄里面含有的胆固醇是相对较多的,但蛋黄里还含有许多对人体健康有好处的营养。蛋黄中含有丰富的脂肪,包括中性脂肪、卵磷脂、胆固醇等,也含有丰富的钙、磷、铁等矿物质,同时含有丰富的蛋白质,而且是高生物价的蛋白质。蛋黄还含有丰富的维生素,其中以维生素 A、维生素 D、维生素 B 最多。蛋黄中的卵磷脂被人体消化后可以释放出胆碱,胆碱通过血液到达大脑,可以避免智力衰退,增强记忆力。医学专家说卵磷脂为老年性痴呆的克星,蛋黄中的卵磷脂可促进肝细胞再生,还可提高人体血浆蛋白的含量,促进机体的新陈代谢,增强免疫力。

因此,虽然蛋黄中的胆固醇含量较高,但这些有益脂质的摄入,反而会有

助于脂质的代谢和身体中大脑、神经等方面的营养补充，即使是有高血脂问题的朋友，也完全没有必要排斥吃蛋黄。对于高血脂、胆固醇偏高问题的朋友，一般建议每天吃一个鸡蛋或者隔天吃一个鸡蛋，对于血脂水平是不会有任何不良影响的。在食用方式上，建议尽量选择水煮蛋来食用，这种做法鸡蛋的营养流失最小，也可以避免食入过多的油煎蛋或炒鸡蛋吸收的高温油脂。

四、水果是零食，可吃可不吃

水果含有人体必需而又不能自身合成的矿物质，如具有强抗氧化作用、防止细胞衰老的维生素，可以明显降低血液中胆固醇浓度的可溶性纤维果胶等，对人体健康十分有益。但中国人特别是男性，经常吃水果的比例很低。

美国进行的一项10年追踪研究（分析了美国100万人）资料显示，不吃或很少吃水果的人群，肺癌死亡率为经常吃水果人群的1.75倍。而且从45～74岁的每个年龄组均出现类似的结果，说明这种因果关系非常确定（见下表）。

进食水果与肺癌死亡的危险度

年龄组（岁）	不同进食水果情况的肺癌死亡相对危险度（死亡率比）		
	5～7天/周	3～4天/周	0～2天/周
45～49	1.00	1.12	1.75
50～54	1.00	1.34	2.16
55～59	1.00	1.16	1.68
60～64	1.00	1.32	1.73
65～69	1.00	1.18	1.74
70～74	1.00	1.1	1.35
合计	1.00	1.23	1.75

注：美国癌症协会对100万人前瞻观察10年的研究结果。

目前，许多人对水果这一概念认识不清。比如去餐馆点水果时，许多餐馆就切一些西瓜、哈密瓜端上来。其实，瓜类属蔬菜类，不是水果，其所含的平均热能与一般蔬菜相同。水果的基本定义是多年生植物的果实，也就是木本植物的果实，而瓜类是草本植物的果实。水果和蔬菜中所含的营养素的成分及含量各不相同。因此，水果和蔬菜不能相互替换。另外，瓜类的血糖生成指数已接近高限，即进食后可能导致血糖快速升高。所以，血糖不稳定者应少进食瓜类食物。

综上所述,在日常生活中,水果应作为每日膳食的重要组成部分,绝不是可有可无的东西。美国有句谚语:"一天一苹果,疾病远离我。"说明他们很早就总结出了水果对疾病的预防作用。世界卫生组织近年来提出了"天天五蔬果"(Five per Day)的口号。其含义是,为保障健康,最好每天吃够5种蔬菜和5种水果。对一般人群来说,维生素制剂绝不能也不应当代替日常对水果、蔬菜的摄入。另外,过多服用维生素制剂还可能引致一些副作用,有些甚至非常严重。如服用过量维生素D会导致软组织钙化,对肾脏和心血管系统造成损伤;长期服用维生素E易引致血栓等。在病态情况下,由于体内某些维生素的大量消耗或吸收合成转化不良,打破了其正常平衡,则必须适当补给,如发热、手术、患心肌梗死等疾病时需补充维生素C;肝肾功能不良时需补充维生素D等。但这些均需在医生的指导下使用。

建议饭前30分钟或饭后30分钟吃水果,这样可以保证快速消化,有效帮助控制热量,补充膳食纤维、矿物质和微量元素。

五、动物油吃多了不好,植物油是不饱和脂肪酸,吃多了对身体没有影响

俗话说:"开门七件事,柴米油盐酱醋茶。"油位列第三,可见其重要性。目前,肥肉、动物油、蛋黄等动物性脂肪因胆固醇含量高,可引起动脉硬化,严重者造成心脑血管病,使人谈"油"色变。而常常听到有人说植物油富含不饱和脂肪酸,多吃无妨,还能预防心脑血管病。

这是真的吗?其实,这是一个误区,多吃植物油同样有害。首先,植物油虽是素油,但其产生的能量与动物油一样,每克植物油能够产生9千卡能量。不控制植物油摄入,同样可导致能量摄入超标,造成体内能量过剩,引发超重或肥胖,从而进一步增高血脂。其次,食用过多的植物油,同样可引起血栓和动脉硬化。

研究证实,脂类物质在人体内所产生的生理功能,与人体内重要的体液因子花生四烯酸系统紧密相关。花生四烯酸系统主要包括前列腺素、血栓素、白三烯等体液因子,这些体液因子可以造成血管栓塞、大脑功能减退、头痛、恶性肿瘤等生理或病理现象,而合成这些因子的主要原料是食物中的脂类因子 ω-6 脂肪酸。

与此相反,只有 ω-3 脂肪酸可在体内被转化成一些可以抗血小板凝聚、舒

张血管、改善大脑功能、减轻炎症反应及避免细胞损伤等的物质。在常见的花生油、豆油、葵花籽油等植物油中，恰恰是 ω-6 脂肪酸含量较多，ω-3 脂肪酸含量过低。所以食用过多的植物油，同样可引起血栓和动脉硬化就不足为奇了。

为了健康，不能过量食用植物油。按中国营养协会推荐的数量，成人每日脂肪摄入量不超过膳食总能量的 30%，相当于成人每日每千克体重摄入 1 克以下脂肪，包括全部主食、副食、零食的含油总量。值得引起注意的是，在计算脂肪的摄入量时，一定要包括看不见脂肪的食物及零食中的油脂。

因为看不见脂肪的食物中都含油，如肉类、蛋类、奶制品、动物内脏、豆制品，还有坚果类食物，如花生、瓜子、核桃、杏仁、开心果、松子等，均含有较多量的脂肪。即使是谷类、蔬菜、水果，也含有微量的脂肪。如果在日常生活中食用量较大，也会使脂肪摄入超量。

六、水果随意吃要不得

在日常生活中水果是我们必不可少的一种食物，每天我们都需要通过水果来补充身体里面的营养元素，但是在吃水果的时候也存在一定的误区。

1. 防农药得削果皮

很多人在吃水果的时候会习惯性地洗洗就吃了，觉得削皮太可惜了，确实，水果皮和其皮下部分往往是营养最丰富的部分，扔掉未免可惜。事实上，大家不用过分担心果皮上的农药残留。我国已明确禁止在果蔬等直接入口食品中使用高毒农药，而且大部分水果在采摘后数日甚至数月后才被食用，农药基本已经分解。吃水果前可以反复冲洗，或在淘米水里浸泡一会儿，祛除其表面残留物质。

2. 多吃没坏处

很多人比较喜欢吃水果，但是有的水果吃太多的话会造成胃寒、胃痛。所以根据不同的水果种类，每天食用水果在 200～400 克为宜。大部分水果的膳食纤维含量较高，吃太多会引起胃痛、腹胀。此外，胃肠虚寒的老人不可多吃柑橘；胃肠不好或便秘的人应少吃柿子。有些人吃了菠萝会诱发过敏，胃肠病和凝血功能障碍者不吃为好。香蕉含糖量较多，血糖高者和肾功能不全者要少吃。

3. 水果当饭，减肥养颜

减肥是很多的女性都想做、一直在做的一件事情。很多的女性为了身材好、脸蛋漂亮,会拿水果当饭,这样做不利健康。水果中蛋白质、脂肪以及钙、铁等含量较少,长期拿水果当饭,必定造成蛋白质、脂类等摄入不足,造成营养不良和贫血。所以,营养摄入应该全面,不宜单一。

4. 进口水果更营养

其实国产水果也很好吃又营养。进口水果运输、包装、储存费用高,售价也高。为了卖相好看,这类水果可能会用保鲜剂处理,或在表面打蜡,保持外表光鲜亮丽,但营养成分还是会在运输中逐渐损失。因此,水果最好吃本地的、当季的。

5. 水果能代替蔬菜

水果是无法代替蔬菜的。虽然水果与蔬菜的营养很相似,但水果不能代替蔬菜。如白菜、菠菜的维生素 C 含量要比苹果、桃、梨等高出 10 倍左右。可如果想满足人体一日的维生素 C 推荐量,则要吃 5 千克富士苹果。所以说,水果不能完全替代蔬菜,饮食均衡很重要。

6. 不同体质应选择不同水果

许多人觉得吃水果可补充各种维生素,于是不管三七二十一,常常买了水果回家就吃。其实不同体质的人应该根据自己身体的特点选择适合的水果,随意乱吃水果会对身体造成不良影响。因为人有不同体质,而水果有寒热之分,食用不当或吃得过多,都会对身体造成负面影响。对体质虚寒者,应选择偏温热性水果食用,如杨梅、桃、橘、樱桃、杏等;对实热体质者要多吃一点偏凉性的水果,如香瓜、梨、西瓜、香蕉、柚子等。此外,有些疾病患者也不能随意乱吃水果。如有胃病的人,不要吃李子、山楂、柠檬等水果;经常大便干燥的人,应该选择多吃桃子、香蕉、橘子等,这些水果有通便的作用。

七、番茄拌白糖谨防螨虫

夏天,人们喜欢用白糖拌番茄吃,既香甜又爽口,但有的人吃后却出现腹痛、腹泻、肛门烧灼感。内服治疗痢疾或肠炎的药物也没有效果,经医院反复检查大便,才发现活螨和螨卵。螨喜欢吃糖,在有糖的场所,螨虫数量非常之多。有人对市场上销售的红砂糖进行检查,发现 1 千克糖内竟检查出 3 万只螨;日本也报道过,有 195 人因吃砂糖而引起螨病。而今市面上出售的白糖,包装不一,有的在仓储、运输等环节中就污染了螨虫,如果未经加热处理,就撒在食品上,尤其是番茄拌白糖,螨就可以自由自在地随番茄进入肠内,生长繁殖。它不仅会使人腹泻,而且还可以钻入肠黏膜,形成溃疡。螨虫病常常

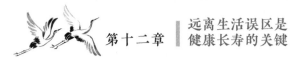

被误诊,尤其长期不明原因的腹泻或诊断为"过敏性肠炎"的病人应检查大便或找螨。

螨虫的防治,主要是加强食糖的运输、贮存、包装等卫生管理工作。家庭贮存的白糖,要置放于干燥通风之处,且不要贮存过久。用白糖拌冷菜时应加热处理后再食用。

八、菠菜并非补血佳品

患贫血症的病人大都是由于缺铁引起的。这时经常会有人甚至是医务人员好心地向病人建议:"菠菜里含有很多的铁,你应该多吃菠菜。"其实,这是一种错误的看法。首先,菠菜的含铁量并不是很高,每 100 克菠菜只有2.5 毫克铁。食品中含铁量最高的是菌类和藻类食品,每 100 克黑木耳和干蘑菇的含铁量分别高达 185 毫克和 32 毫克,每 100 克海带和紫菜含铁量分别达 150 毫克和 32 毫克。猪、牛、羊肝含铁量也较高。另外,更重要的一点还在于:菠菜中含有草酸,它很容易与铁、钙等金属相结合,生成人体所无法吸收的草酸盐。

科学家们经过研究证明,菠菜中的铁能在人体肠道内溶解并被吸收的仅仅为 1%,其余 99% 的铁都被草酸等物质结合形成不溶于水的复合物,失去了其营养价值。如果把菠菜和其他含铁的食品一起吃,菠菜中的草酸就会与其他食品中的铁结合,影响人体对这些食品中的铁的吸收。

九、不吃早餐危害大

早餐的数量和质量,可影响全天体内血糖的水平。人体的能量来自血糖,其次靠脂肪和蛋白质氧化产生。只有血液中有适量的糖,身体的每个细胞才能随时获得所需要的能量。脑细胞对血糖的波动最为敏感,因为脑细胞所需能量只能从血糖获得,不能从脂肪和蛋白质中获取。未吃早餐或早餐吃得很少的人,在食物消化完毕、血糖减少以后,思维开始变得迟钝而混乱。学生在低血糖的情况下学习效率显著降低,司机在低血糖情况下开车与在醉酒情况下开车同样危险。为了搞清早餐的作用和吃什么样的早餐好,有人通过实验发现,早餐只吃淀粉食物的人,餐后血糖下降得很快,上午多数时间血糖都在正常水平以下;早餐加上一杯牛奶或两个鸡蛋的人,上午血糖则可以保持在正常范围内,身体也感到舒服。

不吃早餐不仅仅危害人体的身心健康,还能降低工作和学习的效率,并容易导致胃炎、肥胖等各种危害人体健康的疾病。

1. 不吃早餐容易造成低血糖

人体经过一夜的休息，体内的营养基本上已经消耗完了，这个时候的血糖浓度大多已经低到人一天中的最低值了，如果人在早上不吃东西的话，血糖会持续降低，特别是在这种状况下开始工作和学习，对人体的危害是极大的，久而久之会形成面色苍白、四肢无力、精神萎靡，严重的可以出现低血糖休克。早餐是人体一天工作和学习的能量来源，养成良好的早餐习惯对人体是有百利而无一害的。

2. 不吃早餐容易造成记忆力下降

大脑的能量来源于葡萄糖，并且这种糖不会在人体中存积，它的积存时间大多只有几个小时，也正因为如此，也不难看出大自然的巧与妙来，自然界形成的规矩就是一日三餐，这刚好为人们提供了足够的、让大脑活跃的能量。白天一般是以每四个小时左右为标准进食一餐，而相比之下，早餐隔的时间真的是太长了，所以，早餐在人的一天的活动中在能量的供应方面来说弥足轻重，只有早餐到位了，才能为人们一天的工作和学习提供足够的活力。

3. 不吃早餐容易造成胆结石

人体在早晨空腹的时候，胆汁中的胆固醇一般饱和度都是极高的，只有吃完早餐才有利于胆中的胆汁排出来，要不然胆汁中所含的胆固醇会析出而形成结石，对人体是极其不利的。如果经常不吃早餐，时间长了，人们会发现，自己早起起来总觉得嘴里有苦的感觉，喝水也会觉得水是苦的。这个情况我们经常遇到，这就和胆汁的排出形式有关，如果吃早餐的话，这种情况是很少发生的。特别是对于婴幼儿以及青少年来说，他们在各种营养物质的需求方面都是巨大的。如果血糖值过低，还有供脑部的营养和氧的数量降低，对孩子的学习是极其不利的。如果长期不吃早餐，大脑一直处在低血糖状态下工作和学习，还会影响孩子的智力发育。

4. 不吃早餐容易引起消化系统疾病

一般情况下，食物在人体内经过几个小时以后，大多胃部都已经排空，如果在早起不进行早餐的补充，胃酸及胃内的各种消化酶就会去消化胃膜层，时间长了，就会造成各种各样的胃病，如胃炎、胃溃疡等胃部疾病，而这种胃部疾病一旦患上，是很难治愈的。

5. 不吃早餐容易造成肥胖

现在的年轻人，包括还处在发育期的青少年都有一个误区，认为不吃早餐是减肥的条件之一。实际情况并不是这样的,人体对热量的需求是有一定标准的,特别是我们国家,根本没有在早起吃大鱼大肉这样高热量食物的习惯。早餐主要以供应各种微量元素和护胃为主的,脂肪类是可以大量储存在人体。如果不吃早餐,势必会造成中、晚餐进食的量过量,导致脂肪堆积。早餐有利于减肥已经被大多数人所认可。

十、趁热吃不利健康

在生活中,很多人都提倡趁热吃。"趁热吃"也是中国人待客的一句客套话。对于任何食物或者茶饮都是要趁热吃或者趁热喝,他们认为这样比较新鲜,尝到的味道也比较好,那么趁热吃真的好吗? 下面我们就来看看趁热吃的危害。

1. 使口腔黏膜充血

因为食物比较烫的时候就吃的话,会损伤口腔黏膜,造成口腔溃疡,会破坏口腔中的一些黏膜保护组织,就会让口腔受到一些伤害。特别是一些比较烫的食物,对牙龈和牙齿都有不好的影响,很容易造成过敏和溃烂。

2. 引起食道黏膜损伤

食物过烫就经过口腔进入到食管,不但会烫伤口腔,还会对食管造成影响。因为经过口腔虽然温度降低了一些,但是温度还是很高,所以就会损伤食管黏膜,留下伤痕和炎症,如果长期下去就会引起一些其他的疾病。

3. 小心诱发食管癌

不论是热乎乎的面条,还是刚刚涮出来的火锅,吃进身体都能够很好地补充身体所需,对于温暖身体是有帮助的。但是,大量吃过热的食物对于食管是有伤害的,会造成食管癌的发生。这是因为吃进身体的食物需要消化吸收,在这消化吸收过程中,食管成了重要一环。

在身体构造中,食管壁其实是由黏膜组成的。食管壁显得非常娇嫩,最高承受的食物温度在 60℃,超过了 60℃对于黏膜就有一个很大的损伤。就以涮火锅来说,温度其实远远不止 60℃,如此高的食物温度是会烫伤黏膜的。在冬天很多时候,我们吃的食物就是如此高的温度,经常吃温度这么高的食物是会烫伤黏膜,如此循环往复,会造成黏膜质的变化,时间一长会发展成肿瘤,形成食管癌。因而,在冬天的饮食中要特别注意,不要让过热的食物伤害到黏膜诱发食管癌。

影响味觉神经 味觉神经对我们的影响还是很大的,任何的味觉都是通过这些来传递的。所以如果食用很烫的食物,就会破坏舌头上的味蕾,从而影响进食者的味觉神经,使人的口味越来越重,所以要注意。

通过以上的介绍,大家应该都知道其实吃烫食对身体的影响还是很大的,所以不要食用过烫的食物,以免引发炎症。

在正常情况下,口腔和食管的温度多在 36.5～37.2℃,所以适宜进食的温度是 10～40℃,能耐受的高温也只在 50～60℃。如果超过这个温度,口腔和食管的黏膜就容易被烫伤。如果经常吃过热的食物,容易烫伤口腔黏膜及食管黏膜形成浅表溃疡,导致慢性口腔黏膜炎症、口腔黏膜白斑、食管炎、萎缩性胃炎等病症。

特别是喜欢饮茶的人,更容易犯"趁热喝"的习惯,其实刚泡好的茶水温度可达 80～90℃,如果长期不断地反复喝,会导致食管的黏膜被烫伤而引起黏膜质的变化,甚至提高患食管癌的风险。

现在有越来越多的研究表明:饮食过热和食管癌等多种消化道疾病也有很大的关系。中医也不主张饮食过热,因为食物的消化过程适宜在接近体温的温度下进行,过热的食物会导致气血过度活跃、胃肠道血管扩张,对肠胃产生刺激。

十一、先喝酒后吃菜对人体有害

现实生活中,避免不了名目繁多的交际应酬,至于朋友聚会、下馆子吃喝就更频繁了。酒宴上,大家兴高采烈,为表示"感情深",常常是"一口闷",开席前先干一杯再说。事实上,每天饮用 25 克以下的白酒或相同酒精含量的红葡萄酒,确实可以对人的心脏起保护作用,但若是空腹饮酒,即使饮酒量很少,对人体也是很有害的。

1. 空腹大量饮酒可引起休克

胃在没有任何食物的情况下,酒在胃内停留的时间很短,其中的酒精,80%由十二指肠和空肠吸收,其余的由胃吸收,一个半小时的吸收量可达90%以上。饮酒后 5 分钟,人的血液里就有了酒精,当 100 毫升血液中酒精含量在 200～400 毫克时,就会明显中毒;酒精浓度为 400～500 毫克/100 毫升时,就会引起大脑深度麻醉,甚至死亡。因此,空腹饮酒即使酒量不多也易醉,加大了酒精对人体的危害。

2. 空腹饮酒容易引起胃病

人体在空腹时,因胃里没有食物,酒精就会直接刺激胃壁而引起胃炎,严重者可能导致吐血。长期空腹饮酒还会引起胃溃疡。

3. 空腹饮酒导致低血糖

饮酒后,乙醇在人体内经肝脏代谢变为乙醛,再继续分解成水和二氧化碳。如果人在空腹时饮酒,此时肝脏糖原储存非常少,血糖较低。因为乙醇很快吸收到血液里,可刺激胰腺β-细胞分泌出大量胰岛素,使血糖浓度进一步降低。同时,乙醇迅速进入肝脏,还能抑制肝糖原的分解和糖异生,更增加低血糖发生的风险。

鉴于上述,聚餐时,在饮酒前最好先吃些东西垫垫胃,然后再慢慢地边吃边喝。需要注意的是,做过胃切除手术的人,因为酒入胃后吸收快,应严格注意控制饮酒量,以免发生中毒。

另外,饮酒时的最佳佐菜首推高蛋白和含维生素多的食物,比如新鲜蔬菜、鲜鱼、瘦肉、豆类、蛋类等。必须注意的是,切忌用咸鱼、香肠、腊肉等食物下酒,因为此类熏腊食品有大量色素和亚硝胺,会与酒精发生反应,既有害于肝脏,还会损害口腔和食管黏膜,甚至有可能诱发癌症。

十二、七种做菜习惯会损害你的健康

很多人对美食是爱吃又爱做,然而,你一定想不到,一些看似不起眼的炒菜习惯,影响的不只是味道口感,它还会损害你的健康,甚至增加患癌风险。

1. 炒菜后不刷锅接着炒

很多人为了省事或看锅比较干净,不刷锅就直接炒下一道菜,这样做也是错误的。因为看似干净的锅表面会附着油脂和食物残渣,当再次高温加热时,可能产生苯并芘等致癌物。而且不刷锅再接着炒菜的时候,你会发现食物残渣很容易烧焦,这也存在一定的致癌隐患。

建议:每做完一道菜,都应把锅清洗干净,再炒下一道菜。

2. 油冒烟时才下锅

现在的食用油一般都经过精炼,去除了大量容易"冒烟"的杂质,烟点比较高。油锅冒烟时,油温很可能已经达到200℃以上,此时将菜下锅,不仅会破坏食物的营养,还可能让食物中的蛋白质、脂肪和碳水化合物发生异变,产生一些致癌物。

建议:在烹饪过程中,最好是热锅冷油。

3. 炒菜不开油烟机或炒完立马关掉

烹调油在高温状态下会产生油烟,其中含有许多具有刺激性的有害物质,吸入对身体危害很大。而本身有呼吸系统疾病的人,更会加重病情,诱发哮喘、炎症等。另外,在长期接触厨房高温油烟的中老年女性中,患肺癌的风险增加了2~3倍,危害不亚于吸烟。还有些人炒菜一结束,习惯马上关掉油烟机。事实上,油烟机排除废气也是需要一定时间的,炒菜结束后仍会有一些废气残留在厨房中。

建议:在炒完菜后,不妨让油烟机继续工作3~5分钟,这样可以确保有害气体完全排出。同时关门开窗,让厨房油烟向外扩散,减少危害。

4. 做菜时放很多调料

为了追求菜肴的美味,很多人做饭时会添加不少调味品,这也在无形中增加了不少盐。

据资料显示,在中国,65%的成年居民食盐摄入超过了6克的每日限定量。长期的高盐膳食会增加患高血压、心脑血管疾病的风险。

建议:炒菜只放一点盐或海鲜酱油,鸡精、味精也少用。可以用葱、姜、蒜或花椒等调味。

5. 使用过后的油继续炒菜

油经过高温加热,会产生反式脂肪酸和有毒的油脂氧化产物。当继续使用这种油高温烹调时,致癌物产量会急剧增加。另外,使用过的油已经发生了氧化,若存放不当,更容易变质。

6. 蔬菜先切后洗

食物被切开后再用水清洗,增加了食物与水的接触面积,易使B族维生素、维生素C等水溶性维生素和部分矿物质流失。

建议:先将蔬菜清洗干净,并尽量将水分控干后再切。并且,切好的菜最好马上烹调,以免一些营养素被氧化破坏。

7. 生、熟食物同用一块砧板

在切割生食时,食物中的细菌等会残留在上面,而且部分生食中还携带较多的寄生虫卵。若此后又用于切割熟食,细菌则会以菜刀和砧板为媒介直接污染熟食。即使在使用前用开水烫一下"消毒",细菌也并不会被彻底消灭干净。

建议:生熟两用,肉菜分开。普通的家庭厨房,至少需要三块砧板才能满足所有需求:一块切菜,一块切生食,一块切熟食。

十三、炒菜用油的误区

常说"油多不坏菜"。人们炒菜时,常以为油放得越多越好。近年来很多人意识到,油脂摄入过多会带来肥胖、"三高"等一系列健康问题,于是又开始节制吃油,相信少油、无油饮食。

1. 吃油的种类太单一

为了方便以及健康,很多家庭通常都长时间只吃一个品种的油,认为这样可以有利于身体的健康。建议最好还是几种油交替搭配食用,或一段时间用一种油,下一段时间换另一种油,因为很少有一种油可以解决所有油脂需要的问题。

2. 用油的量太大

在用油的量上也要做到严格的控制,像一些血脂、体重正常的人总用油量应控制在每天不超过 25 克,多不饱和脂肪酸和单不饱和脂肪酸基本上各占一半。而老年人、血脂异常的人群、肥胖的人群、肥胖相关疾病的人群或者有肥胖家史的人群,他们每天每人的用油量要更低,甚至要降到 20 克。

建议:对于食用油的学问可不止这么一点,除此之外在挑选食用油的问题上也是有着一定的技巧的,比如同种品牌的食用油,最好是选颜色较浅的那类。还有关于更多的食用油技巧,这就需要你在日常的生活中去细心地发现了。

3. 荤油不能吃,植物油尽量多吃

很多人认为荤油既然不能吃,植物油多吃也无妨。因此,有些家庭每日每人植物油摄入多达 50 克甚至更多。其实这是一个大误区,食用不当,植物油也会导致高血压、高血脂等疾病。经过化验,食用油用量过大,不仅会影响食品的味道,还会影响到人体对食物的吸收。长年吃这样的菜肴,对心脑血管极其不利,还易诱发胆囊炎、胰腺炎等疾病。在一般能量摄入的情况下,一天除去摄入的动、植物食品中所含脂肪外,一个正常人每天植物油的摄入量在 25 克左右为宜,有肥胖和高血脂的患者,应该再减少,但不应少于 15 克。

4. 害怕肥胖不吃油

提倡少油烹调并非鼓励无油饮食,适量的油不仅能提供人体所需的脂肪酸,促进人体吸收脂溶性维生素,还能软化食物纤维,减少食物体积,提供饱腹感,预防胆结石的发生。就算我们要减肥节食,每天也需要至少 20 克膳食

脂肪酸才能维持胆汁正常排出,脂肪酸不足可是会破坏皮肤健康的。

5. 只吃植物油不吃动物油

很多人为了预防"三高"问题以及预防肥胖,在炒菜的时候都千篇一律地使用植物油,坚决杜绝动物油的掺入。如果长期不吃动物油,就会造成体内维生素及必需脂肪酸的缺乏,影响人体的健康。并不是说一味地只吃植物油,不吃动物油,就能有利于身体健康了,其实在一定的条件下,动物油(饱和脂肪酸)对人体是有益的。

6. 只要是油就可以用于煎炸

当植物性油经长时间加热时,不饱和脂肪酸会发生变化,譬如用来炸油条、炸鸡、煎葱油饼所用的植物油,由于重复加热作用,会最终变成对血管不利的饱和脂肪酸。因此不宜用小包装植物油来反复煎炸食品。

7. 橄榄油好就只吃橄榄油好

家庭不要长期食用单一油品。油要变换着吃,可以适时适当地混合食用调和油,这样才有利于身体健康。调和油是通过特殊的工艺将几种不同的植物油按照一定的比例进行配制而成的,其营养成分比单一原料的食用油高出很多,口味适合中国人的饮食习惯。在对消费者的食用油调查中发现,由于对食用油健康的认识不够,多数家庭几年如一日吃同一种油。

8. 一大桶油最实惠

买一大桶油,然后每天打开盖子倒油,这样做其实并不妥当。据检测,开封三个月的食用油试纸数值为 0.25,开封四个月的食用油试纸数为 0.3,国家规定食用油过氧化值如果在 0.25 及以上,就说明它的过氧度已经很高了。所以开封三个月,是安全用油的临界点。即开封三个月还没有吃完的油,就相当于我们身边的一颗不定时炸弹。此外,如果把新鲜的油放在旧油瓶中,新鲜的油也会较快地变质。所以,用一个大塑料瓶来反复盛装烹调油的做法是不正确的,很容易使油加速氧化。正确的做法是,用较小的有盖油杯或油瓶,过几天从大油桶中取一次油,平日放在橱柜当中,炒菜时才拿出来。小油杯或小油瓶应当定期更换。尽量购买新鲜的小包装油。如果买回来了大桶油也应该放在阴凉处,把盖子拧紧。

十四、常饮碳酸饮料问题多

在日常生活中,我们常常可以听到有人说碳酸饮料是不能喝的。小的时候觉得碳酸饮料甜甜的很好喝,所以一点都不能理解家长不让我们喝的原因。现在碳酸饮料已经成为很多人生活中必不可少的一种饮品,更有甚者用碳酸饮料替代日常的饮用水。殊不知,碳酸饮料虽然好喝但是它没有白开水健康,经常饮用碳酸饮料还会对人体造成一定的伤害。那么到底为什么不能喝碳酸饮料呢?

1. 损伤肝肾功能

碳酸饮料中含有大量的色素、添加剂、防腐剂等物质,这些物质摄入到体内后,加大肝脏的排毒负担,长此以往,对肝脏功能有一定的损伤。而且碳酸饮料中的糖分转化成脂肪,堆积在肝脏中,这会增加脂肪肝的发病率。这些添加剂成分在体内代谢时需要大量的水分,而且碳酸饮料中含有的咖啡因也有利尿作用,会促进水分排出,所以喝碳酸饮料,就会越喝越觉得渴,渴了就喝,这会增加肾脏负担。研究发现,碳酸饮料,无论含糖与否,如果一天之内饮用两瓶或者两瓶以上,罹患慢性肾病的风险就增大两倍。

2. 代谢性疾病

由于碳酸饮料含糖量较高,一般含有10%的糖分,一小瓶的热量就达到一两百千卡,经常喝容易使人发胖。而发胖以后,会引起心血管方面疾病。再者,过高糖分会导致胰腺过度工作,以产生胰岛素,增加患2型糖尿病、心脏疾病的概率。酮症酸中毒是糖尿病的一种急性并发症,易发于1型糖尿病患者,2型糖尿病患者在严重的应激状态下,比如发生感染、心梗、精神刺激、严重外伤时血糖会急剧升高,胰岛素严重不足,激发酸中毒。这时候患者必须及时就医,否则病情恶化可能引起多个脏器的衰竭。

3. 喝碳酸饮料上瘾

喝完碳酸饮料后会释放多巴胺,人会有一种欣快感,感觉很轻松,这种神经反应和吸食海洛因的情况相同。再加上喝了碳酸饮料后还会口渴,又不想喝没有味道的水,还是想喝碳酸饮料,这样就形成恶性循环。碳酸饮料中含有咖啡因,也会促使上瘾。

4. 损伤消化系统

您是不是还在回味喝完碳酸饮料后,打出来的嗝的味道?但是您要知道,碳酸饮料喝得太多会影响消化。一下喝太多,释放出的二氧化碳很容易引起腹胀,影响食欲,甚至造成肠胃功能紊乱,引发胃肠疾病。曾有研究发现,可乐喝多了易得食管癌。印度医学家发现,凡是可乐等碳酸饮料消费量大的人群,食管癌发生率都会相对较高。据研究人员推测,可能是二氧化碳的压力使胃酸逆流进入食管,从而刺激食管,诱发食管癌。虽然这种说法目前还没有充足的研究证据,然而可以肯定的是,患有消化道疾病的人和胃肠功能不良者应当严格控制碳酸饮料。

5. 对牙齿造成伤害

碳酸饮料中含有大量的碳酸,这些碳酸会对牙齿造成很大的伤害,因为牙齿的牙釉质很容易与饮料里的碳酸反应导致牙齿中的物质被分解吸收,造成牙齿松动脱落等现象。长期喝碳酸饮料牙齿松软会小块小块地脱落。

6. 容易变老

有这样的说法:大量摄取糖分的话,细胞易老化。如果每天喝 600～800 毫升的加糖饮料的话,会比不喝的人的细胞提前衰老约 5 岁。

所以,不建议大家将碳酸饮料当水来喝,但是偶尔喝一点也是可以的。小孩子一定不要多喝碳酸饮料,好多家长为了满足孩子的要求就会一直给他们喝饮料,其实这是在害孩子。正在减肥的人不宜喝饮料,即便是碳酸饮料会让人有饱腹感也不能帮助减肥,因为碳酸饮料中含有的糖分足够可以抵得上一餐的热量。正在补钙的人也不宜喝碳酸饮料,否则会造成肾结石等其他疾病。

对于碳酸饮料,很多人都有误区,其实它的危害要远远大于有益成分。炎炎夏日喝一杯冰可乐确实是很爽口,可是这更加重了碳酸饮料原有的危害,过量饮用还会造成肠胃炎等疾病。碳酸饮料虽然好喝,但是营养价值却远比不上水,所以还是喝一些白开水对身体较好。

十五、自认为是养生,实际是损害身体

前些年有人相信"喝绿豆汤包治高血压""生吃茄子能减肥"。现在也还有人相信,喝两口药酒,能治所有病。盲目养生可能是因为科学素养不高。来看看数据。中国科协 2015 年开展的"第九次中国公民科学素质调查"结果显示:2015 年中国具备科学素质的公民仅为 6.20%,有 19 个省(区)甚至不到 5%。估算一下,有多少人继续上着假养生的当。以下这几种假养生,现在最容易坑人。

1. 走路好,那就每天 2 万步

占领朋友圈步数排名前几,成了一些养生达人的每天的"小目标"。走路,确实是很好的运动,连世界卫生组织都说过:最好的医生是自己,最好的

药物是时间,最好的运动是"走路"。

但是如果你想在步数上碾压别人,那么,你可能同时碾压了自己的膝盖。走路太多,也会对膝盖产生损伤,时间一长,原本应该起到润滑关节作用的关节腔液越来越多,可能会形成膝关节积液。过度运动,也伤害身体。正常人每天应该走 6 000~10 000 步,里程 3~5 千米比较合适。

2. 维生素好,那就不管缺不缺,都补补

补维生素,好像也成了一种流行,尤其是老年人和办公室白领,好像每天吃一粒维生素片,才能显示自己对健康的重视。维生素虽然是身体必需营养素,但并不等于每个人都需要补。日常吃的食物中就含有各种各样的维生素,饮食均衡的人,基本不需要额外补充。而且维生素种类多,功能也不同,不对症地乱补,不仅治不了病,反而可能补出病。再者,维生素并不是万能药,不能防治百病。举个例子,胃溃疡患者大量服用维生素 C,不仅无效,而且还会加重对胃的刺激。还有人每天必吃维 C 泡腾片,但其实维生素缺乏者才需要补充,长期过量服用反而可能导致尿路结石等。

3. 为了锻炼身体那就每天晚上暴汗打卡

下班后去健身房打卡"撸铁""暴汗",也成了不少年轻人的标配。这样真的好吗?白天生活很忙碌,身体很疲累,到了晚上却还专门找时间去运动,而且运动时间还很长,直到大汗淋漓。这个习惯看似健康,其实对身体也不好。运动要适度,如果从运动强度而言,控制在半个小时到一个小时之间的轻微运动,运动到微微出汗,这是有利健康的;如果运动时间长、自己感觉很累,这种运动反而透支健康、伤害身体。尤其是睡前的剧烈运动会让身体过于兴奋,进而影响晚上的睡眠。还有一些老年人晚上跳广场舞,跳得一身大汗,影响睡眠,长此以往对身体也不好。

4. 喝水好,那就一次猛喝 8 杯

"每天需要喝 8 杯水"几乎成了常识,但并不意味着你一下要喝这么多。尤其是有些人,白天忙得一口没喝,晚上想起来白天没喝够,便开始猛灌,这样真不是养生。一次喝个饱会加重肠胃负担。而且可能会引起"低钠血症",会导致昏睡、恶心、抽搐甚至昏迷,如果不及时治疗,严重者还可能死亡。"每天 8 杯水",是因为人体每天从尿液、流汗或皮肤蒸发等流失的水分为 1 800~2 000 毫升,所以才说,健康成年人每天需要补充 2 000 毫升左右的水分。最好把需要喝的水分配在一天中各个时段分开喝,每次 200 毫升左右。

5. 保健品、补品好，那就天天吃

喝两瓶口服液，就能治癌症？吃一罐"××油粉"，就能防老年痴呆？人参、鹿茸好，就天天吃？别坑自己了，因乱吃保健品吃出了病的例子不少。记住：保健食品的本质就是食品的特殊种类，并不含有全面的营养素，不能代替其他食物；它不是药，不能代替药物，治不了病，也救不了命。而补品的好处，是针对相应病症的人，能补益身体，不对症的人吃了，甚至会火上浇油，造成可怕的后果。所以别乱吃，如果要吃，先咨询医生，别自己乱吃。

6. 吃太饱不好，那就坚持断食

断食能排毒、断食能减肥、断食是一场"正在横扫全球的瘦身革命"？不仅能身体轻盈，还能让灵魂得到修炼？事实上，吃饱、吃撑，的确对身体不好，会造成肥胖、慢性病等一系列健康问题。但完全反其道而行的"断食"、"辟谷"、不吃饭，就是对的养生吗？真能起到"清理肠胃"的作用？有中医专家解释："辟谷养生"并没有中医的理论基础，也不符合人体的生理规律。从现代循证医学的角度来看，目前也并没有证据直接证明辟谷对身体有好处。断食、辟谷会打乱胃肠道的正常运行、肠道的通透性以及消化液的分泌，还有营养物质的吸收等也会受到影响，易引起身体代谢紊乱，会引发胃炎、胃溃疡等疾病。

7. 粗粮五谷好，那就吃五谷杂粮粉

多吃五谷，不生杂病。意外的是，营养专家推荐的五谷，居然造成了"五谷杂粮粉"意外走红。但是打磨成粉状以后的五谷杂粮粉，可就不同了。吃它不仅不养生，还可能要让你去看医生。吃五谷杂粮之所以有助于健康，一方面五谷杂粮含有丰富的膳食纤维，能促进肠胃蠕动；另一方面也有丰富的碳水化合物。但把杂粮磨成粉后，膳食纤维没了，剩下的只有淀粉和糖类。这对糖尿病患者来说，是很可怕的，因为它会增加血糖吸收，提升血糖的速度很快，对身体非常不利。因此，吃粗粮粉不如直接吃粗粮，蒸、煮等做法都不错。

十六、常用耳机听音乐影响听力

随着手机的应用越来越普遍，耳机也成了手机的标配了。戴耳机听音乐是现代人调节放松的一种方法，随处可见。现在的人不管走到哪里，在干什么，都戴着耳机，听着音乐。世界卫生组织提供的数据显示，全球约有11亿青少年因不安全使用智能手机及配套耳机等设备，面临听力损伤风险。世卫组

织还对中等收入和高收入国家的研究数据进行了分析，结果显示，在 12～35 岁人群中，近 50％ 的人在使用个人音频设备时，音量大到不安全的程度。下面我们就来看看，长期戴耳机到底会有哪些危害。

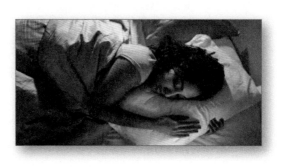

1. 听力受损

时下，有许多人特别是年轻人喜欢戴上耳机听音乐。确实，戴上立体声耳机欣赏时，可让人心旷神怡，轻松愉快，对消除疲劳和增进身心健康都有一定好处。然而，如果较长时间地收听，并且将音量放得很大，就会产生相反的效果。耳分为外耳、中耳、内耳。外耳由耳郭和外耳道组成。外耳道是声音传入中耳的弯曲腔道，具有共鸣作用。中耳由鼓膜、鼓室和听骨链组成。鼓膜既是外耳道的终端，又是外耳与内耳的分界，是椭圆形的薄膜，在声波作用下产生振动。鼓膜向里是一个 1～2 平方厘米的含空气鼓室。鼓室内还有由 3 块听小骨相互串联成的听骨链。听骨链与内耳相连。内耳的管腔螺旋近 3 圈，似蜗牛壳，其内有听觉感受器，当外界的声波经过外、中耳道传到内耳的听觉感受器时，听觉感受器便将这种机械振动转变为电能——神经冲动上传至大脑皮质的听觉中枢，便产生了听觉。而当我们戴上耳机后，外耳道口被耳塞或耳罩紧紧地包裹着，声压直接刺激内耳的听觉器官，丝毫没有缓和、回旋的余地，时间一长，就会对听觉器官产生不良影响：内耳的蜗神经末梢细胞和听觉神经纤毛逐渐发生退行、隆变、萎缩，听神经细胞的活动能力减弱。研究发现，正常人在音量小于 60 分贝的环境中，听力不会受到损害；70 分贝以上开始损害听力神经，90 分贝以上就会使听力受损。但一般收音机的音响强度可达 115 分贝，摇滚乐达 100 分贝，迪斯科乐达 110 分贝，而高频立体声最大音量可达 130 分贝。

2. 脑神经受损

长时间听立体声耳机，还会使大脑保持高度的兴奋，从而引起头晕脑涨、失眠、记忆力减退及迟钝。如果边听耳机边工作，还会使注意力无法集中，不仅工作效率降低，还有可能出现各种各样的差错。

3. 注意力分散

最为严重的是，有些人戴耳机上街，在公交车、地铁或马路上，因为喇叭

271

声和周围的声响都会被忽略掉,这是非常危险的。对于喜欢一边骑车一边听音乐的朋友来说,戴着耳机就意味着丧失了对周围声响环境的判断力,会危及生命。在医学上的相关研究表明,耳机,尤其是立体声耳机所产生的噪音,会造成头晕、心悸和注意力分散。

经常戴耳机听音乐的人应掌握一个"60—60原则",这也是国际上比较公认的保护听力的方法。即听音乐时,音量不要超过最大音量的60%,连续听的时间不要超过60分钟。在这样的情况下用耳是比较健康的。

十七、餐后抽烟危害最大

大家都知道抽烟有害健康,但很多人依然"不依不饶"地抽烟。抽烟其实是一种习惯,有些人习惯在特定的时间抽烟,但是有些时间抽烟对身体的危害更大,千万不要在以下5个时间抽烟。

1. 餐后不要抽烟

人在吃饭后,消化系统进入全面消化与吸收状态,这个时候胃肠蠕动频繁,血液循环加快,全身毛孔张开,并且排放一些多余的热量与加快组织细胞生物呼吸。假如这时抽烟,烟雾中的有害物质会被肺部与全身组织大量吸收,给人体机能与组织带来比平常抽烟大很多的伤害。餐后抽烟还可以使胆汁分泌太多,使胰蛋白酶与碳酸盐的分泌受抑制,影响食物的消化与吸收。

2. 喝咖啡时不要抽烟

假如喝咖啡的同时抽烟,其危害不仅加倍,它们还可以相互反应,对人体的供血系统产生长时间的破坏作用。它可以使主动脉血管发生暂时性硬化,破坏人体供血系统,将会使心脏工作负担增多,并且通过升高血压来保证身体的血液供应,长时间下去,极容易造成心脏病突发与卒中。因此,在喝咖啡的同时不要抽烟,以减少烟草与咖啡因叠加对身体的危害。

3. 喝酒时不要抽烟

喝酒同时抽烟,双管齐下,对身体的危害具有协同作用,两者都能令对方的毒性增强。烟中的致癌物质被人体吸入口腔、鼻、咽喉、气管与肺之后,以烟焦油形式沉积在上述器官的表面,当喝酒时抽烟,黏附在口腔、咽喉上的烟焦油则会随酒下肚,烟气中的烟碱、焦油溶于酒精中,而且能很迅速地被吸收到血液里,扩散到身体内。喝酒时抽烟,在血液中烟碱的含量比单纯抽烟更高,危害更大。此外,烟草毒还具有影响肝脏不能及时地促使酒精在身体内代谢的功效,从而造成酒精中毒。所以,喝酒时忌抽烟。

4. 熬夜时不要抽烟

夜里是细胞分裂最旺盛的时期,睡眠不好,加上长时间熬夜降低抵抗能力,人体很难控制细胞发生变异而成为癌细胞。而香烟中至少包含 69 种致癌物质,这些物质又可以使正常细胞癌变,增加 20 多类癌症发生的机会。熬夜使人的生理处于应激状态,在熬夜时,肾上腺素的分泌比准时作息的人明显增多,这时抽烟会迅速产生有害物质,危害心血管,使血压上升、心率增快,使动脉硬化提速。所以假如不得不熬夜,要避免久坐,适当运动,工作间歇适当小憩,尽可能不要通宵熬夜,"资深"烟民更应该尽可能少抽烟。

5. 早上起床时不要抽烟

经过一晚的休息,机体大多数组织器官新陈代谢能力比较低,呼吸的频率比较慢,身体内滞留的二氧化碳比较多,又因经过了一个晚间,屋子里的空气没有流通,甚是污浊,混杂着香烟的烟雾又被重新吸进肺中,以至于产生气闷、头晕、无力等症状。加上烟雾中尼古丁等多类有毒物质刺激支气管,久之则会引起慢性支气管炎等呼吸系统病患。有句谚语:"早上抽烟,早归西天",已为人们敲响了警钟。尽管说得有一些夸大,但是在一定程度上也可说明早上抽烟的危害性与严重性。

十八、长时间看电视不可取

如今的时代,很多人越来越会享受生活。看电视是大多数人每天都会去做的一件事情。但是,长时间看电视对健康的危害是非常大的,那么你们知道长时间看电视有哪些危害吗? 下面为大家介绍长时间看电视的七大危害,希望对大家有所帮助。

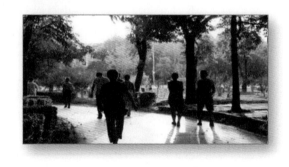

1. 伤眼

特别是儿童的视觉器官发育还未健全,其危害更大。据调查研究表明,如果视力为 1.5,连续看电视 2 小时后,视力会暂时降到 1.0,长时间看电视,可造成永久视力降低,即近视眼。

2. 形成电视腿

看电视久坐使下肢血液回流受阻，产生胀、麻、痛等症状。因静脉血管壁薄，易受压，导致血流受阻，促进血凝过程，下肢静脉血栓形成，形成电视腿。

3. 伤颈椎

经常长时间看电视，颈部肌肉处于高度紧张状态，如果电视机摆放的高度不合适，坐姿不良，极易引起颈椎疼痛、酸胀，久而久之，就会导致颈椎病，还可使腰部肌肉紧张，脊柱弯曲度不正，诱发腰肌劳损、坐骨神经和腰椎间盘突出等症。

4. 发胖

频繁而长时间看电视，特别是饭后立即看电视，久坐不动，体能消耗少；或者一边看电视一边吃零食，如糖果、水果、瓜子等，极易发胖，并易诱发高血压、糖尿病、下肢静脉曲张等。

5. 引发"电视性尾骨病"

长时间坐在电视前，会出现程度不一的尾骨部疼痛症状，有时向臀部和大腿放射，称"电视性尾骨病"。

6. 免疫力降低

因坐电视机前时间多，户外活动时间少，缺乏阳光浴，呼吸不到新鲜空气，使人血液运行不畅，躯体活动不灵，不能适应室内外环境，机体抗病免疫力降低，所以很容易患感冒。

7. 造成胃病

一边看电视一边吃饭，会使胃功能紊乱。据统计，有 40% 以上看电视在 3 小时以上的人，都有胃下垂、溃疡等症状。

为防"电视病"，需要注意的是：电视机摆放位置不宜过高，最好是荧光屏中心与视线持平；人与电视机距离保持在 3 米以上；看电视持续时间不应超过 4 小时；看电视时保持室内空气流通，眼部不适时可戴墨镜；在看完电视后以肥皂洗面，防止静电污染面部而发生斑疹；电视机旁安装一个低度灯泡调节视线，免受强光刺激。其实电视机对人体的伤害是因为通电后能释放 X 线和紫外线。X 线是能引起机体损伤的射线，如长期小剂量受到照射，可以引起疲劳、乏力等症状；而紫外线却能引起眼睛红肿、流泪、怕光等症状，称为电视性眼炎。以上介绍了长时间看电视的七大危害，希望大家以后要少看一点电视，少玩电脑和手机，健康才是最重要的。

十九、跷二郎腿有害

生活中,跷二郎腿似乎是再平常不过的事,很多人一坐下便会不自觉地跷起二郎腿,这种姿势可能有的人觉得舒服。但事实上,经常跷二郎腿对我们的健康是有很多危害的。

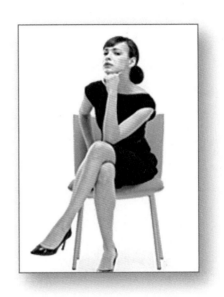

1. 脊柱变形和腰背痛

人体正常脊椎从侧面看应呈"S"形,这种生理弧度有助于支撑人体骨架。常跷二郎腿,由于臀部向上对脊柱的支撑力双侧不均匀,造成腰椎与胸椎压力分布不均,引起脊柱变形,有的则会导致腰椎间盘突出,形成慢性腰背痛。经常跷二郎腿,还是加重颈椎病、腰肌劳损的重要原因之一。青少年处于生长发育期,常跷二郎腿容易形成驼背和脊柱异常弯曲。

2. 加重前列腺疾病

前列腺肥大患者,长时间跷二郎腿会压迫盆底肌肉收缩,使增生的前列腺向尿道管扩张,从而压迫尿道,由此造成排尿困难,严重者可导致闭尿。跷二郎腿还会影响前列腺局部的微循环,使前列腺腺管排泄不畅,有可能使慢性前列腺炎加重。

3. 诱发心脑血管病

跷二郎腿会导致血液上行不畅,使回流到心脏和大脑的血液量减少或速度减慢。这会影响大脑和心脏功能,也容易诱发高血压、心脏病等,尤其是有心脑血管病的老人,更应警惕。糖尿病患者循环功能差,久跷二郎腿,还可能导致糖尿病相关并发症加重。

4. 引起阴道炎等妇科病

女性跷二郎腿会导致局部温度升高,这样在会阴处形成温暖潮湿的环境,可引起致病菌大量繁殖,从而引起外阴炎或者阴道炎。久跷二郎腿,容易造成盆腔内气血循环不畅,引发附件炎,如果病原体经生殖道上行感染并扩散,有可能影响整个盆腔。另外,有痛经史者,常跷二郎腿还可能加重痛经。

5. 影响男性生殖健康

我们知道精子生成和存活的适宜温度是低于体温1～2℃，而当人们跷二郎腿时，两腿交织在一起往往夹得比较紧，使得大腿内侧生殖器周围的温度升高。这样高温的环境，会使精子的生存环境被破坏，影响精子的形成。因此，长期如此，可能影响生育。

6. 容易造成双腿静脉曲张

跷二郎腿时，膝盖受到压迫会影响下肢血液循环，两腿长时间保持一个姿势不动，血液运行受阻，很有可能造成腿部静脉曲张或栓塞。严重时会出现腿部青筋暴突、溃疡、静脉炎、神经痛等。另外，个别人还可出现下肢麻木、酸痛，甚至造成突然不能行走的后果。

7. 小心演变成O型腿

跷二郎腿时，往往两腿交叠，跷起的脚向内收缩，也会导致该条腿的韧带肥厚发炎，产生肿痛的问题，甚至还可能变成O型腿，腿形变得丑丑的。

正确做法：

（1）正确的坐姿

背部挺直，肩膀自然下垂，肘部放松，置于身体两侧，臀部要能接触到椅背。

（2）适当抖腿

适当抖抖腿可以促进静脉血液流动，让血液回流加快，酸胀感和疲劳感能得以缓解，防止血栓和静脉曲张的风险。

（3）劳逸结合

一定要学会放松，适当地自我调节，让腿部感到放松，也能有更好的状态。

（4）及时就诊

一旦发现腿部或者是腰部、背部不舒服，请及时就医，以免耽误病情。如患有糖尿病、腰椎间盘突出、下肢静脉曲张、骨关节炎等疾病，请杜绝跷二郎腿的坐姿。

二十、饭后百步走的危害

俗话说"饭后百步走，活到九十九"，看似健康长寿的生活方法，其实是不科学的。从消化生理功能分析，饭后胃正处于充盈状态，这时必须保证胃肠道的血液供应，才可以进行消化。饭后应当要休息，保证胃肠道的血液供应。如果餐后马上散步，血液需运送到全身其他部位，胃肠的血液供应就相应减少,食物得不到充分消化。再说,胃里的消化液是由吃进食物的条件反射而产生的,胃部饱满,胃液才能分泌旺盛。如餐后散步,胃部在活动中快速蠕动,把没有充分消化的食物过早地推入小肠,使食物的营养得不到充分的消化与吸收。有些人的"吃饱",不过是胃感觉到了胀满,而营养却没有吸收进体内,身体仍然处于"饥饿"状态。

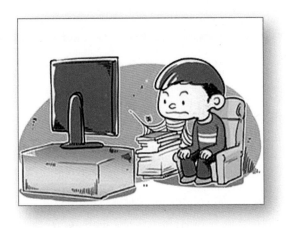

这个时候匆忙起身而走,势必会有一部分血液集中到运动系统去,这样就延缓了消化液的分泌,破坏了胃的正常消化,容易诱发功能性消化不良。如果是在冬季,则更不应该进行饭后百步走。就餐环境室内外温差较大,进餐的时候吃得红光满面、大汗淋漓,要是匆忙离开餐厅,在瑟瑟冷风的刺激下行走,汗腺及皮下组织中的毛细血管骤然收缩,容易引起风寒头痛,还加大了心脏的供血负担。

此外,有些人是不适合饭后百步走的,比如以下几种。

(1)患冠心病、心绞痛的人:进食后立刻进行大运动量活动,有可能诱发心绞痛甚至心肌梗死。最好餐后1小时再散步,每次半小时,注意步速不要过快。

(2)高血压、脑动脉硬化、糖尿病患者:饭后最好静坐闭目养神10～30分钟再散步,马上散步易出现体位性低血压,导致头晕乏力,甚至昏厥。高血压患者散步时最好上身挺直,否则可能压迫胸部,影响心脏功能。走路最好前脚掌先着地,不要后脚跟先落地,否则会使大脑处于不停振动中,易引起一过性头晕。

(3)患有慢性活动性胃炎、消化性溃疡的人:饭后立刻散步会增加胃肠蠕动,吃进去的食物对胃壁产生刺激,不利于胃黏膜修复。

既然如此,那饭后百步走适合哪些人呢?

专家提醒,"饭后百步走"最适合那些长时间伏案工作、形体较胖或胃酸过多的人。只要走上20分钟,就能促进胃肠蠕动、消化液分泌和食物的消化吸收。

值得注意的是,就算要走,也不能吃完饭马上走,在饭后休息30分钟左右再开始散步才能起到保健的作用。而且运动一定要轻微,不能太剧烈,时间控制在15～30分钟即可。

二十一、睡觉时间越长越好？睡太多会带来四大危害

我们日常讨论最多的就是熬夜的危害、睡眠不足的危害、睡眠质量不高的危害。这些危害大家都烂熟于心，但事实上，如果每天睡眠时间过长对身体也有不小的危害。

1. 导致肥胖

生命在于运动，想要减肥最靠谱的方法就是管住嘴迈开腿。如果每天睡太多，大部分的时间都躺在床上度过，那么新陈代谢就会降低，不运动也会使脂肪容易在体内堆积。这样久而久之就会使身体一天一天地胖起来。另外，如果在睡前吃太多东西，睡觉简直是为长肉提供了绝佳的时间。所以为了苗条的身材，最好不要睡太多。科学研究表明，一个正常成年人的睡眠应该在每天 6～8 个小时。

2. 容易引发心脑血管疾病

睡眠太多容易引发心脑血管疾病，尤其是对于中老年人来说。如果在床上一直保持坚持不动很长时间就会使血液流通变慢，从而使血液黏稠，容易引发动脉硬化等心脑血管疾病。另外，切记不要在吃饭之后立即入睡，因为这样会增加中风的风险。

3. 还会使心脏出现问题

研究表明，睡眠时间过多，会导致冠心病、心绞痛等心脏之类的疾病。所以心脏病的高发人群一定要注意，睡眠时间千万不要太长，即使晚睡也要尽可能地早起。此外还要注意，起床的时候不要起得太快，以便发生供血不足、血压急剧升高的情况，这种情况下非常容易导致心梗。

4. 越睡越累，更容易疲劳

长时间的睡眠会使得人体的新陈代谢速度有所下降，导致肌肉组织得不到充足的营养和氧气，使得身体更容易感到疲倦，有时一觉醒来反而觉得身体乏力、软弱无力等。在这种情况下，越睡越累反而对身体的健康有所影响。重点就要提高睡眠质量，而不是延长睡眠时间。

首先就是要做到早睡，一边熬夜再一边补眠，无论补多少都不能保证休息。其次就是让自己的睡眠环境舒服一些，或者给自己一个不受人打扰的环境。相对于延长睡眠时间来说，提高睡眠质量更为重要。

中医讲究睡子午觉，要求子时大睡，午时小睡。子时指的是晚上 11:00 到凌晨 1:00 这段时间，此时睡觉最能够补充精力，睡眠的质量也会有所保证。

如果子时不入睡,睡再多时间,也无法真正休息。睡眠的时间一定要控制好,睡得太少,没有精神,睡得太多会伤害身体。每个人的情况不一样,每个人精力多与少也不一样,要根据自身实际情况来确定最适合自己的睡眠时间。

二十二、营养滋补药多多益善的危害

如今人们越来越重视健康,讲究养生保健,但有些人过分迷信补药,反受其害。目前,我国滥用中药的情况严重,很多人误认为中药药性平和,无毒副作用,有病治病,无病养生。其实,中药进补也要讲究方法,不能滥用,否则既花了钱,又伤了身。不合理使用中药进补,往往适得其反。

俗话说"是药三分毒",中医理论认为,中药的毒是指有偏性的东西,在临床上,中医是用药物的偏性来纠正身体的偏性。如果吃补药使身体产生不舒服的话,就是补偏了。拿人参来说,它有很强的补气作用,可以补虚养气,但如果给火力旺的年轻人吃,吃了往往流鼻血。滋补中药,用在需要的人身上就是补品,用在不需要的人身上就是"毒药"。中医非常讲究平衡,人体既有不足的一面,需要补,也有亢盛的一面,需要抑制。如果补得太过了,就可能产生疾病。另外,虚弱的体质并不一定会因为进补而好转。无论食补、药补都要通过脾胃的吸收才能到达全身,发挥作用。如果脾胃虚弱,运化无力,会导致虚不受补。如果确实属于虚弱体质,补的时候要找专业医生帮你辨别体质,也就是辨别补的方向。中医认为,所谓体质,是指人体生命过程中,在父母遗传和后天获得的基础上,形成的各方面综合的固有特质,也就是人们常说的个体差异。中医"虚则补之"和强调个体差异等进补原则,是很有科学道理的。以下是一些滋补禁忌:

1. 忌以药代食

药补不如食补,重药物轻食物是不科学的。殊不知许多食物也是有治疗作用的药物。如多吃萝卜可健胃消食,顺气宽胸,化痰止咳;多吃山药能补脾胃。很多日常生活中的食物就有很好的调理身体的作用,切不可认为只有药物才是首选。

2. 忌越贵越补

"物以稀为贵",昂贵的传统中药如灵芝、冬虫夏草、鹿茸之类,凡治疗保健均有一定的适用对象,故应根据需要来确定是否选用,切勿凭贵贱来分高低,尤其老年群体更应以实用和价格低廉为滋补原则。

3. 忌无病乱补

中医强调，进补原则是"虚则补之"。中药养生，重在补虚，对于无病也不虚的人，根本不需要使用药物，他们的养生以非药物为主。而虚症又分阴虚、阳虚、气虚、血虚等，对症服药才能补益身体。不分虚实诸证，乱用补药，只能越补越糟。中药滋补大忌就是不辨体质而随意乱补，盲目跟风。所以，进补一定要根据自己的身体状况，"缺什么，补什么"才能事半功倍。保健养生虽不像治病那样严格区别，但起码应将用药对象分为偏寒、偏热两大类。偏寒者，畏寒喜热，手足不温，口淡涎多，大便溏，小便清长，舌质淡，脉沉细；偏热者，则手足心热，口干，口苦，口臭，大便干结，小便短赤，舌质红，脉数。若不辨寒热妄投药，容易"火上浇油"。

4. 忌多多益善

任何补药服用过量都有害。认为"多吃补药，有病治病，无病强身"是不科学的。如过量服用参茸类补品，可引起腹胀，不思饮食。进补更不是滋补药的随意叠加。对于进补过度的人，最容易犯的毛病就是上火。

中医认为，上火就是人体阴阳失衡后出现的内热症。一旦上火，可能出现口干舌燥、喉咙痛、口臭、嘴破、牙龈红肿、眼睛干涩、流鼻血、头痛、痔疮、便秘、失眠等症状。

5. 忌重"进"轻"出"

随着人民生活水平的提高，不少家庭天天有荤腥，餐餐太油腻，这些食物经代谢后产生的酸性有毒物质，需及时排出，而生活节奏的加快，又使不少人排便不规律甚至便秘。近年来，养生提倡"负营养"的理念，即重视人体废物的排出，减少"肠毒"的滞留与吸收，提倡在进补的同时，亦应重视排便的频率和通畅。

6. 忌恒补不变

有些人喜欢按自己口味，专服某一种补品，继而又从多年不变发展成"偏食""嗜食"，这对健康是不利的。因为药物和食物既有保健治疗作用，亦有一定的副作用，久服多服会影响体内的营养平衡。尤其是老年人，不但各脏器功能均有不同程度的减退，更需要全面、系统地加以调理。

所以，滋补药并不是万能的，切记不可不顾自身体质的特点而盲目地进补，不然不仅起不到滋补的作用，反而损害了健康，滋补药也会变成"毒药"。

二十三、久坐给身体带来的害处

现如今久坐已经成为"年轻人"的常态，无论是上班还是下班后，时间都在久坐中流失。上班时久坐时间长达几个小时，而下班后又被手机所束缚，这看似是精神上的放松，实则给身体造成了更大影响，甚至会因此引发疾病。因此为了自身健康，大家要了解久坐的危害，并改掉久坐不动的习惯。

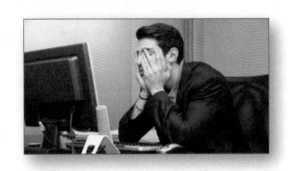

1. 加速人体的衰老

长期久坐不动会对身体内的气血运行造成阻碍，而人体器官的功能也因此下降，导致新陈代谢紊乱、食欲不振等情况出现，加速人体的衰老。英国学者研究表明，久坐不动容易导致情绪的波动。这种久坐不动包括了长期看电视、在电脑前工作、坐着玩手机等等，长期如此，患焦虑症的风险要比其他进行活动的人群高 30% 左右。

2. 增加心血管疾病概率

久坐不动看似没有风险，但却会影响到体内的血液循环系统，导致血液流通速度减慢，心脏的工作量因此而减少，长此以往容易引发心脏机能的蜕变，从而导致心肌萎缩、动脉硬化、冠心病等疾病出现。研究表明，中老年人长期久坐不动，特别是下午 4:00 到 6:00 时间段，最容易导致血栓形成，增加心梗和中风出现的概率。

3. 肥胖症找上门

久坐不动但饮食仍没有减少，体内摄入的脂肪和糖分无法转化成能量被消耗，只能不断在人体堆积，导致肥胖。而且由于体内脂肪堆积过多，血管内也会储存大量的脂类物质，心血管疾病也因此而出现。肥胖和心血管疾病之间也有一定联系，研究表明体重超标者正是心血管疾病的好发人群。

4. 颈椎病来敲门

长时间久坐，头部处于前屈位，增加了颈部关节和肌肉的压力，导致颈部处于紧张和僵持的状态，而且颈部血管又长时间处于轻度屈曲和受压状态，颈椎病因此而出现。另外，本身就患有颈椎病的人，保持久坐姿势，还会加重颈椎病症状，甚至因此发展为大脑供血不足。

5. 消化能力逐步减弱

由于长时间不活动，肠胃蠕动能力也会因此减慢，而消化液分泌同样会减少。导致患者出现食欲下降、消化不良等的肠胃疾病。同时由于食物无法被正常消化和吸收，食物残渣也无法正常排出体外，容易引发便秘问题。

6. 患癌概率翻倍

久坐除了会患结肠癌外，与其他癌症的发生也有关系。美国癌症协会做过一个研究，通过对 146 000 名男女做研究，通过 17 年的追踪调查发现，与每天静坐时间少于 3 个小时的人相比，每天坐着工作 6 小时以上的女性更早死于各种疾病的风险要高 37%。而这些有久坐习惯的女性，尤其容易患多发性骨髓瘤、乳腺癌以及卵巢癌等。德国医学专家提出，久坐不动的人更易患癌，因为人体中免疫细胞的数量随着活动量的增加而增加，久坐不动使人体缺少足够的免疫细胞。长期在办公桌前久坐的人肠道蠕动减弱减慢，粪便中的有害成分包括致癌物在结肠内滞留并刺激肠黏膜，再加上久坐者腹腔、盆腔、腰髓部血液循环不畅，可导致肠道免疫屏障功能下降，这些都增加了结肠癌的发病危险。

7. 女性久坐容易致不孕

育龄妇女中 10% 左右的人群患有不孕不育症，尤其是经常在办公室的白领女性，久坐不动导致"卵巢缺氧"，缺少锻炼使病毒侵袭致妇科炎症增多，以及营养不平衡和肥胖成了现代女性不孕增多的三大原因。长时间久坐或坐姿不佳，不但会造成输卵管堵塞，还可能引起慢性附件炎，导致病原体经阴道上行感染并扩散，继而影响整个盆腔。尤其是女性经期，久坐容易使经血逆流，造成慢性盆腔充血，刺激周围神经而造成肿胀，最终容易致不孕。

二十四、"药是神"的观念要不得

在宗教盛行而科学无力的从前，人们误将神的力量当成药物；在科学强大而宗教势弱的今天，人们又误将药物看作神力。现在很多人一生病，哪怕是个轻微的感冒发烧，就马上找医生开药治病，甚至自己选几种抗生素及激素一并用上。正像有人说的"不管是细菌或病毒，来个机关枪加大炮一起上"。要知道，有不少药物是治标不治本，疾病的真正治疗者，乃是自身机体免疫力。体内的自愈系统才能真正治愈疾病。机体内有一套完整的防御武器——免疫系统,可以阻挡、消灭入侵的细菌、病毒等病原微生物,而精密复杂的自愈系统几乎能修补和治愈所有病痛。

在这里我举一个例子大家就清楚滥用抗生素的危害了。我先问一个问题:农药是用来杀什么的? 很多人会说:用来杀害虫。那人碰了农药会不会死? 鱼碰了会不会死? 鸟碰了会不会死? 这些都不是害虫呀。所以,当你不加思考地告诉我,农药是用来杀害虫的,你的认知就出了问题。你一味地认为是用来杀害虫的,就肆无忌惮地滥用农药,加大药量,忽略了对人的伤害,可任何事情都有两面性,农药不止会杀害虫,它还会杀所有的生物,它不长眼睛,从来不分好坏。自然界有害虫、有益虫,我们的身体其实跟大自然一样,有有害菌,也有有益菌。让我们生病的叫有害菌,让我们健康的叫有益菌。真正健康的人是菌群平衡的,滥用抗生素导致身体的菌群失衡,免疫紊乱,会导致消化不良,长此以往,会出现各种消化系统方面的癌症。

很多人一开始对抗生素的理解跟农药一样,认为抗生素是杀细菌、病毒的,可是抗生素跟农药一样,它是不长眼睛的,当它进入人体的时候,是有害菌也杀,有益菌也杀。所以,很多人都知道滥用抗生素会降低免疫力,但是为什么会降低免疫力,没人解释得清楚。实际上抗生素是不分好坏的,会同时伤害有益菌和有害菌,导致人体的免疫力下降。

当我们滥用抗生素的时候,用的药越多,越是进口药,副作用会越大,会出现每个人都不想看到的三个结果。哪三个结果? 第一,滥用抗生素会导致免疫力下降,免疫力下降,怪病就会越来越多。第二,病毒会升级,也就是产生了耐药性,病毒会发展为超级病毒,大病会越来越多。第三,药物会被淘汰。药物已经失效了,无药可治,这个时候感冒可能也会死人。大家可能都清楚地记得,几年前,一家知名医院曾救治过一位年轻患者,尽管医生试用了多种类型的抗生素,却遏制不住患者病情的恶化,即使药效较强的万古霉素等也没有显效,患者最终死亡。专家对尸体进行解剖研究发现,死者体内存在大量耐药菌的感染。那么,这些致命耐药菌从何而来呢? 据了解,死者生前每天在单位食堂吃饭,因担心食堂饭菜不干净,他每次吃完饭后都要吃两粒抗生素。由于天天吃,日积月累,最后出了问题。卫健委细菌耐药监测机构专家称,夺去患者生命的多重耐药肠球菌,实际上就是一种超级耐药菌。目前市面上的抗生素尚无法将其消灭,以致患者死亡。因此,"药是神"的观念要不得,更不可盲目滥用各种药物。

参考文献

[1] 洪昭光. 不生病的生活方式[M]. 北京:求真出版社,2010.

[2] 逯博士. 用生活方式解决生活方式病[M]. 北京:中医古籍出版社,2015.

[3] 盛宁. 不生病的生活方式[M]. 北京:北京工业大学出版社,2010.

[4] 桑贾伊·古普塔. 长寿的奥秘[M]. 叶建敏,孙秉忠,译. 苏州:苏州大学出版社,2009.

[5] 许凤军. 向生活方式要健康[M]. 北京:中国妇女出版社,2009.

[6] 向丁红. 健康靠自己[M]. 青岛:青岛出版社,2008.

[7] 张锋. 周易与疾病预测[M]. 北京:中国古籍出版社,2006.

[8] 黄帝内经[M]. 哈尔滨:哈尔滨出版社,2010.

[9] 樊蔚虹. 救命的营养学:医生没告诉过你的健康真相[M]. 北京:科学技术文献出版社,2017.

[10] 远离误区,守住自身健康的"第一责任"[M]. 人民网,2018-06-22.

[11] [美]安德鲁·韦尔. 自愈力[M]. 苟寿温,译. 海口:南海出版公司,2010.

[12] 朱志明,杨励. 药食抗衰老指南[M]. 北京:化学工业出版社,2010.

[13] [美]雷·D. 斯全德. 别让不懂营养学害了你[M]. 吴卉,译. 北京:北京出版社,2013.

[14] 于康. 于康家庭营养全书[M]. 北京:科学技术文献出版社,2012.

[15] [英]帕特里克·霍尔福德. 营养圣经[M]. 范志红,等译. 北京:北京出版社,2012.

[16] 中国心血管病报告 2017[J]. 中国循环杂志,2018,1(33):1-8.

[17] 世界卒中日:健康生活方式可预防80%心血管疾病[J]. 健康时报网,2017-10-29.

人
体
使
用
说
明
书

健康长寿

的
钥
匙

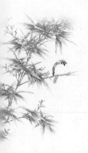